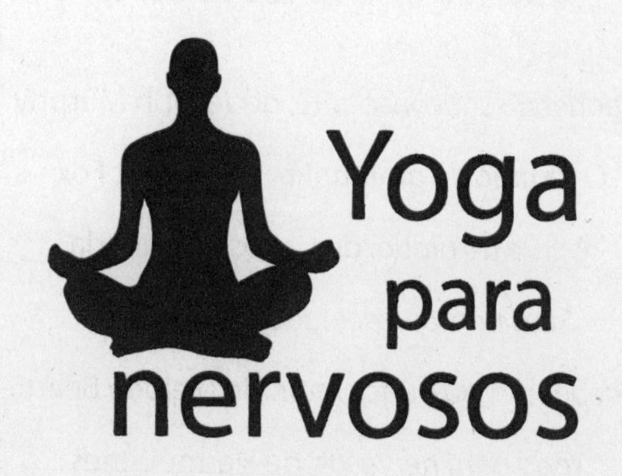
Yoga
para
nervosos

Coleção *Essenciais BestSeller*

O poder do subconsciente, de Joseph Murphy

O sermão da montanha, de Emmet Fox

A erva do diabo, de Carlos Castañeda

Seus pontos fracos, de Wayne Dyer

Codependência nunca mais, de Melody Beattie

Yoga para nervosos, de Hermógenes

A cura quântica, de Deepak Chopra

A quinta disciplina, de Peter Senge

Vivendo, amando e aprendendo, de Leo Buscaglia

Quem ama, não adoece, de Dr. Marcos Aurélio Dias da Silva

A fonte da juventude – vol. 1, de Peter Kelder

A fonte da juventude – vol. 2, de Peter Kelder

Hermógenes

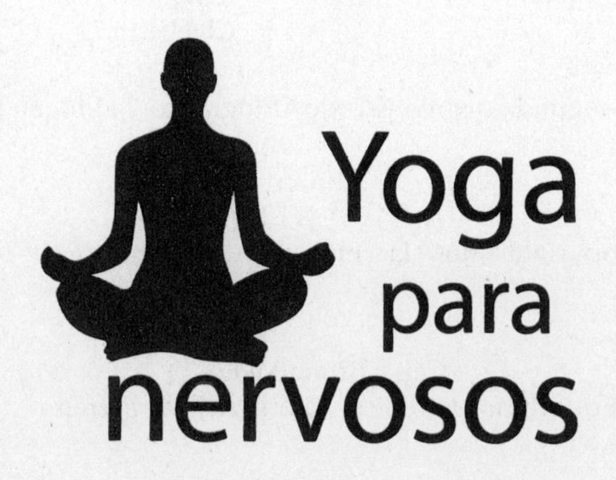

Yoga para nervosos

Revisão técnica e apresentação
LUÍS MÁRIO DUARTE
Neuropsiquiatra

64ª edição

Edição revista e atualizada

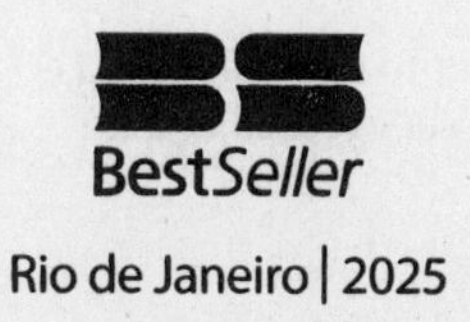

BestSeller

Rio de Janeiro | 2025

CIP-BRASIL. CATALOGAÇÃO NA FONTE
SINDICATO NACIONAL DOS EDITORES DE LIVROS, RJ

H475y
64ª ed.

Hermógenes, 1921 -
Yoga para nervosos / José Hermógenes. - 64ª ed. - Rio de Janeiro: Best*Seller*, 2025.
(Essenciais BestSeller)

ISBN 978-85-7684-682-6

1. Hatha ioga - Uso terapêutico. I. Título.

12-9256 CDD: 613.7046
CDU: 613.72

Texto revisado segundo o novo Acordo Ortográfico da Língua Portuguesa.

Título:
YOGA PARA NERVOSOS

Capa: Bruna Mello
Editoração eletrônica: Valéria Ashkar Ferreira

Impresso no Brasil

ISBN 978-85-7684-682-6

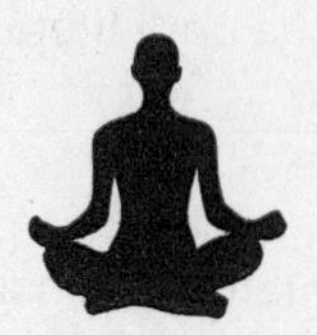

José Hermógenes de Andrade Filho, conhecido como Professor Hermógenes, foi o pioneiro em Medicina Holística no Brasil. Nascido em 1921, dedica-se ao crescimento espiritual dos seres humanos, dividindo seu tempo no trabalho na Academia Hermógenes, na publicação de livros terapêuticos e de poesia, na produção de artigos para a imprensa, na ministração de cursos, seminários e teses para congressos científicos. Foi criador do Treinamento Antidistresse, do método Yoga para Nervosos, colaborador (com yogaterapia) da 32ª Enfermaria da Santa Casa (RJ), professor de filosofia, além de ainda exercer as atividades de conferencista, poeta e ensaísta.

Entre as premiações e os títulos a ele concedidos pelo belo trabalho em prol da evolução da humanidade, destacamos alguns:

- Medalha de Integração Nacional de Ciências da Saúde.
- Doutor em Yogaterapia, concedido pelo World Development Parliament (Índia).
- Diploma D'Onore no IX Congresso Internacional de Parapsicologia, Psicotrônica e Psiquiatria (Milão, 1977).
- Medalha Pedro Ernesto (Câmara de Vereadores do Rio de Janeiro).
- Cidadão da Paz, do Rio de Janeiro (1988).
- Medalha Tiradentes (Assembleia Legislativa do Rio de Janeiro, 2000), pela contribuição na área de saúde.
- Título Doutor Honoris Causa concedido pela Open International University for Complementary Medicine, do Sri Lanka (Colégio Brasileiro de Cirurgiões, RJ, 2000), pela vida dedicada à saúde de seus semelhantes e pelo conjunto de sua obra literária.

Para contatos com o autor:

Academia Hermógenes

Rio de Janeiro, RJ

Tel.: (21) 2224-9189

e-mail: achyoga@unisys.com.br

Home page: www.profhermogenes.com.br

Ao médico, cuja missão
é salvar do inferno psicossomático
multidões que sofrem,
minha homenagem.

Sumário

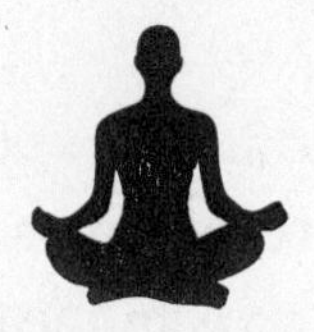

Apresentação da edição revista

Apresentar a revisão deste livro é uma honra e um privilégio e uma oportunidade de homenagear seu autor. Professor Hermógenes não é apenas o pioneiro do Yoga em nosso país, que nos tornou palatável o entendimento filosófico e prático da sabedoria multimilenar do povo do Vale do Hindus. Professor Hermógenes atingiu as metas propostas pelo Yoga. Quem priva de sua intimidade sabe de sua sabedoria e simplicidade, de seu bom humor imutável, de sua serenidade e bondade, conhece-lhe a espiritualidade. Basta observar sua saúde e resistência física, suas emoções sempre em equilíbrio, sua mente rápida e os sentidos treinados para nos certificarmos de suas conquistas. Não é um homem mítico, é um homem que atingiu a plenitude daquilo que denominamos humanidade. Sua vitória pessoal anuncia-nos a possibilidade de também, seguindo-lhe os passos, alcançar o mesmo estado de felicidade, já que o autor é a prova viva do poder desta disciplina extraordinária que chamamos Yoga.

Yoga para nervosos foi escrito em meados da década de 1960. Até aquele tempo pouco auxílio legítimo a Psiquiatria oferecia aos que padeciam dos males mentais. Muitas teorias sobre a psicodinâmica mental e pouca ajuda ao sofrimento mental. Quase nenhuma pesquisa ou compreensão biológica sobre o comportamento psíquico. Os tratamentos eram pouco eficazes, poucos os recursos. As doenças eram mal compreendidas e os doentes estigmatizados e considerados "culpados" ou responsáveis por seus males.

Neste cenário de sofrimento uma luz surge. O autor percebe que o Yoga possuía uma compreensão profunda sobre a mente humana, uma psicologia perfeita e testada com sucesso ao longo de setenta séculos, isso mesmo, sete mil anos de validação dentro dos cânones severos de testagem e comprovação das teorias mais modernas. Não houvera jamais um yogue infeliz.

Um lance genial essa percepção, pois salvou muitas vidas dos horrores das depressões em seus múltiplos aspectos, das inquietações infinitas dos vários tipos de ansiedades, dos transtornos da personalidade, dos temperamentos explosivos, dos impulsos incontroláveis nas áreas do sexo e da alimentação, das renitentes doenças somatoformes hoje conhecidas como somatização, distúrbios conversivos, dores crônicas, hipocondria, os transtornos dismórficos corporais. Resgatou inúmeras pessoas das massacrantes insônias, das tentativas de suicídio nascidas dos abusos e dependências de substâncias e, enfim, das tragédias do autoextermínio de muitos seres humanos ao longo desses quarenta anos que nos separam da publicação original. Temos todos uma grande dívida para com o autor. Muitos psiquiatras que conhecem a obra a tem prescrito em seus receituários. Professor Hermógenes mostrará a verdade desses fatos ao longo das primeiras partes, revelando ao leitor interessado sua extensa casuística. As partes 5, 6, 7 e 8 versarão sobre os fundamentos da prática. A nona parte do livro tratará da prática.

Poderemos todos nos perguntar como o Yoga pode oferecer tamanho recurso terapêutico? As pesquisas atuais em Neurociência como a Neurobiologia Molecular, a Neurofarmacologia, a Neuroimagem, as Bases Genéticas do Comportamento, a Psicologia Evolucionista e a Psiconeuroendocrinologia indicam possibilidades explicativas atraentes.

Nos anos 60 não tínhamos ideia de como o Yoga funcionava ou poderia funcionar. Constatávamos apenas seus resultados consistentes. Nos anos 90 caiu por terra em definitivo a visão dualista e cartesiana em que mente e corpo são entidades separadas e autônomas. As pesquisas de ponta em Neurociência mostram que nosso corpo e mente são um só. Essa verdade é antiga entre os yogues e sobre ela construíram sua prática transformadora. Quando o praticante de yoga assume uma posição corporal ou ***ásana*** ou pratica os ***pranayamas, bandhas, mudrás*** ou ***kriyás,*** todas as estruturas de sua consciência imediatamente respondem. A comunicação entre os neurônios e o jogo dos neurotransmissores são modificados, as redes neurais enfermas recebem informações para que se desfaçam. Novas redes se constroem de forma saudável. O cérebro encontra novos caminhos para pensar, agir e sentir. Poderíamos postular que os neurotransmissores são entidades representativas no tempo e no espaço dos eventos psíquicos e vice-versa, ou seja, não é o pensamento que gera um neurotransmissor nem um neurotransmissor que gera o pensamento, mas um e outro são a mesma coisa em planos de realidades diferentes e acontecem concomitantemente. Mente e corpo são um só. Por isso o Yoga é eficiente e se traduz em resultados terapêuticos para os enfermos e em manutenção da saúde para os hígidos. O Yoga utiliza o corpo-mente como instrumento de autoconhecimento. Com o Yoga nos desvelamos, descondicionamo-nos, descobrimos que somos e sempre fomos e sempre seremos Verdade, Consciência e Felicidade, isto é, ***Sat, Chit, Ananda***. Se o Yoga é uma ferramenta para este trabalho, a saúde e o bem-estar físico e mental serão uma consequência natural de sua aplicação.

A Psiquiatria avançou, e os modelos biológicos de explicação do funcionamento da mente e do comportamento das doenças atestam a validade do Yoga. Confirmam a tese do Professor Hermógenes e a robustez e atualidade de seu texto no soberbo *Yoga para nervosos* e nos autoriza a recomendar sua leitura e sobretudo sua prática com o fim de vivermos uma vida mais tranquila e feliz, que no caleidoscópio de nossa civilização hedonista e consumista atual parece uma tarefa cada vez mais distante e impossível.

Aproveitem a companhia do Professor Hermógenes, sua alma e seu amor estão neste texto. Ele o escreveu para que vocês sejam felizes e livres.

Paz e Luz!

Rio de Janeiro, 27 de janeiro de 2003
Luís Mário Duarte
Médico Psiquiatra e Neurologista

Parte 1

A MEDICINA RECEITA YOGA PARA NERVOSOS

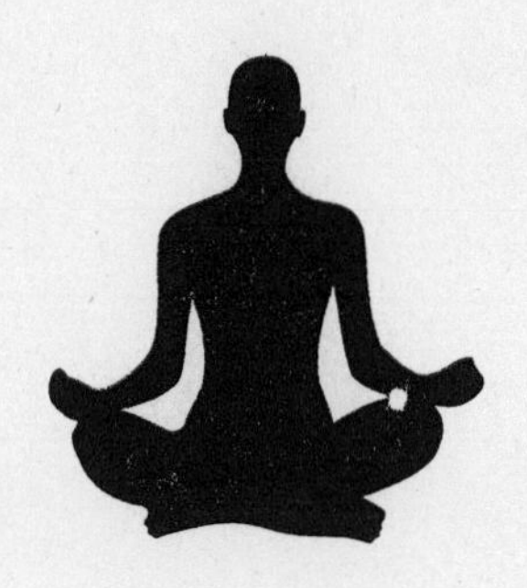

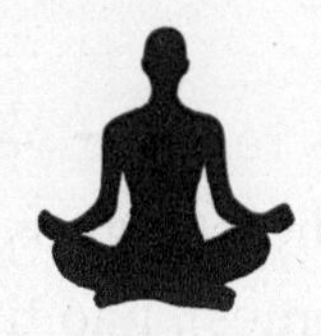

Uma tese vitoriosa

Já deixou de ser hipótese

Ao lançar a primeira edição deste livro houve quem me alertasse sobre uma possível rejeição pela classe médica, que se oporia a um leigo propondo soluções, sugerindo terapias. Eu sabia que não. Sabia que os médicos, com espírito humanitário e desassombro científico, não deixariam de usar um treinamento eficaz pelo simples fato de ser sugerido por alguém não médico.

Não me enganei.

Eis o livro vitorioso. Eis vitoriosos o método e os princípios que divulga. Quando o lancei sabia que já não era apenas uma hipótese, mas sim uma tese. Embora sem uma infraestrutura que me possibilitasse quantificar minhas observações, mas diante de tantos depoimentos veementes, ao longo de tantos anos de trabalho, na "Academia", após respigar vasta bibliografia (citada), estimulado por amigos médicos (alguns deles psiquiatras alunos meus, portanto autoexperientes), não tinha eu qualquer dúvida sobre a tese.

Lançado o livro, portanto lido pelos médicos, confirmou-se a hipótese de sua aceitação e, indo mais longe, de sua ampla utilização. Passou a figurar nos receituários.

Um mês depois de lançado, numa reunião no Instituto Histórico e Geográfico da Bahia, fui submetido a uma sabatina feita por médicos e especialmente por psiquiatras. Apresentando-me, disse o Dr. Fernando Feitosa Luz: "Ele pôde ter essa experiência *in anima nobile,* que não temos (médicos) podido fazer... Hermógenes pôde observar milhares de pacientes (dentro de nossa nomenclatura)... Deus proporcionou a ele condições que permitiram o estudo das técnicas psicossomáticas... Eu penso que o grande mérito de seu livro é a experiência, a documentação para a classe médica." Depois de respondidas muitas e interessantes perguntas, durante quase duas horas, a sessão foi encerrada com a palavra do Dr. Queiroz Muniz, catedrático na Faculdade de Medicina, da Universidade Federal da Bahia, que a presidiu: "... isto é ciência, ciência na boa expressão da palavra..."

Livro é remédio

Não fui exagerado ao dizer que este livro começou a aparecer nos receituários médicos, substituindo os psicofármacos. Um dos mais conhecidos psiquiatras brasileiros, disse-me, numa entrevista que me permitiu gravar e publicar: "Fui levado a indicar yoga a meus clientes depois que alguns deles, que vinham apresentando problemas diversos, tendo comprado seu livro e praticado yoga de acordo com ele, conseguiram resultados que até então não haviam alcançado. A partir desses primeiros casos, fui podendo verificar que o yoga, praticado segundo indicações de seu livro, era suficiente, em verdade, para resolver problemas psicossomáticos."

Quem, no mundo da psiquiatria, não conhece a admirada figura do Dr. Galdino Loreto, de Recife? Foi ele quem disse isso.

Vejamos, através de um diálogo gravado, um dos casos que foram encaminhados a mim pelo ilustre psiquiatra.

Y. Eu o procurei atendendo exclusivamente ao *apelo* de meu médico, de Recife, não que eu tivesse nenhuma confiança nos efeitos do yoga...

H. Por quanto tempo andou doente? Quais seus sintomas? Quais seus sofrimentos?

Y. Desde os seis anos de idade, quando comecei a estudar, comecei a me sentir nervosa. Tinha muita enxaqueca, mas o pessoal lá de casa pensava que era preguiça de ir para o colégio. Aos treze anos foi se acentuando mais. Eu me sentia tonta e vomitava muito, tendo diarreia e dores no estômago. Então fui operada de apendicite. Mas as crises continuaram. Aos dezessete anos e depois que me casei piorei muito dos nervos. Procurei então o Dr. Machado, que me tratou muitos anos. Melhorei. Mas depois da morte dele me senti completamente desorientada. Procurei então o Dr. P. C., que me aconselhou o Dr. Galdino Loreto (de Recife) – um médico ótimo, muito simples, muito humano. E com esse médico me tratei três anos e consegui aumentar 22 quilos, mas não consegui me livrar das drogas. Nessa última consulta que fiz em janeiro, ele me aconselhou yoga, dizendo que eu procurasse os livros do senhor... Quanto à pele manchada, procurei o Dr. Arnaldo Nolasco e ele explicou que era fator emocional, mas que ia passar uma fórmula para ver se eu melhorava. E disse que se eu não melhorasse, procurasse o yoga. Foi por isso que procurei o senhor e hoje me sinto muito bem. Já me livrei das drogas, graças a Deus e a seus ensinamentos...

H. Como era a crise?

Y. Tinha hipertensão. Pensava que ia morrer...

H. Quantas aulas a senhora teve? A partir de que aula sentiu os efeitos?

Y. Senti os efeitos desde a primeira aula. Dormi muito bem. Eu só dormia com tranquilizantes. Tomava seis por dia. Para dormir, tomava dois.

H. Há quantos anos a senhora não conseguia sair de casa?

Y. Há oito anos ou mais. Eu não conseguia sair só. Além de sair com uma pessoa, precisava me preparar com comprimidos, com drogas. Agora, já tenho conseguido sair sozinha. Tenho ido às compras sem tomar nenhum comprimido.

H. A senhora disse que não falava ao telefone. Por quê?

Y. Eu gaguejava muito... Me sentia encabulada. Não tinha facilidade para me dirigir a ninguém. E ontem já consegui ir me matricular num curso de inglês e não senti nenhum embaraço nisso...

Essa senhora procurou-me num estado de evidente ansiedade e vítima de fobias múltiplas. Foi depois da nona aula que gravou esse depoimento. Seus sintomas e manias, em três semanas, desapareceram... *E não precisou mais de comprimidos.* Suas angústias tinham um apelido – "a coisa". Na parte 2 deste livro veremos do que se trata.

Yoga e Psicofármacos

O caso seguinte mostra como o Dr. Severino Lopes, catedrático da cadeira de psicologia médica da Faculdade de Medicina, da Universidade Federal do Rio Grande do Norte, autor de respeitáveis contribuições científicas publicadas, conduziu o tratamento de O.Q.M., substituindo as drogas lesivas pelos recursos naturais do yoga. Eis o dramático depoimento de O.Q.M.

O. Eu estava no estabelecimento onde trabalho (indústria), do qual sou gerente e, em dado momento, me senti mal. Pensei que era coração. Um empregado me levou com urgência para o pronto-socorro. Ao chegar, fiquei num balão de oxigênio, das três horas até as sete horas da noite. Depois o médico me examinou e disse que eu não tinha nada no coração, e sim que estava com distúrbio neurovegetativo e que procurasse um psiquiatra. Então fui a um médico, aqui em Natal, muito famoso, muito falado. Esse doutor me passou um psicotrópico. Comprei o medicamento e comecei a tomar. Quando passava o efeito da droga, eu estava pior do que antes. Ficava quase louco. Então resolvi trocar de médico. Fui ao Dr. Severino Lopes. Ele ouviu minha conversa e perguntou que medicamento eu estava tomando. Eu dei pra ele o nome, e ele mandou suspender o medicamento, e passou dois livros: *Yoga para nervosos* e *Ajuda-te pela psiquiatria*. Levei para casa, li e comecei a praticar os exercícios. Então abandonei completamente as drogas e hoje me sinto um homem sadio. Voltei à minha atividade, da qual estava praticamente um mês afastado. E já estou saindo só, que só saía acompanhado, com medo de morrer no meio da rua... Também é a "coisa".

H. Você fez o tratamento pelos dois livros juntos?

O. Não. Eu fiz pelo *Yoga para nervosos*.

Por prudência e óbvias razões de ética deixo de transcrever as dramáticas crises e sequelas dos efeitos colaterais dos medicamentos, bem como as recriminações amargas feitas pelo entrevistado.

Yoga a serviço da psiquiatria

Com este título, o jornal *O Globo* em sua edição de 24/6/1971, publicou a seguinte notícia internacional:

> Paris – Os exercícios de yoga podem dar bons resultados no tratamento psiquiátrico. O Dr. Bernard Auriol, psiquiatra de Montauban, que é adepto dessa modalidade de exercícios físicos com reflexos psíquicos, teve a ideia de aplicar o yoga a seus doentes. Depois de um ano de experiências, o médico francês declarou ter obtido resultados bastante satisfatórios com um novo método de tratamento a que chamou de "yogaterapia". De fato, o yoga revelou-se extremamente eficaz no tratamento de distúrbios do caráter e da personalidade, de epilepsia, ansiedade, obsessões e dúvidas obsessivas com enfraquecimento da

personalidade (psicastenias). Já se anuncia um método de yoga "adaptado", para tratamento de esquizofrenias, que são distúrbios psíquicos em que o doente se alheia completamente do mundo real, para viver num mundo que é só dele. Nesses casos, o yoga ajudaria a restabelecer a comunicação entre o doente e as pessoas que o rodeiam.

Como se vê, embora supondo ser um "achado" seu, o Dr. Bernard Auriol, na França, vem corroborar a yogaterapia para nervosos divulgada por este livro desde janeiro de 1969, comprovada e oficializada em congresso médico. Procurando defender o pioneirismo do método no Brasil, o psiquiatra Dr. Alberto Lohmann escreveu ao jornal uma carta onde diz:

> A yogaterapia aplicada aos distúrbios nervosos tem resultados positivos e já comprovados. Devemos citar o ótimo livro *Yoga para nervosos*, do Professor Hermógenes, no qual aquele amigo e mestre apontou técnicas suscetíveis de corrigir várias situações doentias, destacando-se a sua valiosa introdução de séries de exercícios com efeitos comprovados e úteis nos casos típicos de enfermos deprimidos, excitados e tensos (*O Globo*, 3/7/1971).

A tese da yogaterapia para nervosos foi por mim apresentada no IX Congresso Nacional de Neurologia, Psiquiatria e Higiene Mental (Rio de Janeiro, de 6 a 11 de julho de 1969). Eis seu resumo:

> Trazemos à consideração deste Congresso inferências de nossa experiência com yoga, coadjuvando os senhores médicos no tratamento de neuróticos. O método é multifrontal. As frentes

psicotrópica, filosófica, psicoterápica, ética, estética e cinesioterápica agem unificada e sinergicamente. O efeito psicotrópico é obtido através de técnicas psicossomáticas, portanto atóxicas, e sem criar dependência. A autossuficiência, autoconfiança e mais a desintoxicação são objetivos a alcançar. Sem riscos iatrogênicos, podem ser adequadas a idosos e enfermos. Estão ainda mal esclarecidos os mecanismos de ação. A título de hipótese, ousamos inventariar alguns fatores explicativos: vascularização cerebral abundante, oxigenação intensificada, harmonização do ritmo respiratório e amplificação da função, ação mecânica sobre órgãos de regulação neuro-hormonal, afetando beneficamente a homoestase psicofísica, relaxamento neuromuscular, quietação e concentração mentais (sem tensão). Ousamos também uma classificação das técnicas, se bem que imprecisa ainda, segundo os efeitos: psicolépticas, psicoanalépticas e vitalizantes (euforizantes). Técnicas da Raja Yoga interferem com a percepção, ganhando, portanto, a qualidade de psicodislépticos. Não com as características perturbadoras dos alucinógenos comuns, mas mediante a conquista de um estado de máxima quietude mental, portanto fora do alcance de neuróticos e mesmo de pessoas comuns. O terreno é novo e fértil. Há muito a pesquisar (publicado em "Resumo dos trabalhos, temas oficiais e temas livres").

Meu trabalho, sem ter recebido qualquer contestação, mereceu uma expressão de aplauso em plenário pelo Dr. Galdino Loreto (como relator). Para ele, a yogaterapia pode ser o instrumento de defesa de que dispomos contra o que chamou "pandemia de dependência", isto é, a universal escravidão às drogas.

Pronunciamentos de autoridades médicas

Transcrevo a seguir opiniões muito honrosas que eminentes médicos espontaneamente fizeram acerca do método deste livro e de quem o divulga. A estas personalidades que dignificam a ciência e o ser humano, meu agradecimento.

Dr. Severino Lopes – que conduziu o caso citado anteriormente, a quem fui visitar em sua casa de campo, levado por seu cliente O.Q.M., àquela altura, livre das fobias, dirigindo seu carro. Além de ratificar tudo, acrescentou:

> Yoga já é uma coisa antiga; bem conhecida. Tem bases fisiológicas e psicológicas bem profundas. Acho que é de bom alvitre e de interesse que a universidade não esqueça isso...

Dr. Pacheco e Silva – professor emérito da Faculdade de Medicina da Universidade de São Paulo, autor de admiráveis obras de sua especialidade, entre as quais ressalta *Medicina psicossomática*, muito citada por mim – sobre *Yoga para nervosos* escreveu-me:

> Felicito-o por mais essa publicação de indiscutível merecimento e de grande oportunidade, tantos são os que, na época atual, necessitam de conselhos e orientação para a cura dos males do sistema nervoso.

Dr. Jorge Andréa – psiquiatra de reconhecida proficiência e autor de várias obras sobre psiquiatria e parapsicologia:

> No mundo hodierno, onde a veste da angústia e ansiedade é tão comum, o Professor Hermógenes, que há várias décadas se

dedica à prática do yoga, nos traz as conclusões de suas experiências e verificações, entregando e mostrando como os mais argutos podem, com eficiência, aplicar o método da psicoterapia e praxiterapia... O livro constitui, também, uma necessária mensagem para o homem aflito de nosso século.

Dr. Darcy de Mendonça Uchôa – conhecido mestre, catedrático de medicina psiquiátrica da Universidade de São Paulo, sobre o livro diz:

> Apreciei-o muitíssimo e dele colhi ótimos ensinamentos de ordem prática e espiritual.

Dr. Arazi Cohen – psiquiatra do Hospital Pinel, INSS, Casa de Saúde Dr. Eiras, secretário-geral da Sociedade Analítica Brasileira e presidente da Sociedade Brasileira de Psicodrama:

> Tenho a convicção de que meu depoimento representa mais uma contribuição à moderna psiquiatria do que propriamente impressão sobre o autor de *Yoga para nervosos*.
>
> Criador, no Brasil – nossa querida pátria –, da verdadeira, original e autêntica Escola de Yoga, o Professor Hermógenes... despertou-me o desejo de estudar e praticar yoga, com o que lucrei consideravelmente em todos os setores de minhas atividades. Sou um dos primeiros a empregar os maravilhosos ensinamentos do Professor Hermógenes, espalhados em suas publicações, principalmente *Yoga para nervosos*, na minha clínica de *psiquiatria dinâmica, quer como auxiliares nos tratamentos, quer como arma moderna na psico-higiene e até na psicoterapia.*
>
> Recomendo aos meus distintos colegas o emprego desse método para uso individual e na clínica, após a leitura do tratado do diretor da modelar Academia Hermógenes.

Considero, sem favor, a obra do Professor Hermógenes útil e mesmo indispensável aos médicos em geral e aos psiquiatras, psicoterapeutas e psicólogos em particular.

Dr. Alberto Lohmann – psiquiatra de longa experiência e autor de muitas obras sobre sua especialidade e higiene mental:

Dos diversos assuntos (do livro), torna-se necessário salientar as séries de exercícios com efeitos terapêuticos manifestos, donde a substituição vantajosa dos sedativos, dos excitantes, dos psicotrópicos, pelas posturas adequadas, pelo relaxamento, procurando-se diminuir, e com certeza, abolir, no futuro, o consumo de tantos remédios, livrando-se os pacientes da terrível e conhecida dependência, além do aspecto profilático. A prática do yoga significa, sem dúvida, uma valiosa medida de higiene mental, uma correta e auspiciosa maneira de viver: com mais saúde, harmonia, serenidade, com mais altruísmo, simplicidade, com mais amor e fraternidade...

O Professor Hermógenes merece ser considerado pioneiro nesta campanha de ensinar aos nervosos novos métodos de cura ou de melhoras, sobretudo dispensando os medicamentos...

Dr. Humberto Leite de Araújo – clínico devotado à pesquisa, em sua carta assim diz:

Continue, Hermógenes, a ajudar a medicina moderna apontando mais uma clareira na sua eterna busca de aliviar a dor.

Dr. Paulo Hugo Craveiro – que experimentou em si, quando enfermo, a eficiência do método.

É lamentável que os ensinamentos contidos no seu maravilhoso livro não tenham uma divulgação larga. A própria medicina, no seu movimento progressista, muito lucraria se esses ensinamentos, compilados, regulamentados e disciplinados, fizessem parte de um apêndice da terapêutica médica, como valiosíssimo subsídio para a cura e melhoria das doenças de caráter nervoso, poupando-se aos pacientes o uso imoderado de psicotrópicos...

Dr. David Sussmann – médico argentino, em carta me disse:

Creio que no solo sera um éxito de librería, sino um éxito terapéutico lo que ya es mucho decir.

Pulso (30 de abril de 1970) – revista de circulação exclusiva no meio médico – publicou:

Exercícios de yoga, de respiração, relaxamento, alimentação, esportes e higiene mental são muito úteis quando tomamos por seu prisma exato... Livro como este é para ser lido e meditado, pois tem aspectos interessantes. Aplicados, trarão surpresas agradáveis... Aliás, como auxiliar de medicina, a yoga vem sendo recomendada por médicos em todo o país. Sobre essas vantagens *Pulso* entrevistou o Professor Hermógenes e fez reportagem com fotos na edição 213.

Dr. Orlando F. da Costa – professor adjunto da Faculdade Nacional de Medicina e chefe de clínica da 17ª enfermaria da Santa Casa de Misericórdia, afirma que:

Yoga para nervosos engloba ensinamentos indispensáveis e de leitura obrigatória a todos que vivem e sofrem as consequências estressantes dos tempos modernos. Como médico, apresso-me em afirmar que o yoga, reunindo a sabedoria milenar da meditação e das atitudes físicas, fisiológicas e psíquicas, traz à medicina atual recurso valioso para a cura de numerosas enfermidades psíquicas e arma terapêutica preciosa para o encaminhamento de solução de vários outros problemas clínicos.

Yogaterapia é, pois, uma realidade a estar presente ao raciocínio de todo médico no momento em que a prescrição estiver sendo adotada.

Aqui está o vasto capítulo das neuroses, a grande legião dos sofredores crônicos, de melhorados efêmeros, de consumidores de pílulas, enfim o chamado homem moderno... Nessa parte é que o êxito dos esforços médicos só é conseguido com a valiosa colaboração do yoga...

Conclusão

Agradeço à classe médica brasileira, representada por todos estes nomes respeitáveis que autorizaram a publicação dos depoimentos aqui transcritos.

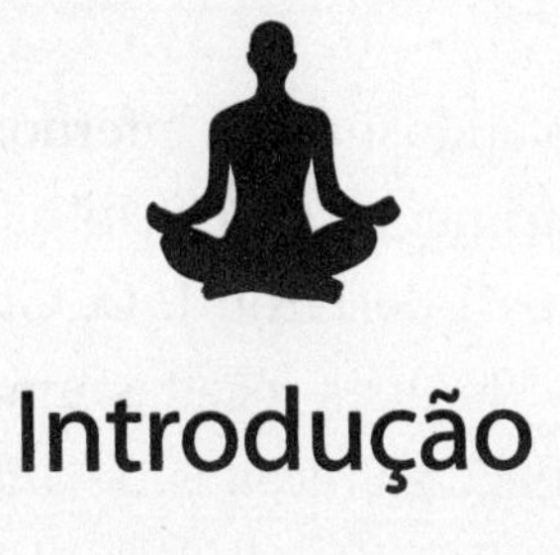

Introdução

Dia virá em que o fisiólogo, o filósofo
e o poeta falarão a mesma língua e
se entenderão entre si; nesse dia uma
medicina dinâmica surgirá.
Claude Bernard

EM AGOSTO DE 1968, a revista brasileira *Realidade* publica:

> Nos consultórios médicos das grandes cidades do mundo, dezenas de vezes por dia, milhares de pessoas vão pedir socorro. Elas sofrem de angústia, a doença de nosso século, que se espalha cada vez mais. Os próprios médicos, quando ouvem as aflitas confissões de seus pacientes, sentem-se também um pouco angustiados. Sabem que, depois do tratamento, muitos voltarão ao consultório, mais confusos e abatidos que antes, atingidos pelo outro lado da doença: ficaram viciados nos remédios. Depois da angústia, os psicotrópicos. São as armas mais poderosas que a medicina encontrou para resolver os conflitos psicológicos, morais e sociais do mundo moderno. Mas também podem destruir o homem.

Dramático dilema! A angústia, um inferno; ou as drogas, escravidão arrasadora! O sofrimento ou o vício!

"Nos Estados Unidos", declarou J. D. Griffith, psiquiatra da Vanderbilt University, "de duas receitas uma contém prescrição de psicotrópicos. Em 1965, as receitas de anfetaminas chegaram a 24 milhões, e a 123 milhões as de sedativos e tranquilizantes. Nos Estados Unidos, fabricam-se anualmente 13 milhões de comprimidos de anfetaminas e barbitúricos, o que corresponde a seis dúzias por habitante, incluídas as crianças" (da revista médica *Rassegna Médica e Cultural* 3, nº 5, 1967). Que pode fazer a ciência médica em auxílio às legiões de viciados, que precisando de tais drogas para um alívio dos males dos nervos, caíram presas de um mal igualmente aniquilador?

Os médicos no mundo inteiro estão alarmados com:

a) o aumento do número de nervosos, candidatos, portanto, ao vício;
b) os funestos resultados do tratamento com drogas;
c) a falta de uma solução verdadeira que substitua a perigosa trapaça que é o tratamento químico, até agora reconhecido como o mais à mão.

Haverá mesmo tal tratamento? Como seria ele?

Condenando aquilo que chamou de "camisas de força" químicas, o famoso neurocientista, Dr. Paul Chauchard, numa discussão entre eminentes cientistas e humanistas, promovida pela Nouvel Observateur, de Paris e publicada pela revista brasileira *Manchete*, assim se exprime: "Estou de acordo com Jean Rostand, quando diz que, querendo melhorar o comportamento humano com substâncias químicas, corre-se o risco de desencadear catástrofes." E adiante: "... sou partidário da educação do cérebro... as drogas, úteis em estados de crise, só deveriam ser empregadas para tornar o indivíduo acessível a terapêuticas verdadeiramente humanas..." Em seu livro *O domínio de si*, o cientista, referindo-se ao yoga, declara: "... teríamos muito para aproveitar destes modos de dominar-nos psicofisicamente..." E se refere ao "... admirável conteúdo de formação da vontade pelo relaxamento, pela calma, pelo repouso (de que tanto precisa nossa época sumernée), a regulação das posições e das atitudes em relação com um estado mental procurado, a regulação da respiração" (*O domínio de si*, p. 157).

Psiquiatra brasileiro, aluno meu, experimentou o yoga e, portanto, fala mais objetivamente e com a autoridade de cientista associada à de praticante:

> Estamos convictos de que a Hatha Yoga, em si, significa uma valiosa prática de *higiene mental*, útil sobretudo na vida cotidiana... concorre, sem dúvida, para incentivar, fortalecer ou desenvolver muitas qualidades psíquicas, como sejam: a atenção, a concentração, a introspecção (convém que o aluno se veja por dentro, em cada exercício), o equilíbrio, além de aperfeiçoar os sentimentos e cultivar apenas pensamentos bons, alegres, positivos... aprendemos ainda a dominar o sofrimento e a acreditar na capacidade de autorrecuperação do organismo... (Dr. Alberto Lohmann, psiquiatra e escritor).

Depois de seis anos de experimentação, depois de não sei quantos casos de resultados indiscutivelmente ótimos, depois de muito estudo – e com prudência para não anunciar uma fantasia, mas sim proclamar uma verdade e oferecer um escudo –, consegui escrever este livro, visando a divulgar um método de libertação, que nada tem de químico, não cria servidão, nenhum mal faz a ninguém e é "verdadeiramente humano", como deseja Chauchard.

Durante vinte anos, aproximadamente, sofri de insônia, vendo muitas vezes o dia amanhecer, sem conseguir conciliar o sono. Só conseguia dormir com o uso de psicotrópicos. Falavam-me de yoga, mas eu não acreditava que pudesse dormir, sem tomar tais drogas. E ia ficando cada dia mais deprimida. Um dia porém, levada por mão amiga, resolvi ir à Academia. *Deste dia em diante, bendito dia!, nunca mais tomei remédios para dormir*. Passei a encarar a vida com mais otimismo e estou certa de que até melhor cristã me tornei (Marina R. Coutinho – RJ).

Muitos outros casos temos registrados, de pessoas que deixaram de sofrer dos nervos, não somente sem recorrer a drogas, mas, ao contrário, se libertando do condicionamento, do vício hoje tão generalizado.

... Era um verdadeiro tormento em que me debatia, noite após noite, meses e meses. Entre os vários tipos de remédio de que fiz uso, além de grande número de comprimidos, que me deixavam bastante deprimida, lembro-me de... Não me limitava a tomar uma ou duas colheres de sopa; um vidro durava no máximo quatro ou cinco dias... Esta mesma aluna, terminando sua carta diz: Se todas as pessoas soubessem que a felicidade nos está tão próxima, ao alcance da mão, apenas com yoga, venceriam, ou melhor, procurariam vencer as barreiras que surgissem, praticando essa miraculosa disciplina, que apelidei a "fazedora de felicidade" (Cynira Ramos – RJ).

Chamo o que aqui ensino um "método de vida". Pode também ser chamado reeducação integral ou "caminho de libertação".

Integram-no: exercícios psicossomáticos e psicotrópicos; uma filosofia redentora e forte; uma ética superior; uma higiene mental ou psicoterapia madura e eficaz; um conjunto de técnicas de naturezas várias, desde cuidados dietéticos, fitoterápicos, hidroterápicos, cromo e musicoterapêuticos.

Meu desejo, revelando pela primeira vez em classificação psicotrópica as técnicas de yoga, é pôr a serviço de quem sofre, bem como dos senhores psiquiatras, um instrumento capaz de atender ao que tanto se procura: libertação do neurótico e um alívio pronto para seus padecimentos, sem recorrer a remédios, os quais, constituindo ao mesmo tempo um perigo real, são tratamento incompleto e insuficiente.

Os exercícios somatopsíquicos e psicossomáticos deste livro são muito mais específicos dos que os descritos em *Autoperfeição com Hatha Yoga*, de minha autoria. No entanto, apenas seguindo as instruções daquela obra, um senhor de Vitória de Santo Antão (interior de Pernambuco) me comunicou:

> Foi a maior fonte de energia e bem-estar físico e mental que consegui. Foi através dos exercícios – e até sem muita assiduidade – que dissipei o maléfico sentimento de inferioridade, um pessimismo doentio que me dominava, transformando-me num idealizador e realizador. Já não tenho mais aquele terrível medo de morrer do coração...*

Enquanto não ocorrer uma transformação profunda na filosofia de vida, é ilusória ou superficial a chamada cura. Ter-se-á somente a remissão efêmera dos sintomas alarmantes. É preciso mudar ideias, sentimentos, motivos, anseios e filosofia de vida.

---

* Somente os que me autorizaram têm seus nomes publicados por extenso. Os depoimentos de meu arquivo acham-se ao alcance das autoridades médicas que os queiram ver. (*N. do A.*)

> ...antes de sê-lo (aluno), vivia uma vida negativa, pensando e agindo negativamente. Descrente de tudo e de todos, e das virtudes me afastava na vã tentativa de preencher um vazio que não sabia de onde vinha. Entregava-me aos prazeres e aos vícios. Doenças, dúvidas, descrenças, ilusões, insegurança, manias, medos, desequilíbrios foram os resultados... Os benefícios que tenho obtido são tantos... posso afirmar que uma radical transformação em mim se tem operado... Há um Deus Supremo, que é todo amor, amparo, perdão... E foi para Ele que apelei, quando todas as esperanças se desmoronavam... Hoje... no plano psíquico, o indispensável equilíbrio emocional... e o sistema nervoso rebelde está domado, dando lugar à calma e à paz interior?

Quem escreveu este depoimento, um funcionário do Ministério das Comunicações, era um viciado em erotismo. Gastava, sem poder, grandes somas para importar material erótico estrangeiro. Liberto, transformado, satisfeito em si mesmo, desfez-se de seu funesto acervo. Tocou fogo. Não vendeu nem deu, por não querer contaminar ninguém com o vírus de que se via curado.

As citações que seguem são de duas senhoras que também se transformaram:

> ...libertei-me da fadiga, da insônia e do mau humor. Suspendi os tranquilizantes, que tomava três por dia. Seguindo seu conselho de ajudar o próximo, tenho ensinado o que já aprendi... a necessitados e os resultados têm sido ótimos.
>
> Minha situação financeira continua a mesma, mas não há mais angústia em minha alma. Sou outra. Já não me preocupo. Minha vida deixou de ser tempestade...

O nervoso encontra no yoga não um escamoteador de sintomas, mas uma forma de viver, onde se sente invulnerável aos tropeços da existência e aos assaltos da dor. É o que atesta uma senhora amiga, que, se referindo ao yoga, diz: "Me fez suportar a viuvez e superar as injustiças cometidas comigo, e me ajudou a vencer os problemas..."

Um aluno meu, israelita, passou seus anos de adolescência vendo morrer e morrendo cada dia, dentro de um campo de concentração nazista. Caiu doente dos nervos, naturalmente. Uma jovem, em janeiro de 1966, perdeu todos os entes amados e também tudo que possuía, inclusive a saúde emocional quando um edifício desabou, soterrando-a. Retirada de sob o prédio, caiu debaixo de outros escombros – a neurose. Ambos estão bons, normais. Quem os livrou dos padecimentos? O mesmo método, agora mais desenvolvido e específico, que você vai aprender neste livro.

O livro aqui está. Desejo que você encontre nele o que mais tem buscado. Desejo vir a saber que você superou não somente suas crises, mas também suas limitações, imperfeições e sofrimentos. Desejo que, atendendo a ele, possa autorizado pela experiência redentora, ajudar outros a também se libertar.

Leia, medite e pratique. Faça-o sem receio, na plena e inabalável convicção de que vencerá a distância que o separa da paz, da luz, da verdade, da justiça, do amor, da beleza e da boa saúde. Você tem no livro um amigo completo e sempre solícito, pronto a orientar sua caminhada. Desculpe se usei muitas citações e depoimentos. Eu quis fazer você acreditar pela evidência dos fatos. Desculpe se, no texto, alongo-me um pouco na explicação das bases científicas do método. Pretendi demonstrar a solidez das mesmas bases. Assim, tanto aquele que só acredita nos fatos bem como o que só aceita linguagem e dados científicos não terão como duvidar.

Este não é um dos muitos livros que são lidos e deixados em abandono na estante. É para ser consultado diariamente, pois se propõe a ajudar você a transformar-se. Foi escrito sob uma convicção essencial de que só esta transformação é que merece ser chamada de cura.

Curar-se não é deixar de sentir sintomas, mas trocar repressão por compreensão; ignorância por sabedoria; ansiedade por contentamento; psicodelismo por alegria tranquila; alienação por autoconhecimento; desespero por coragem; regressão por evolução; erotismo por amor; fadiga por energia; ódio por benevolência; guerra por paz; medo por serenidade; tédio por alegria de viver; prazeres medíocres por felicidade duradoura; astenia por vibração; vício por liberdade; vazio por plenitude; mentira por verdade; desejos por vontade; agitação por quietude; desvarios por sobriedade; dependência por autossuficiência; brutalidade por refinamento; angústia por segurança; fragmentação por unidade; doença por higidez; ociosidade por ação fecunda; embotamento por criatividade; distância de Deus por eucaristia; apego por renúncia; hipocrisia por autenticidade; ressentimento por perdão; fragilidade por invencibilidade; passividade por cooperação; mendicidade por doação; cobiça por desapego; distância e conflito, carência e sofrimento por yoga. Você não acha que uma transformação assim não é possível mediante uma única leitura que se esquece com o passar do tempo? Você precisa reler muitas vezes, principalmente a Parte 5 (Sádhana), a fim de pôr em prática suas indicações. Sempre que estiver dentro de uma situação adversa, volte a ler aqueles capítulos, bem como o livro *Mergulho na paz*, também de minha autoria. Você encontrará ali, certamente, uma eficiente ajuda.

Sozinho, ninguém produz. Ninguém pode orgulhar-se de ser autor único de qualquer coisa. Este livro não seria escrito se eu não contasse com a sabedoria dos antigos e modernos sábios do Oriente e do Ocidente. A eles meu agradecimento. Tenho de agradecer à minha esposa – Maria Bicalho –, emanação de ternura, companheira constante em minha jornada, de cujos carinhos e conselhos recebi alento e vontade de produzir. Reconhecido sou a meus assistentes, Professores Dr. Selenócrates Marback d'Oliveira; João Baptista Costa e Arthur Santos – solícitos colegas de trabalho. Agradecido também estou ao Dr. Oswaldo Paulino; ao Dr. Luís Mário Duarte, autor da Apresentação à edição revista; e ao Dr. Cláudio Cécil Polland, pela colaboração no capítulo de fitoterapia. Agradecido principalmente ao Onipresente, a cuja Graça credito tudo que em mim vale para dar.

Hermógenes

Parte 2
PARA INÍCIO DE CONVERSA

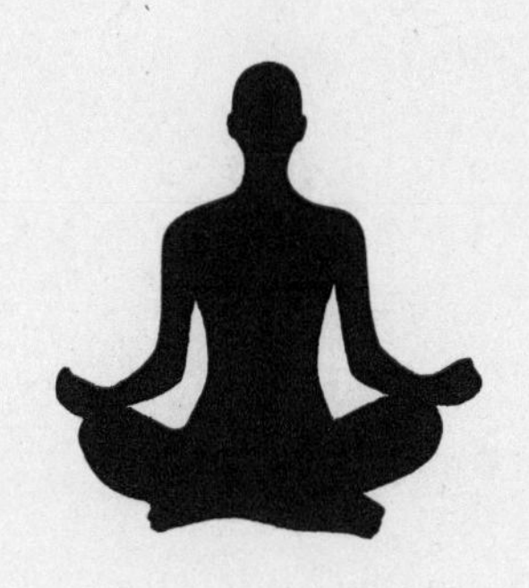

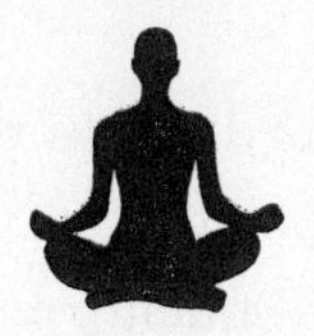

Esperança para os nervosos

Se este livro fosse destinado a médicos, não usaria o termo *nervoso*, por ser cientificamente impreciso e, quiçá, desgastado. Mas, como estamos interessados numa conversa onde a simplicidade produza o maior proveito, vamos chamar *nervoso* aquele campeão de desventura, para quem a existência é cruz pesada, sem lenitivo, paz ou repouso que, tendo inutilmente buscado mil e uma saídas para seu drama, desespera-se achando impossível encontrar uma sequer.

Tanto pode ser rico como muito pobre; ignorante como letrado; patrão como o mais humilde empregado; religioso como agnóstico; jovem ou velho; professor ou estudante; político no governo ou na oposição... Embora possa, por ser rico, ter segurança econômica e acesso a todas as coisas que amenizam, embelezam e dão gostosura à existência, se sente miserável. É um sedento incurável, pois embora estando à beira da fonte, não consegue vê-la. Sua tristeza parece onipotente. Pode ter conquistado as maiores láureas na arte ou na ciência, e no entanto, no semblante de abatimento, revela, e todo mundo pode ver, somente desgraçada insatisfação. Não importa seja jovem, bonitão, cheio de prazeres, vigor e mulheres, porque se sente incapaz para a felicidade. Embora farto de prestígio social e bem colocado na vida, é indigente de alegria. Que importa que seus sermões bonitos e inteligentes tenham a admiração dos auditórios, se ele se sente um vencido e agitado clérigo?! Moças lindas, rainhas de passarela, cobiçadas pelos homens e invejadas pelas mulheres, se nervosas, são presas de solidão imensa e vivem carentes de paz...

Todo nervoso sente falta de *algo*, que julga essencial e que, por não *ter*, embora possa ter tudo o mais, faz de seus dias uma fieira de torturas subjetivas, íntimas, inenarráveis... A todo nervoso falta ser *algo*. A todo nervoso falta *fazer algo*.

Vive *em guarda*, a defender-se de presumível assalto não sabe de que, nem de quem, nem de onde. Tem medo, como se vivesse perenemente ameaçado por um predador incógnito. É como sentinela em posição, em noite escura no campo de batalha. Por isso mesmo, seu desgaste é contínuo. Disso resultam fadiga e necessidade de repousar. Repousar, porém, ele não consegue, exatamente por viver tenso, em atitude pré-bélica. A fadiga é acompanhada de excitação mental, isto é, incontido e assustador fluxo da atividade mental. E isso o cansa mais ainda.

Quase todos os dias são "dias negros" na vida da pessoa nervosa.

Acha tudo ruim, insatisfatório e mesmo ameaçador. Não porque as coisas e as situações objetivamente o sejam, mas por causa de si mesma, pela avaliação anômala que faz de si. Ela própria é o seu maior problema.

Não há sintoma que o nervoso não possa sofrer. Não vou descrevê-los com minúcias, como a princípio pensei fazê-lo, para evitar que um leitor nervoso não venha a sentir-se *incompleto* por lhe faltar este ou aquele sofrimento descrito. Não há enfermidade que o nervosismo não possa gerar. Chama-se psicógeno o sintoma, a síndrome ou a doença engendradas pela mente perturbada e pela tensão neuromuscular, numa palavra, pelo estresse. Não obstante, o coração, por exemplo, se encontre estruturalmente perfeito, o estado da mente, a tensão e os nervos em desordem perturbam-lhe a função, e a pessoa sente taquicardia ou bradicardia assustadoras.

Houve épocas em que a ciência defendia um ponto de vista chamado dualista, considerando o ser humano dividido em corpo e alma. Na Idade Média dizia-se até ser a alma coisa de Deus, e o corpo, do diabo.

Por muitos séculos admitiu-se um hiato irreconciliável entre estes dois *opostos*. Hoje, a ciência evoluiu o suficiente para voltar a afirmar que não existem alma (mente) e corpo ou espírito e matéria, como duas realidades essencialmente diversas. São as faces da mesma moeda. Esta doutrina *advaita*,* modernamente defendida por T. Chardim e P. Chauchard, dá uma compreensão mais fecunda aos fenômenos psicossomáticos. Nada se passa na mente que o corpo não manifeste. Nada se passa no corpo sem que a mente acuse. Isso porque não há um corpo e uma alma, mas uma unidade, modernamente chamado mente-corpo.

Você quer ver como isso é uma ideia velhíssima?

Quinhentos anos antes de Cristo, Sócrates doutrinava: "Todo o bem e mal, quer no corpo ou na natureza humana, originam-se na alma e daí extravasa... Portanto, para curar o corpo, deve-se

---

* Sobre *advaita* e outros termos em sânscrito, antiga língua clássica da Índia, consultar o Glossário, ao final deste livro. (*N. do E.*)

começar curando a alma." Milhares de anos antes, isto é, muito mais remotamente, o grande poema épico da Índia – Mahabharata – considerava que "existem duas espécies de doenças: física e mental. Uma se origina da outra. A existência de uma não é percebida sem a outra. As perturbações mentais originam-se das físicas e, de igual maneira, as perturbações físicas originam-se das mentais" (Mahabharata, Shanti Parva. XVI, 8-9, cit. por Geoffrey Hodson em *O homem, na saúde e na doença*.

Você estranharia um homem engravidar, não é? – Pois isso já se deu como fato psicógeno, isto é, engendrado pela mente.

O *British Medical Journal* noticiou que um soldado de 27 anos impressionou-se tanto com sua esposa grávida ao ponto de ele mesmo sofrer ataques de pseudogravidez... (*Time*, 1/11/1953).

Depois disso, você também vai concluir não haver sintoma estranho que o estressado não possa apresentar, para tormento principalmente seu, mas também de seus parentes e de seu clínico.

Se uma corrente admite ser a mente desarmônica que prejudica o corpo, uma outra, igualmente importante, dá explicação diametralmente oposta, isto é, procura demonstrar serem as perturbações orgânicas que geram os sofrimentos mentais. A primeira vê o nervoso como um doente do psiquismo, ou seja, da mente ou da alma. A segunda considera-o um enfermo no corpo, principalmente, dos nervos e das glândulas. Nervos e glândulas em desarranjo provocariam todas as anomalias nos órgãos por eles regulados, com repercussão automática sobre a vida mental.

A primeira escola trata o enfermo com psicoterapia, procurando, em primeiro lugar, a harmonização e a regularização dos processos e estados da mente, visando com isso a, indiretamente, curar o corpo. A outra, pelo contrário, administra desde as drogas psicotrópicas, hormônios, tônicos e até ETC (eletroconvulsoterapia), ou mesmo neurocirurgia, procurando, corrigindo as disfunções neuro-hormonais ou bioquímicas reinantes no organismo, livrar o enfermo de seus padecimentos psíquicos.

Qual das duas escolas está certa? A da psicologia médica ou a dos fisiologistas? Deve-se atender primeiro à correção da mente ou à cura do corpo?

O yoga, cujo fundamento é o Vedanta Advaita, a escola de pensamento hindu que afirma o não dualismo, sabendo que a mente e o corpo não deixam de ser a mesma Realidade Una, não se atém a um exclusivismo terapêutico, isto é, não trata exclusivamente da matéria ou do espírito. Socorre o nervoso como um todo, e o faz por várias frentes de ação terapêutica.

O homem é constituído não só por "um corpo físico e uma alma imaterial", como se dizia antigamente. É um ente complexo. Participa de vários níveis vibratórios ou planos da existência universal. As práticas e a filosofia yogues agem beneficamente sobre os nervos, sobre todos os órgãos, glândulas, finalmente sobre o todo orgânico, mas, indo além, harmoniza um outro nível imediato e mais sutil de nosso ser, conhecido como "corpo vital". Não se detém aí: alcança o "corpo astral". Chega ao "plano mental" e passa adiante, em níveis de ser ainda mais quintessenciados e cada vez mais próximos do Espírito. Yoga é o aperfeiçoamento de cada plano bem como da integração ou harmonização de todos eles, realizando a Unidade no homem.

Na pessoa nervosa, os "corpos" ou "planos de ser" se encontram em desarmonia. Seus nervos e glândulas estão em desarranjo. O estresse pode ter origem na perturbação da economia energético-vital. Pode ser gerado por emoções em conflito, bem como resultar de estarmos afastados dos níveis divinos do Espírito. Pode ser que tudo isso junto, interagindo, é que mantém o sofrimento. Yoga é a redenção desse sofrimento, mercê de seu poder harmonizador e reequilibrante. Onde reina o caos, o yoga leva o cosmo. Razão por que se constitui salvação contra o nervosismo. Se você não é nervoso, salva-o, preventivamente. Se já o é, salva-o, curativamente. Nervosismo é desarmonia. Yoga é harmonia.

Yoga e estresse não coexistem.

O método yogue tem sido a salvação de grande número de nervosos. Você também ponha à prova sua eficiência.

O êxito de um empreendimento, todos o sabemos, é tão mais provável quanto maior seja o número de frentes pelas quais seja atacado. O método yogaterapêutico, seja para aliviar um neurótico, seja para aproximar ainda mais de Deus um homem sadio e de espírito religioso, é, pode-se dizer, o mais completo. Ataca o objetivo por todas as frentes.

Você – se está estressado – deve estar ansiando por uma solução para seu problema. Deseja uma saída para seu martírio. Desde o primeiro instante em que começou a ler este livro, já está encaminhando sua libertação. Tudo quanto ele disser, cada palavra sua só tem um objetivo: ajudá-lo a vencer.

Não importa qual seja o seu caso particular – as causas e peculiaridades de seus incômodos – o yoga contribuirá para maior êxito dos esforços de seu médico ou psicólogo.

No fim desta estrada, você se deslumbrará com o horizonte que há tanto andava buscando. Ela termina lá em cima, de onde você pode sorrir vitorioso por ter saído do vale escuro da angústia. Lá existem luz, felicidade e paz ao seu dispor. Você verá o nascer do sol e o sol será seu. Nunca mais a penumbra. Nunca mais os grilhões da intranquilidade e do desânimo. Nunca mais o medo lançará suas macabras redes sobre sua cabeça. Você poderá dormir um sono profundo depois de tantas lutas, até agora frustradas. Poderá sentar-se tranquilo, sem pressa, e sorrir liberto. Poderá jogar fora as drogas psicotrópicas a que tem infrutífera e obsessivamente recorrido.

Durante anos experimentei este método em muitas pessoas, que ficaram boas. Há anos que sonhava escrever este livro, mas prudentemente não o fazia, esperando a confirmação do êxito das experiências. Enquanto isto, fui pesquisando sempre. Hoje quando o escrevo, estou certo de que já tenho o remédio eficaz para lhe dar. Igual aos outros, seu caso também terminará em vitória, dependendo naturalmente de sua colaboração.

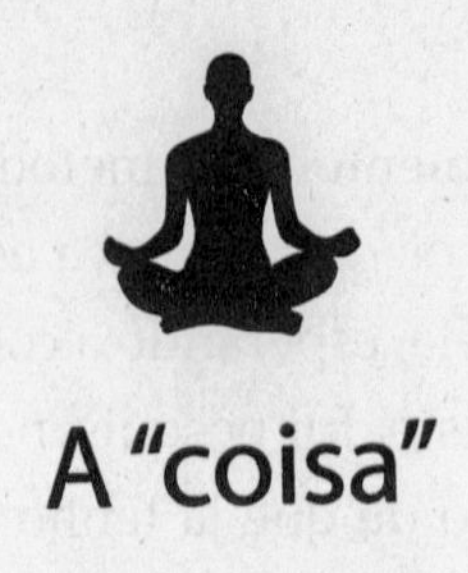

A "coisa"

SEJA O CORAÇÃO QUE DISPARA ou "dói" muito (dor precordial), respiração escassa e disritmada, seja crise asmática, náusea, hipertensão, insônia, crise hepática, tosse nervosa, membros paralisados, caos orgânico insuportável e inquietante, seja dor de cabeça, indisposição gastrointestinal, desânimo arrasador com vontade de sumir ou dormir até morrer, seja ataque de pranto ou ansiedade irracional, a verdade é que a pobre vítima cai presa de pânico infernal ao pressentir que mais uma vez vai ser assaltada pela *coisa*. E o terror se acentua à medida que constata encontrar-se novamente indefesa nas garras de *algo* de poder muito estranho, a dominá-la, a vencê-la, a desmoralizar-lhe os esforços.

A *coisa* está desgraçando a vida de muita gente, destruindo um número sempre crescente de seres humanos. É raro aquele que não é seu escravo e vítima sua. A clientela dos psiquiatras, psicólogos e psicanalistas aumenta assustadoramente. A crescente procura dos psicotrópicos está alarmando as autoridades. Nem os próprios psiquiatras nem as autoridades sanitárias de todo o mundo se sentem seguras, elas mesmas, contra a devastação que a *coisa* anda fazendo. A corrida aos barbitúricos, ataráxicos, tranquilizantes, antidepressivos é um sinal de que a *coisa* está se tornando a maior ameaça à humanidade. Segundo relatório do senador Thomas Dodd, de Connecticut, "em abril de 1965 existiam nos Estados Unidos mais de cem mil viciados em psicotrópicos" (*Jornal do Brasil*, 4/1/1968). Na França, 10% das despesas farmacêuticas, em 1967, foram com psicotrópicos, isto é, drogas para engabelar a *coisa*.

As trágicas fileiras de escravos das drogas se espicham a perder de vista pelos vales desta humanidade cada vez menos humana e sempre mais psicodélica, vazia, enfastiada, inconsequente e mesmificada no sofrimento neurótico e psíquico.

Mas... que é a *coisa*?

Não fui eu quem a batizou assim. São alunos meus, em suas queixas, que lhe dão este nome genérico.

— Quando a *coisa* me derruba, não sou mais ninguém...

— Eu estou bem, professor, mas de repente me dá uma *coisa*, que...

— Ah, se eu pudesse vencer essa *coisa* que está me destruindo!...

— Se eu me livrasse dessa *coisa*, seria outro homem...

— ...é uma *coisa* horrível que eu sinto, que nem sei dizer...

Coisa é o apelido dado aos sofrimentos e desconfortos psicossomáticos que envolvem corpo e mente, com perturbações fisiológicas localizadas ou generalizadas, todo-poderosas e obcedantes, e o paciente não sabe como começaram nem como vão terminar. Sabe somente – e com que intensidade – tratar-se de uma experiência apavorante a vencê-lo inexoravelmente. A vítima não sabe defini-la, e por isso a apelida de a "coisa".

São componentes do quadro a impotência diante do assalto e o consequente pânico. Aos primeiros e tênues prenúncios de um assalto, sobrevém o pavor, e a vítima, tentando defender-se instintivamente enrijece os músculos, faz-se tensa, põe-se *em guarda*. À medida que vê se agravarem os sintomas e, portanto, a falência de suas defesas, naturalmente vai ficando cada vez mais apavorada. O pavor determina automaticamente maior tensão pseudodefensiva. Por sua vez, a contração do corpo facilita o êxito do ataque da *coisa*. Eis o sinistro círculo vicioso a avassalar a vítima: os sintomas geram o medo; o medo, a tensão; a tensão facilita e acentua os sintomas que, por sua vez, agravam o medo e este degenera em pânico.

Em cada pessoa, a *coisa* se desenvolve segundo um esquema particular, envolvendo, desde os níveis corticais do cérebro até os vegetativos do sistema nervoso. Em cada paciente, se desencadeia um circuito particular. À medida que este se repete, se afirma, se consolida, se torna mais *facilitado* e mais *ganha ser*, isto é, mais se torna uma *coisa*. Tal circuito se desenvolve segundo a linha de *minoris resistentiae*, como dizem os psiquiatras e especialistas em psicossomática.

Quando eu disse que a coisa vai *ganhando ser*, fui preciso. Ela ganha existência e cada vez mais afirma essa existência. E isso à custa das derrotas da vítima, como também em obediência a uma lei universal, segundo a qual, tudo que existe *afirma* e *defende* sua existência. A potência da *coisa* é alimentada cada vez que derruba sua vítima.

A vítima conhece seu circuito particular. E antes do assalto sabe como vai acontecer e sabe que vai ser infalivelmente vencida. O circuito é predito pelo doente. Ao sentir as ainda suaves, longínquas e discretas ameaças com a mais funda e eficaz convicção, diz para si mesmo: "Já sei. Lá vem a *coisa*! Agora estou frito. Já sei. Meu coração vai querer sair pela boca... Estou liquidado!..."

Esta autossugestão e mais a tensão gerada pelo medo são eficientíssimas ajudas dadas à *coisa* pelo próprio doente. São elementos indispensáveis ao êxito do ataque. Que ironia!, é a própria vítima que assim possibilita e agrava seus sofrimentos.

Se os sofrimentos têm origem em conflitos, como explicam os psicólogos, ou se são choques entre respostas orgânicas opostas, como querem os fisiologistas, se a *coisa* é criada pela mente ou pelo corpo, tem importância relativa, pelo menos para quem sofre seus ataques. O importante é aprender como vencer o dramático círculo vicioso.

Este livro, resultado de uma experiência bem-sucedida com centenas de casos, pretende dar a você os meios para, inteligentemente, evitar a condição de vítima ou para libertá-lo do sofrimento. De início, é indispensável que você tenha compreendido o que é, como se forma e como se afirma o círculo vicioso.

Lembre-se, diante das ameaças de uma crise, das coisas que ocorrem contra você e a favor do adversário: a) autossugestão negativa, a predição dos sintomas e da vitória do ataque; b) o medo; e c) a consequente tensão, com que você procura defender-se.

Aprenda a evitá-las.

Tais coisas são concomitantes. E são sinérgicas, reforçam-se mutuamente.

Comece por evitar a *atitude de combate*. Em outras palavras: evite a tensão, que se alastra pelo corpo. É ela que *liga* todos os elementos do circuito. Relaxando, você conseguirá evitar o tal circuito, pois não oferece passagem. A habilidade de relaxar é uma aquisição preciosa a ser feita. Adiante vamos tratar disso.

Você precisará aprender a manejar alguns meios, algumas técnicas. Terá de realizar algumas transformações em seu viver. Precisa aprender a *vencer, mas sem lutar*. Isso não lhe parece estranho?! Claro. Falar de vencer sem reagir contra, sem armar-se, sem lutar é muito esquisito principalmente num mundo onde o esforço pela vitória é geralmente tido como indispensável.

Se a *coisa* tem dominado você é porque lhe tem oposto resistência e a enfrentado cheio de tensão. Você tem oferecido luta. Disso ela se aproveita para derrubá-lo, e assim firmar e defender sua existência. Qualquer luta engendra reação. Se você agride e enfrenta a *coisa*, ela saiu ganhando. Se você a teme, como vimos, ela também vence. Com *ahimsa* (não reação), poderá vencê-la. Terá de fazer o que fez o Mahatma Gandhi com a Grã-Bretanha: não violência. Você terá de aprender a estratégia onipotente do *ahimsa*. Vamos tentar explicá-la.

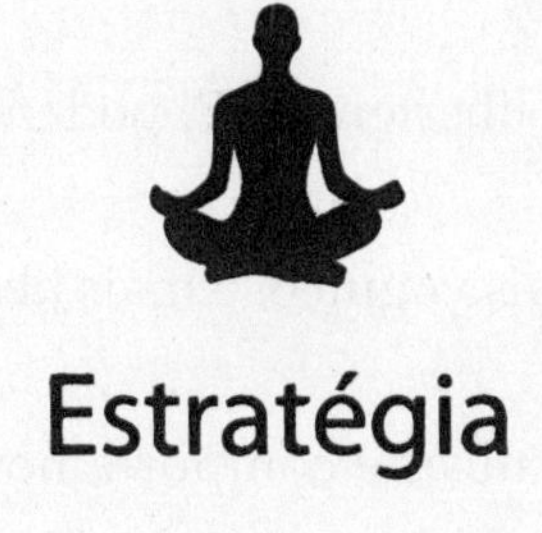

Estratégia

Uma das definições clássicas de yoga é "a excelência na ação". A ação eficaz, bem-sucedida, completa, sem resíduos, sem defeitos e também sem desgastes desnecessários, pode ser chamada de ação perfeita ou ação yóguica. Uma que seja incorreta, desvirtuada, exaustiva, egoística, estreita, precária, mesquinha e ineficaz é pecado, é ação imperfeita. As ações a realizar em nossa existência devem ser perfeitas, sem o que ficamos *endividados* e, portanto, presos a elas, obrigados a repeti-las. A ação yóguica é libertadora, portanto.

Se nos demais aspectos da vida temos de agir com perfeição, para libertar-nos, que dizer de nosso comportamento em relação à *coisa*?! Chamemo-la de angústia, neurose, servidão, conflito, imperfeição, dependência, sofrimento, ansiedade, condicionamento, inferioridade, fobia, doença, obsessão, síndrome do pânico... dela é fundamental que nos libertemos. É, podemos dizer, o mais importante nesta vida.

Qual será o modo mais yóguico, o mais libertador, de enfrentar a *coisa*?

Além das muitas técnicas e comportamentos especiais, neste livro sugeridos, creio ser indispensável que você mantenha incessantemente, como fundamento e fonte de inspiração, como orientadora da ação, uma determinada atitude mental, definida por você mesmo. Poderia eu mesmo ensiná-la. Poderia ser mais direto e objetivo dizendo-lhe qual seja. Isso seria cômodo. Mas seria o mais eficaz? Você poderia não aceitar ou não entender o que eu dissesse. Prefiro que você mesmo a formule. Vamos recorrer a parábolas. Espero que as considere e conclua sobre o que fazer diante da *coisa*. Aprendamos as lições das parábolas. Escutemos seus sábios conselhos semiocultos. Comecemos:

1) Dois nadadores queriam chegar a uma casa no outro lado do rio, bem em frente a eles. O primeiro, vaidoso com sua força de vontade e com suas habilidades de campeão, atirou-se à água, nadando obstinadamente em direção à casa, isto é, perpendicularmente à corrente. Travou luta inglória e estúpida. Quase morto, foi socorrido, quando já exausto e vencido ia sendo arrastado para as pedras.
   O segundo meteu-se n'água, e *concedendo*, e mesmo aproveitando a direção da corredeira, nadou em diagonal. Chegou ao outro lado num ponto abaixo à certa distância da casa aonde queria chegar. Já em terra firme, andou pela margem na direção do rio acima e chegou tranquilo ao seu destino.
   Que acha disso? Quem foi mais sábio? O primeiro ou o segundo nadador? Qual deles foi eficaz? Por que ou com o que o segundo realizou a tarefa? Qual foi a estratégia vitoriosa?

2) Um banhista saiu nadando e se afastou um pouco da praia. Em certo ponto, se apercebeu de que estava sendo levado por uma corrente marítima. O instinto de conservação mandou-o retornar à praia. Começou a bracejar, tentando salvar-se. Cada vez mais, no entanto, se sentia impotente de fazê-lo. Naturalmente, sob a evidente ameaça à vida, nele foram aumentando simultânea e reciprocamente o pavor e os esforços inúteis e, consequentemente, a fadiga, com a horrível sensação de que estava perdido. Ia morrer. Não por não saber nadar, mas porque se *sentia* incapaz de vencer a força do mar. A praia ia se afastando, e com ela, suas esperanças e suas forças...
   Dessa forma, o banhista inexperiente e teimoso é vencido.
   Nadador sabido, experiente e por isso mesmo calmo, quando se vê na mesma situação, não se esforça e não cai em pânico. O que faz é inteiramente diverso. Renuncia à tentativa imprudente de chegar direto à praia. Sabe ser isso impossível. Simplesmente, conservando-se dono de si, deixa-se levar pela corrente. Sem pavor, vê a praia ficar longe, mas não a esperança, não sua tranquilidade. Lá adiante, a corrente, mudando de direção, reaproxima-o da terra, e ele inteligentemente aproveita e salva-se.
3) Neroide era um cavalo puro-sangue inglês, inteiro, fogoso e enorme. Dava gosto vê-lo, elegante e ágil. Temiam montá-lo. Eu, jovem cadete, "mascarado" de bom cavaleiro e querendo impressionar, não tive dúvida em aceitar o risco. Nos primeiros instantes, foi uma vitória. Tão confiante me senti, que me incorporei a um grupo de veranistas que ia percorrer a cavalo os campos e as serras dos arredores. Nunca um cadete se sentiu tão vaidoso como eu naquela situação. Sabia que minha montada era a mais vistosa e mesmo

contrastante com os pangarés cavalgados pelos outros. Sabia-me admirado e caprichava em manter a postura ereta e elegante, aprendida nas lições de equitação. Tudo ia bem, quando Neroide começou a demonstrar excessiva excitação. Encurtei as rédeas, apertei as pernas e afastei-me prudentemente dos outros, e por todas as formas tratei de fazê-lo sentir que quem mandava ali era eu. Ele, sentindo-se desafiado, resolveu provar que quem mandava era ele e passou a demonstrar que, para ele, rédeas e cavaleiro vaidoso nada valiam. Feito um doido, danou-se a correr, com vontade de aliviar a carga que trazia nas costas: eu. Os companheiros de passeio olhavam apreensivos para o espetáculo. Neroide não escolhia por onde galopar: barrancos, espinheiros, capões de mato... E eu em cima dele. Onde e como terminaria aquilo? O que estariam pensando os companheiros já não importava. A situação era de ameaça à vida ou à integridade física. As pernas, feito torquês, apertavam as ilhargas do desvairado gigante de quatro patas, em disparada. O pânico, alimentado pela incerteza e pela sensação de impotência, começou a assaltar-me. Qual seria o fim daquilo? Qual seria meu fim? Se tivesse me abandonado ao medo, não sei o que teria havido. Defendi-me primeiro do medo e, graças a isso, conservei-me lúcido. Em quase serenidade, intuí a solução. Em vez de puxar as rédeas no sentido de o estancar, *deixei de lutar contra*. O animal sentiu-se então liberto para correr ainda mais. Eu, até então, reconhecera-me vencido e dominado. Agora, ao contrário, era dono de mim, embora não dele. Estava fazendo o que decidira. O pânico fora maior porque eu me sentira vencido por algo incontrolável. Agora, Neroide corria, mas *com meu consentimento*. Decidi fazer uma coisa que não o contrariava frontalmente: puxei a rédea esquerda, mudando a direção da carreira. De cabeça virada para subir a colina, talvez se sentindo triunfante e solto, valentemente empreendeu a subida. Minha esperança foi confirmada: o bruto acabou vencido por sua própria estupidez. Parou cansado, e eu, que aprendera a ganhar com o *não lutar* e o *não temer*, continuava em cima dele, dando-lhe umas palmadinhas sonoras no pescoço coberto de suor espumoso.

4) No inverno dos países frios, em cada árvore coberta de neve, há uma lição de sabedoria, para quem tenha "olhos de ver". Quando desce a nevada, os galhos mais lenhosos, mais fortes, chegam a quebrar sob a carga branca de neve que neles se acumula. Os mais frágeis e flexíveis se defendem, *vergando sabiamente*, quando há um mínimo excesso de peso. Depois que a neve os deixa, se reerguem e, assim, nunca arrebentam.

5) Em *Presença da realidade*, escrevi:

"Depois do temporal, era quase completa a devastação na serra.

As árvores mais fortes, mais velhas, mais imponentes, mais altas tinham sido as mais atingidas. Muitas destruídas, com o tronco lenhoso dilacerado, com o cerne à mostra...

Os mais humildes arbustos, anônimos, flexíveis e sem porte, se espreguiçavam, indenes, se erguiam festivos, respondendo aos beijos mornos dos primeiros raios do sol ressuscitado."

O combate do toureiro hábil em vencer e o parto sem dor são também ações yóguicas.

Poderia continuar fazendo desfilar diante de você os muitos outros símbolos de uma atitude sábia comum em todos que sabem enfrentar lutas, ameaças, agressões, adversidades, sofrimentos, e mesmo aquelas desgraças tidas por invencíveis e inevitáveis. Os mansos se abrandam, e abrandados, vencem.

O segundo nadador, o que atravessou o rio; o outro que soube sair da corrente marítima; o cavaleiro de Neroide; o raminho tenro vergado pela neve; as humildes plantas da floresta devastada pelo temporal; todos eles sobreviveram ao desastre graças a uma estratégia, que é a mesma em todos os casos. Você é capaz de descobrir qual é? Em que consiste a sabedoria dos vitoriosos?

Se você já chegou a descobrir essa forma inteligente de conduzir-se, ou ação yóguica, meus parabéns! Nunca mais a *coisa* o vencerá. Desde já você tem sua libertação garantida. A vitória sobre o estresse se chama brandura.

O primeiro nadador, que quis atravessar o rio perpendicularmente à corrente, foi vencido porque: a) lutou frontalmente com um adversário muito mais forte; b) foi teimoso; c) não soube evitar o pânico. Por que razão o outro foi morrer afogado na corrente marítima? Se você não repetir a resposta do caso anterior, desculpe, mas tenho todo o direito de desconfiar de sua inteligência. Qual teria sido meu fim, se estupidamente continuasse a querer vencer um cavalo disparado e enlouquecido, à custa de contrariá-lo com as rédeas? Já imaginou o que teria acontecido se eu me deixasse dominar pelo pânico?

Depois de termos concluído sobre o que de errado andaram fazendo os lutadores vencidos, vamos aprender com aqueles que triunfaram.

O segredo da sua ação eficaz parece estar em: a) serenidade, indispensável ao controle de si mesmo; b) concessão *voluntária, inteligente e estratégica* à "vontade do adversário" (correnteza do rio ou do mar e a carreira do cavalo disparado); c) utilização *inteligente, objetiva e na hora exata* dos esforços e dos meios certos.

A forma de agir diante de uma crise qualquer é inteiramente diferente daquela do caipira bravo e lutador que se mete no mar disposto a vencer, *de frente*, a pancada das ondas e que, provavelmente, sairá do combate de costelas fraturadas. O esperto frequentador de praia jamais comete tal imprudência. Faz o corpo mole e, serenamente, apenas se abaixa ou fura a onda, e sai ileso.

Experimente o mesmo da próxima vez, quando se vir numa situação adversa, numa crise de qualquer espécie. Nunca se meta a enfrentar as ondas do sofrimento com peito aberto e pé atrás. Relaxe. Negaceie. Abrande-se. Deixe passar a onda e, se tiver habilidade suficiente, aproveite inclusive a força que o destruiria e faça como alguns banhistas – conserve-se na crista e vá soberanamente até a praia, pegando jacaré.

Ousamos concluir que, em face de uma crise de neurose de angústia, sejam quais forem suas manifestações, o que devemos fazer é: a) não lutar frontalmente contra os sintomas; b) não insistir no esforço ineficaz; c) não cair presa do medo decorrente da sensação de impotência. Em resumo: *Não lutar!, e não ter medo!*

Não lute. Não reaja. Não resista *heroicamente* contra a *coisa* ou contra qualquer assalto de desdita, quando sejam inevitáveis, invencíveis, incontroláveis e além de suas forças. Não resista. Faça como os raminhos tenros que se vergam com o peso da neve, deixando-a cair. Faça como os frágeis arbustos que o vendaval não consegue arrebentar.

Reação frustrada e resistência destruída só servem para evidenciar nossa própria derrota e é isso que dá medo. Este, por sua vez, destrói a eficácia dos esforços, pois cria tensões desastrosas... E assim a vitória será sempre da *coisa*, da adversidade, da inferioridade, do vício, de tudo quanto nos quer vencer, reter, escravizar e destruir.

Vamos ser mais objetivos e práticos. Vamos a exemplos.

Que é a crise asmática? Como superar uma?

A angústia de quem se vê arrastado para a destruição, seja por um cavalo enlouquecido ou por uma corrente marítima, é idêntica à de um asmático em crise. Aos primeiros sinais prenunciadores, o doente diz a si mesmo: "Pronto. Hoje estou frito. Daqui a pouco estarei chiando e me afogando em secreção..." A partir daí, trata de fazer *esforços* heroicos para respirar; começa a lutar contra a crise, embora convencido de que tais esforços serão impotentes... É como o que quer sair da correnteza e nadar para a praia. Quanto mais se esforça, mais se apavora por ver-se frustrado e sem esperança, e quanto mais se apavora, mais se enrijece todo, criando assim não só maiores necessidades respiratórias, pelos esforços, como também maiores obstáculos à respiração, pela maior produção de secreção e constrangimento nas passagens de ar... Sem o mínimo êxito, vê, horrorizado, desencadear-se o dramático círculo vicioso: afogamento, esforço, pânico, tensão, agravamento da crise...

Autorizado por comprovações experimentais, posso dizer que a estratégia do *ahimsa,* que tenho ensinado, consegue não somente evitar o ataque a desencadear-se, como também suspendê-lo, se já iniciado. *Ahimsa* pode ser traduzido por não reação.

Olhos esbugalhados de pavor, ofegante e sentindo-se miseravelmente sem esperanças, a moça, sem poder falar, por gestos angustiados e sintomas evidentes, pedia-me ajuda. Mandei-a deitar-se na esteira e comecei a dizer-lhe:

— Não lute contra a crise! Não resista! Não tema! Largue-se! Fique imóvel! Reduza a zero seus movimentos. Pare. Diminua assim a necessidade de respirar. Não se esforce por mais ar! Quieta! Serena! Deixe a crise tomar conta! Acalme-se! Nada de medo! Seu pavor é que lhe prejudica! Quieta! Você já não precisa quase respirar. Está vendo?! Comece a comandar o relaxamento de todo o corpo! Entregue-se ao Deus Onipresente, que vai agir, desde que você se confie a Ele. Enquanto você estiver lutando, não dá a Ele a oportunidade de tomar conta de você. Deixe-O agir. Largue-se.

Assim. De olhos fechados, afrouxe todo o corpo. Com corpo frouxo, sem tensões, vai-se reduzindo ainda mais a necessidade de respirar. Vê como a calma vai se restaurando? Vê como está respirando cada vez menos... e já desimpedidamente? Vê como Deus sabe salvar-nos de qualquer sofrimento, desde que, na hora exata em que nos sentimos impotentes, confiamos tudo, totalmente, à sua Onipotência, Onisciência e Onipresença? Vê como Deus sabe dirigir as reações de nosso organismo? Vamos: relaxe mais, cada vez mais... Que tal esta sensação de segurança e serenidade, que está substituindo o medo? Vê como é Divina a *vitória sem luta, sem ansiedade, sem reação, sem violência*?... Esta paz gostosa está ao seu alcance todas as vezes que quiser!... Sempre que nova crise quiser tomar conta de você, lembre-se disto: não lute; não tema; entregue-se a Deus; relaxe; deixe que a *coisa*, por si mesma, descubra que já não tem domínio sobre você!...

Esse caso não é hipotético. Igual a ele, tenho tido muitos outros.

Um dos mais interessantes, porque logrou certa notoriedade, foi com uma irmã vicentina na Santa Casa de Misericórdia do Rio. Baixou à enfermaria 32, em plena crise de asma, agravando seu enfisema pulmonar, depois de ter recebido extrema-unção, sendo, portanto, esperada sua morte. O *Divino Médico* inspirou-me a abordar o caso, apelando, antes de mais nada, para os sentimentos e convicções religiosas da paciente.

— Irmã, todos os dias, a senhora diz "seja feita a vossa vontade", não é?...

Semissufocada, com dificuldade, acenando com a cabeça, confirmou.

— A senhora diz, mas não cumpre – acusei-a, com um sorriso amigo, como a pedir desculpas pela impertinência. — A senhora precisa realmente deixar Deus tomar conta de seu corpo. Vamos aprender a fazer isso? Quer apostar como nunca sentiu maior felicidade do que vai sentir agora, confiando seu organismo e todos os seus problemas ao Supremo? Vou ensinar-lhe a realizar, no organismo, o "seja feita a vossa vontade", e a senhora vai ver como, agora mesmo, a crise vai cessar, pois Deus não falha, quando toma conta. A senhora só está assim, asmática, sofrendo tanto, porque ainda não sabe como *deixar* Deus tomar conta. Ao contrário, a senhora só tem tido fé em sua própria luta contra essa *coisa*. Até agora, só tem usado seus próprios recursos. E isso só lhe tem trazido ansiedade e frustração... Agora mesmo vai mudar de atitude. Pare de fazer esforço, consinta que Deus entre em ação. Feche os olhos...

E comecei a ensinar-lhe a relaxar.

O resultado foi impressionante. O nervosismo cedeu. O pavor foi substituído pela calma. A respiração foi se minimizando até que, com semblante muito sereno, parecia adormecida. Havia então silêncio em sua alma, envolvida até então em luta inglória, estafante e mortal. Tendo aprendido a relaxar, à medida que os dias se passavam, mais profundamente foi conseguindo entregar-se ao seu "Príncipe",* e dentro de um mês, ela, que já não é jovem e parecia condenada à morte, voltou ao seu caridoso serviço. Pode considerar-se curada, pois já tendo sido assaltada por recidivas, comportou-se inteligentemente, seguindo a estratégia que aprendera.

O que foi dito para a crise asmática é valido para qualquer dos múltiplos quadros com que a *coisa* martiriza a vida de inúmeras pessoas. Quaisquer que sejam os sofrimentos psicossomáticos, quaisquer que sejam os sintomas neurovegetativos, utilize a estratégia. Vai dar certo. Garanto-lhe.

Se o que você sente é taquicardia, no próximo assalto, sem alarmas, deixe o coração livremente dançar sua rumba. Sentado ou

---

* Assim ela se refere a Jesus. (*N. do A.*)

deitado, apenas relaxe. É assim que procede um grande advogado carioca que, antes de ser meu aluno, tentara, inutilmente, os mais modernos tratamentos.

Sem receio, largue o coração a si mesmo e diga-lhe: "Pode bater à vontade. Você não me assusta mais. Vamos. Bata como quiser Não vou lutar contra você..." Dessa maneira, faça uma surpresa ao coração. E ele, meio frustrado, dirá: "Ué! Que está acontecendo?! Já não consigo apavorá-lo!"

A *coisa*, sem ser combatida, sem ser temida, acaba por sentir-se desmoralizada, deixando você em paz. Não é isso o que você quer?!

Se em vez de ser uma neurose de angústia é um vício, um comportamento compulsivo, mau hábito ou qualquer fraqueza contra a qual você tem lutado em vão, experimente a mesma estratégia, que em resumo é composta de:

Não resistência. Não luta. Não tensão. Em linguagem yóguica: *ahimsa*. Ao contrário: mansidão e relaxamento. Não medo. Não pavor. Ao contrário, fé (*shraddha*). Não desespero. Ao contrário (*ishavarapranidhana*), entregar-se todo e tudo a Deus. Não tenha pressa. Nada de ansiedade. Ao contrário, paciência (*tapas*) e persistência.

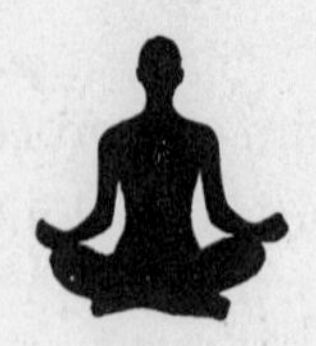

Será você uma pessoa tensa?

COMECEI A ESCREVER um capítulo sobre o inimigo número um da humanidade, denunciando-lhe o modo de atuar contra a paz, contra a saúde, contra a segurança de cada ser humano e de toda humanidade junta; denunciando-lhe os múltiplos e tenebrosos crimes, em toda sua virulência; apontando-o pelo que tem feito, faz e ainda fará de mal à humanidade. Seria um capítulo seguindo principalmente o livro *Estresse: O homem sob tensão** mas enriquecido por outras obras sobre o assunto. Seria, no entanto, um capítulo que, por seu conteúdo dramático, criaria tensão maior em

---

* Trata-se de uma publicação da Cultrix (São Paulo) enfeixando onze conferências pronunciadas por famosos psiquiatras, neurologistas, fisiologistas, cardiologistas, sanitaristas e ecologistas norte-americanos, num simpósio da Universidade da Califórnia, em novembro de 1963, sobre estresse na vida contemporânea. (*N. do A.*)

meu leitor. Resolvi deixá-lo de lado. Não vai fazer falta ao livro. Não vai ajudar você que, se é um homem tenso, já conhece no íntimo e dolorosamente o que é esse inimigo número um de todos nós – o estresse.

O que lhe convém, o que você quer, o que lhe posso dar de melhor, para que seja mais eficaz, mais útil e mesmo indispensável são o remédio e a defesa contra tal adversário.

Se o estresse ou a tensão perturbam de forma tão intensa e desastrosa a regulação neuro-hormonal, se acarreta tantos males, é porque, quando estamos *ligados*, permanecemos *engatilhados* para a ação, apesar de exaustos, nos desgastamos mais ainda, mesmo que não tenhamos razões objetivas e presentes para agir. O indivíduo tenso está perenemente predisposto a desencadear a ação ou mesmo está agindo sem motivo. Se descrever os sintomas e as ameaças da crescente tensão no mundo é inconveniente, fazer a descrição dos sinais ou expressões do estado tensional é, entretanto, de toda conveniência. É indispensável tentar um modo de reconhecer quando estamos tensos. Aprendamos isso em primeiro lugar. Depois, vamos aprender as técnicas de abrandar as tensões. Em outras palavras, primeiro, o diagnóstico, depois, a terapia. Uma diagnose precisa já é início de cura. Desejo que você nunca mais seja uma presa de tensão sem o saber e, em sua ignorância, se torne cada vez mais tomado de estresse e, portanto, vulnerável a todos os males que ele provoca no organismo e na vida mental.

Aprenda primeiro a observar os outros. Repare nos olhos. Você pode distinguir quando há um estado tensional nos olhos de seu interlocutor. Repare nas rugas da testa. Observe os estados dos músculos faciais e suas contrações, seus movimentos automáticos (tiques). Fique parado numa calçada qualquer de uma rua bastante movimentada e repare nas fisionomias dos que passam. Veja essa procissão triste de pessoas avassaladas pela tensão. Note como andam apressadas. Na maioria, a pressa é sem necessidade, motivada quase sempre pela tensão muscular e nervosa generalizada. Repare nos gestos dos transeuntes. São gestos maquinais, inconscientes, não determinados por uma exata finalidade. Observe como fumam. Fumam sem parar, sem reparar que estão fumando demais, ou melhor, que estão sendo fumados. Veja como os fumantes – raríssimos não são tensos –, em realidade, são manejados e se comportam como se fossem máquinas. Veja como a delicadeza, a bondade, a suavidade desertaram das calçadas. Repare como trocam palavras, gestos e olhares de ódio dois motoristas que mutuamente se atrapalham no tráfego. Note como aquele senhor faz mil e tantos gestos absolutamente injustificáveis: sentado, uma perna sobre a outra, a repetir chutes no ar; enquanto tamborila os dedos na mesa de trabalho; espicha o queixo como a desafogar-se de um colarinho inexistente, pois veste camisa esporte, sem gola... Já reparou, num restaurante, como as pessoas comem? Olhe só aquele gorducho cortando o bife. De olhos esbugalhados, age como a impedir o bife de fugir do prato. Seu companheiro da mesa não mastiga, engole os pedaços e, para ajudar automaticamente, vai derramando cerveja pela goela abaixo... Observe o tom e a rapidez com que as pessoas falam. Voz aveludada, sem pressa, expressiva, compassada, delicada, comunicativa é coisa que você raramente ouve. Ao contrário, note seu próximo interlocutor. É provável que evidencie seu estado de tensão pela voz metálica e fina, pela má articulação das palavras, pela exuberância de gesticulação, pela participação exagerada dos olhos, da face, das veias do pescoço, da disritmia da respiração, quando não da gagueira aflita... Tudo isso é o que mais se vê em todos, e serve para evidenciar o caráter epidêmico da tensão, bem como a necessidade de um aprendizado do pobre homem moderno para defender-se dessa coisa ruim.

Depois de ter observado os outros, nada melhor do que uma autognose, isto é, conscientização de si mesmo, nesse aspecto fundamental da vida. Agora será mais fácil.

Será que você também está com o hábito de andar apressado, de falar apressado, de comer apressado? Será que, você agora mesmo, está lendo este livro enquanto sua mão inquieta bate no braço da cadeira ou então o agarra com esforço desnecessário? Será que você já perdeu a capacidade de sentar-se e ficar com o corpo quieto, as mãos soltas e paradas, os olhos límpidos expressando paz, o rosto descontraído?!... Você é também um dos que olham para o relógio de forma tão maquinal, que se lhe perguntarem a hora, terá de voltar a ver o mostrador? Será que você tomou consciência dos seus últimos movimentos físicos? Será que, sendo fumante, toma consciência de quando vai acender um novo canudinho de veneno? Procure sentir seu semblante. Ele está agora todo desenrugado? Tome consciência de si mesmo quando come, quando dialoga com alguém, quando anda, quando trabalha, quando repousa (ou melhor, tenta repousar). Na página 368 você encontra *prarthanásana,* onde ensino a arte de autodiagnosticar-se quanto à tensão e à arte de autorrelaxar-se, mesmo em pé.

Faça com que seja permanente a auto-observação, procurando diagnosticar se está agindo feito máquina ou como um ser livre; se está agindo mais do que o necessário; se está agindo na direção e na medida certas. Não se descuide de perscrutar-se sempre, para saber se está sendo dominado pela tensão, e se está sendo envolvido no manto negro do bandido – o estresse. Procure ver se está tenso. Não para lastimar-se e contrair-se mais, o que seria infantil e ruim, mas para descobrir o que fazer a fim de safar-se, isto é, descobrir a área do corpo ou de sua vida ou de sua ação, onde é preciso comandar: *relaxe*! Com a identificação da presença da tensão, você está se defendendo e se libertando também. Sua capacidade de, em certas situações da vida, ver que está ficando tenso é profilática, isto é, pode aumentar sua imunidade contra uma imensidade de incômodos – como enxaqueca, insônia, hipertensão, disritmia, mal-estar indefinido, úlcera gástrica, gastrite, prisão de ventre, rinite alérgica e todos os diferentes modos da tensão que martirizam os seres humanos.

Aprenda a descobrir quais os músculos seus que estão enrijecidos, contraídos, se desgastando à toa e em seu prejuízo. Assim, verá crescer sua imunidade contra o medo, a ansiedade, a angústia, o ódio e a insegurança. Se você se torna capaz de ver que está para estourar, ou melhor ainda, verificar que está acumulando cargas emocionais explosivas, estará automaticamente se defendendo da hiperemotividade, que pode causar desastres, romper amizades, quebrar objetos por incontida fúria, lançar o carro contra outro – por estúpida exasperação –, bater injustamente num filho, ou ofender a pessoa que mais ama, por causa da agressividade mal liberada...

Será que preciso ainda insistir para que você procure, serena e terapeuticamente, diagnosticar suas tensões, seus estados de perigoso e nocivo *engatilhamento*? Você verá que, aprendendo a fazer isso, dormirá melhor, sua assimilação será maior, seus piores sintomas serão minimizados. Conhecerá então uma vida nova. É como se, até aqui, estivesse na caminhada da vida carregando um fardo pesado, estúpido e inútil, e agora o largasse onde deve ficar, isto é, na beira da estrada. Que desembaraço! Que alívio! Que beleza! Que paz você vai gozar sem essa carapaça frustradora que é a tensão!

Mas ainda melhor do que a auto-observação é a preciosa capacidade de relaxar-se. Vou entregar-lhe um tesouro dos céus. Você está sendo convidado a ingressar no "clube dos felizes", onde se reúnem pessoas que nunca se desgastam, nunca arrastam cruzes desnecessárias, e sabem, com inteligência e oportunidade, manter um agradável e permanente estado de relaxamento, e assim conseguem atravessar incólumes a procissão dos engatilhados e esgotados pelo estresse.

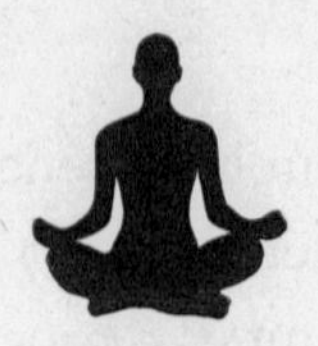

Os milagres do relaxamento

NUMA CONFERÊNCIA, em Natal, uma senhora, esposa de um almirante, perante um auditório de centenas de pessoas, contou uma história que provocou o maior interesse. Estivera durante os últimos anos sob cuidados psiquiátricos (inclusive na Europa). E, naqueles dias, atravessava uma fase crítica. Havia dois meses não conseguia conciliar o sono. Nem mesmo os psicotrópicos mais fortes, administrados pelo especialista, tinham conseguido fazê-la dormir. Havia seis dias porém que, sem qualquer medicamento, vinha dormindo normalmente. Havia seis dias que eu lhe ensinara a relaxar. O semblante de felicidade com que contava sua libertação convenceu a todos de que, de fato, o "milagre" ocorrera.

Uma das pessoas a quem ajudei é médico ilustre e respeitado professor de medicina. Seu caso vinha sendo assustador para ele, bem como para todos os colegas, especialmente os cardiologistas que dele vinham cuidando. Caso rebelde a todos os tratamentos. Caso inusitado pela variabilidade dos sintomas, pela violência das crises, pelos aspectos surpreendentes de seus sofrimentos. Tratamento na Europa e consultas a luminares americanos, tudo fora inútil. Somente frustrações. O fato de, aconselhado por colegas, procurar ajuda num leigo (eu) bem demonstra seu estado desesperador. Dizer que está totalmente curado é prematuro, mas que já tem novo ânimo e principalmente que aprendeu a controlar, sem qualquer droga, as tremendas crises que o levavam ao pronto-socorro, isso sim posso dizer que é verdade.

Aprendeu a relaxar, e de suas experiências com o relaxamento vou citar algumas por seu valor ilustrativo. Vamos à primeira.

Contou-me certa manhã, na Santa Casa, que, na véspera, tivera a maior demonstração do maravilhoso poder terapêutico do relaxamento. Há anos, numa tarde, fora acometido por uma crise onde se conjugavam dor precordial, taquicardia, suores frios, náuseas, tonteira e uma subida violenta e súbita de pressão. "A minha impressão, professor, é que estava morrendo." A seu pedido, a enfermeira despachou os clientes que esperavam na antessala, e telefonou alarmada para outro médico (renomada autoridade da medicina brasileira). Não obstante toda a assistência e os melhores esforços de seu antigo professor, passou o resto da tarde "pra morrer". Só melhorou às nove da noite, tendo alarmado a todos. "Ontem, continuou falando, senti os prenúncios de uma crise que seria bem maior do que aquela. Mas em vez de chamar alguém, tranquei-me no consultório e comecei a comandar um relaxamento. Adormeci e, meia hora depois, despertei sem qualquer sintoma. Perfeitamente normal."

Desde a primeira entrevista, vi nele um homem deprimido e principalmente fatigado, confessando que tinha medo de tudo e não tinha ânimo para nada. O que queria mesmo era sucumbir e deixar-se esmagar pelo peso imenso de sua existência sem cor, sem luz, sem paz, sem horizontes... "Se o senhor me perguntar, professor, quantas vezes já tive esta coisa horrível que é a dor precordial, poderia dizer-lhe umas cinco mil..." Assim se expressava, exagerando na autopiedade. "Sou um homem vencido e sem força. O senhor não sabe o que é viver assim. De uma esquina para outra eu me fatigo, mas me fatigo mesmo..."

Um dia precisou deixar a cidade e ir a um simpósio de professores de medicina. Tratava-se de compromisso antigo. Ao mesmo tempo, por muitas razões, não podia sair do Rio de Janeiro. Ficou em conflito. Deveres, interesses, compromissos, riscos, proveito, tudo fervilhando em sua torturada alma. Ir ou não ir. Finalmente, foi. "Se eu não fosse, então ficaria desmoralizado definitivamente perante mim mesmo." E o pior! "Fui tomado de uma gripe. E minhas gripes me arrasam. Todos meus sintomas se agravam quando estou gripado. Vou mesmo para a cama." Não obstante, todos os riscos de prejuízos profissionais e outros, e ainda mais, atacado de gripe, meteu-se no ônibus para uma aventura que há muitos anos não tinha ânimo de enfrentar: sete horas de viagem. "Embarquei arrasado. Resolvi então relaxar. Relaxei. Adormeci. Descansei a viagem toda e – o inexplicável pelo menos pela medicina – cheguei ao destino totalmente bom da gripe. Trabalhei no seminário e, nesse mesmo dia, viajei de volta. Foram 23 horas ininterruptas de viagens e trabalho e – coisa absolutamente estranha! – não senti o menor cansaço."

Doutra feita, esse mesmo senhor atravessou uma situação perigosa, realmente alarmante, mesmo para os que têm bons nervos. Enfrentou o perigo, sem ligar para seus famigerados sintomas.

Sua última experiência maravilhosa com o relaxamento foi numa crise cardíaca, em que chegou a despedir-se da família, e fora atendido pelo socorro urgente aos cardíacos. Os medicamentos táticos que os colegas lhe deram de nada serviram, inclusive um tido por infalível. Pois bem, resolveu apelar para seu autotratamento pelo relaxamento. Isolou-se em seu quarto, e, sentado numa poltrona, comandou o relaxamento. Adormeceu, para acordar uma hora depois, inteiramente bom.

Poderia continuar a contar casos e mais casos de cura de enxaqueca, asma, depressão, angústia, insônias, hipertensões... Mas não será melhor logo mostrar o "mapa da mina"?

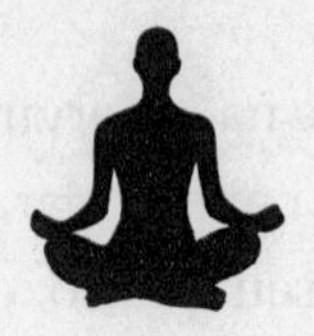

Relaxe e viva melhor

CHAMA-SE RELAXAMENTO o estado oposto à tensão, isto é, a ausência de contrações e esforços. Estando relaxados os músculos, os nervos que os comandam não transmitem mensagem alguma. Inativos, feito fios elétricos desligados, por eles não transitam impulsos, possibilitando, assim, repouso aos centros nervosos. Nesta condição, os reflexos se acalmam. O corpo fica igual a um aparelho elétrico desligado da corrente.

Hoje é comum que, em vez de comprimidos e injeções, o médico recomende: *relaxe*. Tem sido receitado para os fatigados, neuróticos, aflitos, insones, cardíacos, dispépticos e convalescentes. Nos casos de doença psicogênica (engendrada pela mente) é frequente o médico receitar: "Vá para casa. Nada de aborrecimentos. Descanse. *Relaxe*!"

Relaxar é remédio eficaz. Mas como é difícil! É muito mais fácil tomar certas poções abomináveis, ser picado de agulha e engolir bolinhas.

Sem um treinamento pertinaz não é possível relaxar. Digo-o para que o neófito, necessitado e de boa-fé, não venha a se desanimar perante as dificuldades iniciais que vai encontrar. A prática conjugada de técnicas predisponentes ao relaxamento é a maneira que descobri de ajudar meus alunos a vencer tais dificuldades. Quem praticar toda a *série* não chegará mesmo a sentir qualquer obstáculo. Por outro lado, a contribuição das outras frentes yogaterápicas (filosófica, psicológica, fisiológica, afetiva e moral) ainda mais facilitará a redução do eretismo generalizado do homem tenso e necessitado de repouso.

Relaxar é afrouxar-se. É desligar-se. É abandonar-se. É derramar-se passivamente. Ausentar-se por uns instantes da ansiedade e da luta. Relaxar é economizar esforços. É despojar-se da *normal* e eficiente *estressante* autoafirmação. Relaxar é gozar repouso. É amolecer-se. É desfrutar os inefáveis prazeres de *fazer absolutamente nada.*

Para um neurotico inquieto e ansioso, relaxar é difícil. Compreende-se. Representa um ato de coragem, de crença, de segurança, que exatamente ele não tem. É um entregar-se todo, sem restrições, sem preocupação com um sistema de segurança. E isso é impossível. O neurótico, vivendo exausto, em guarda, a defender-se de misterioso e supostamente presumível assalto, não consegue, com facilidade, mandar dormir todas as sentinelas que tem colocado ao redor para sua defesa. Por outro lado, se o neurótico, insistindo e tirando proveito de outras técnicas, conseguir aprimorar a arte de relaxar, consequente e simultaneamente, estará se libertando da neurose. Estará vencendo o medo, acalmando a ansiedade, ganhando coragem e estímulos de vida.

Na mesma medida que o neurótico sente dificuldades em relaxar, o homem verdadeiramente religioso sente grande possibilidade e enorme prazer. Veja o caso narrado na página 65, o da irmã vicentina que se libertou da asma brônquica persistente. Com o religioso, tudo é fácil, pois ele tem fé. Entrega-se todo, facilmente, graças à crença que tem na onipresença, onisciência e onipotência do Ser Supremo. Sabe convictamente que melhores serão os resultados desde que mais intensa e incondicionalmente se abandone nas mãos da Consciência Suprema, remédio para todos os males, solução para todos os problemas, paz para todos os conflitos, alívio para todas as angústias, ajuda em todas as aflições. Ele sabe que Deus é energia para suprir seu esvaziamento, a chave misteriosa com que há de abrir as cadeias de suas servidões, o lenitivo para todos seus ais, a alegria, até então ausente, a coragem para levantar-se e avançar... O verdadeiro religioso faz do relaxamento um ato essencialmente místico, porquanto consiste em doar-se, em oferenda, no altar do Onipresente. Para ele o relaxamento é um modo prático, concreto e vivencial de rezar o "seja feita a Vossa Vontade". No *relaxamento*, confia-se em Deus, sabendo que Ele cuidará de tudo melhor do que nosso egozinho, meio esfacelado na luta cotidiana.

Também para o entendido em fisiologia, o relaxamento se torna mais fácil porque ele vê as razões científicas do processo. Não podemos nesta obra deter-nos a explicá-las. Quem tiver curiosidade de saber procure ler em *Autoperfeição com Hatha Yoga*, na qual apresento um estudo mais ou menos detalhado da fisiologia do sistema nervoso e suas relações com o endócrino. Aqui, posso dizer resumidamente que os centros da base do cérebro, principalmente o hipotálamo, têm a seu cargo a regulação das funções vegetativas, isto é, aquelas como a digestão, tensão sanguínea, ritmo cardíaco, assimilação e muitas outras que nos fogem ao controle voluntário. Tais centros, por muitas causas e razões, inclusive a fadiga, a toxidez, traumas psíquicos e mesmo físicos, se perturbam em seus deveres e passam a emitir comandos neurais bem disparatados e impróprios, mercê de verdadeiros curtos-circuitos ou ligações anômalas, provocando assim mil e um transtornos funcionais, não obstante os órgãos estejam normais. Essas ligações errôneas podem ser corrigidas. Mas a vida de tensão, ao contrário, lhes dá mais *condições de ser*. Reativam-se. Reafirmam-se. Revigoram-se... O relaxamento pode apagar tais sulcos, desfazer tais ligações, corrigir os defeitos instalados nesses centros nervosos. A dose diária de alguns minutos de inatividade por relaxamento, pouco a pouco, reduzirá não só os efeitos, mas suas próprias causas. De maneira semelhante, o relaxamento atua sobre a glândula hipófise, a maestrina de todo sistema endócrino, e assim consegue fazer as demais glândulas retomarem o ritmo de saúde. Consequentemente, corrigem-se os padecimentos causados pelos excessos ou carências de hormônios no corpo.

Não é apenas sobre os centros de comando neuro-hormonal que o relaxamento atua, corrigindo-os. Age também – com que abençoado alívio – sobre os músculos, glândulas, vísceras e órgãos, sobre os quais tais centros exercem comando. Quando em relaxamento, um órgão se comporta como um soldado dormindo que não cumpre a ordem estapafúrdia de um superior hierárquico meio perturbado. Em outras palavras, os tecidos em estado de yoganidra (letargia) não reagem aos comandos anormais e perturbadores. Ficam quase inertes e amolecidos. E dessa maneira os sintomas não conseguem se manifestar.

Os estudiosos de fisiologia têm razões para acreditar na relaxoterapia. Veem o relaxamento corrigir, por quase inação, os centros de comando. Veem o relaxamento sustar a execução das ordens insanas, partidas dos centros fatigados. Veem o relaxamento agir corretivamente, ao mesmo tempo, sobre toda a escala hierárquica da fisiologia: sobre os que regulam e sobre os regulados. Veem o relaxamento restaurar a homeostase perdida.

Bom, agora você já sabe o quanto é importante relaxar. Na página 330, no capítulo de descrição das várias técnicas, aprenda como relaxar e jamais deixe de praticar um dia sequer.

Parte 3

A CURA: UM ANSEIO AO SEU ALCANCE

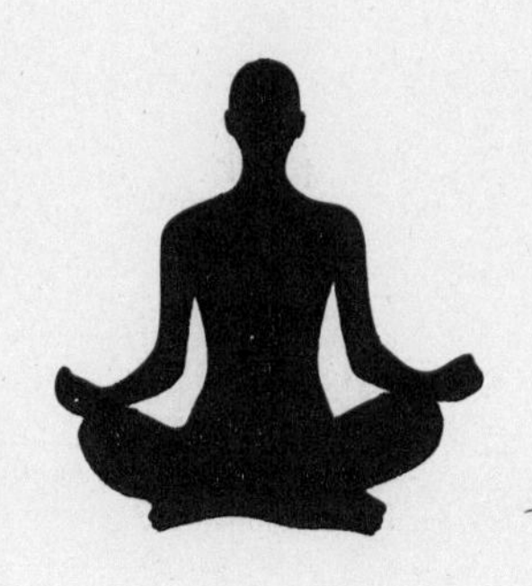

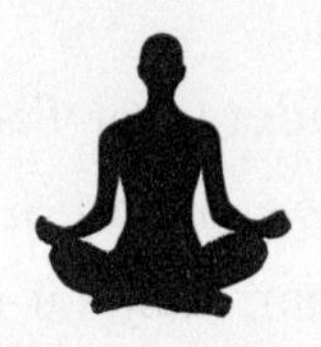

O que é curar-se

DESEJO TIRAR DE VOCÊ a ansiedade por curar-se depressa, mostrando o andamento da libertação. A cura demasiado rápida, em muitos casos, é ilusória. Não pretendo para você uma frustradora pseudocura. O que realmente lhe convém é cada vez uma dose maior de *sattvidade**, de paz, de integração de si mesmo e maior penetração nos planos mais divinos de seu ser. Barbitúricos e estimulantes químicos também produzem alívios imediatos, por isso mesmo, enganadores, não se falando dos males que acarretam.

A *ansiedade* pela cura é tão perniciosa como acreditar-se curado, quando se está apenas melhor.

Faça tudo o que aqui for sugerido. Faça-o dentro de suas possibilidades, sem se sentir infeliz pelo que não vier a conseguir, sem

* Ver, no Glossário, *sattva*. (*N. do E.*)

se deprimir pelo que não puder fazer. Faça tudo com fé. Evite preocupações, principalmente com o tempo. Lembre-se de que seu distúrbio nervoso levou anos para instalar-se. Não será com dois dias que vai ser superado. Não que seja impossível, pois para Deus nada o é. O que não quero, porém, é que se sinta desanimado com *não ficar logo bom*, nem surpreendido com as possíveis recaídas e com as naturais dificuldades do caminho. Não desejo ser acusado pelo piedoso embuste de prometer-lhe milagrosa cura radical em pouco tempo. Não desejo uma terapia somente à base de sugestão, não que não acredite nela ou a ela me oponha. Ao contrário, reconheço na sugestão um grande fator a ser aproveitado. Recuso-me, no entanto, a fazer promessas, que, não confirmadas, levariam você a desconfiar de mim e do que ensino. Tenciono evitar-lhe decepção. Não quero repetir o erro de certos autores que, escrevendo para nervosos, fazem promessas tão mirabolantes, fazem as coisas tão fáceis, a ponto de o leitor, depois de algum tempo, tornar-se ainda mais nervoso, porque mesmo seguindo todos os conselhos percebe que não alcançou nem sentiu as melhoras prometidas; não viu, em si, a realização de cura milagrosa anunciada. Uma vez atendi a um jovem funcionário do Banco do Brasil e aluno meu que andara lendo livros do estilo "Só é nervoso quem quer". Usando as mais severas palavras de autodepreciação, confessava-se fracassado e desiludido consigo mesmo. Estava tenso, quase arrasado por não ter atingido os resultados que, segundo o livro, tinham sido fácil e rapidamente conseguidos por um tal Mr. Smith. Meu trabalho foi aliviá-lo de ser igual ao de Mr. Smith do livro e fazê-lo entender que muitos desses Mrs. Smiths são fictícios e, mesmo que existissem, ninguém teria a obrigação de ser igual a eles. Felizmente o que eu disse deu certo. Ali mesmo, vi a ansiedade dele derreter-se, aquecida por um sorriso de alívio e libertação.

Se você fizer de sua cura um objetivo a ser atingido *seja como for*; se você se preocupar com o andamento do caso; se ficar de olho pregado nos sintomas a fim de perceber se a taquicardia ou a dor precordial está diminuindo; se você começar a medir a pulsação e a pressão, querendo saber se já está melhor; se você faz de seus sintomas psíquicos a coisa mais importante nesta vida, pode crer, está retardando a cura e talvez impedindo-a. Não faça assim.

É claro que você tem o direito de saber-se melhor e, inclusive, lucrará muito com a percepção das melhoras que, sem preocupação, for notando em si mesmo. O júbilo nascido da esperança fundada em uma melhora já manifesta é um valioso agente terapêutico. Mas seja sábio quando se rejubilar. Goze e aproveite a euforia serena resultante das melhoras que se vão manifestando. As melhoras reais você as constatará, mas naturalmente. Acautele-se contra a expectativa ansiosa. Essa só servirá para fortalecer aquilo de que você se quer libertar. Sabe por quê? Por causa da concentração mental que estaria mantendo sobre o mal. Em resumo, seja como quem tira o máximo do que vê, sem contudo passar o dia espiando, procurando ver.

Quando se surpreender perguntando, no silêncio de si mesmo: "Estarei melhorando? Quanto faltará para que eu fique completamente bom?", reflita, e vai chegar à conclusão de que sua preocupação o está fazendo *fixar-se* na enfermidade. Como vê, preocupar-se com a cura sempre resulta em preocupar-se com a doença. E isso é bom?! Ninguém que, usando autossugestão, pretenda fazer cessar uma dor de cabeça o conseguirá, se, o tempo todo, ficar ansiosamente interessado em saber se já está melhor. No mínimo, depois de algumas sondagens, acabará por abraçar a sugestão contrária, isto é, concluirá: "Quem disser que autossugestão tira dor de cabeça não sabe o que está dizendo."

Em resumo: "Não arranque todos os dias a semente procurando ver se a plantinha está nascendo" (Yogananda).

Você ficará bom. Quando? Não importa. Saiba que, com sua ajuda – e esta não inclui preocupação –, você ficará bom.

Cabe agora perguntar: Que chamamos cura?

Não é simples responder. Se você disser: "Bem, se eu conseguir livrar-me dessa hipertensão (outros poderão dizer de asma, ou enxaqueca, ou comportamento obsessivo, ou distonia...), considero-me curado", você está tendo uma noção parcial do que é saúde.

Um neurótico pode considerar-se curado somente quando se vir livre do "sentimento de incompletude" (P. Janet), isto é, esse estado psicológico marcado por timidez, hesitação, insegurança e sentimento de inferioridade... Esse também faz da saúde um conceito imperfeito.

Tanto um como outro buscam é um meio de libertarem-se de um desconforto, quer físico, no primeiro caso, quer psíquico, no segundo. Um analgésico serve para escamotear um mal-estar, aliviar um sofrimento imediato, vencer uma crise ou uma fase aguda; um barbitúrico pode acalmar temporariamente uma onda de ansiedade. Mas será isso curar-se?!

Se você responder que sua cura é voltar a ser *normal* eu ainda lhe pediria que meditasse um pouco sobre o que é ser *normal*. Vamos, me responda: "Que você chama *normal*?"

Essa pergunta não tem recebido uma resposta plenamente satisfatória. Ninguém pode dizer, com infabilidade, o que é ser normal ou quem é normal. O critério considerado mais científico é o estatístico, segundo o qual o *normal* é tudo aquilo que está dentro da *norma,* isto é, da faixa do mais frequente numa coletividade ou numa coleção. O anormal é o oposto, isto é, o menos frequente. Na loura Finlândia, por exemplo, um negro é anomalia. Nas selvas da Nigéria, um louro também o é. Diz um ditado que "em terra de cego quem tem um olho é rei", e eu diria que é também *anormal*, pois está fora da *norma*. Jesus, Sócrates, Gandhi e Luther King foram "marginais" ou *anormais*, nos ambientes e nos tempos em que viveram. Tanto assim é que os *normais*, seus contemporâneos, os mataram. Todo marginal cria problema: sejam os de baixo (delinquentes) sejam os *anormais* de cima, isto é, os santos e os sábios. Aquele que é *normal* é geralmente bem ajustado à coletividade, pois se acomoda ao *mesmismo* dominante; afina-se pela vulgaridade; tem o mesmo comportamento, os mesmos interesses, as mesmas limitações, os mesmos defeitos, os mesmos gostos da maioria e até os mesmos ideais.

É ponto pacífico em ciência dizer-se que, em maior ou menor grau, somos todos neuróticos. Assim, o comportamento neurótico, pode-se concluir, é *normal* na sociedade. Não lhe cause isso alarma ou protestos, pois, na verdade, quanto mais econômica, técnica e politicamente *desenvolvida* uma sociedade, mais grave sua condição neurótica ou normótica. Em *Psicanálise da sociedade contemporânea*, Erich Fromm começa por demonstrar, estatisticamente, ser a frequência de suicídios, homicídios e alcoolismo, bem maior (*normal* diríamos), nos países como os EUA, altamente desenvolvidos em tecnologia e cujo padrão de vida do povo é muito alto. Para ele, a *sociedade contemporânea* está doente e todo indivíduo bem ajustado a ela não deixa de, consequentemente, ser um doente. Seu livro é um tratado sobre a patologia da *normalidade*. Em sua famosa encíclica *Populorum Progressio*, o papa Paulo VI ratifica esse diagnóstico. Diz textualmente: "O mundo está doente."

Ao dizer tudo isso, pretendi fazer você deixar de lamentar-se por sentir-se *anormal*. Problemas psíquicos e orgânicos não são privilégios seus. Seus contemporâneos, seus familiares, seus colegas de escritório, o homem da rua e até possivelmente seu conselheiro espiritual, pelo fato de viverem na mesma cultura, porque não passam de meros seres humanos, também são tíbios e vulneráveis a assaltos de angústia, sofrem carências e imperfeições, cometem erros e deslizes, têm certas fobias, padecem desgostos e algumas vezes também fracassam. Essa é a *norma*. O *normal* é a instabilidade da saúde orgânica, o desajuste, a insatisfação psíquica, o sofrimento moral, a síndrome do pânico...

O que tem tirado sua coragem, sua vontade, a esperança e o respeito por si mesmo pode ser um defeito, um comportamento, um estado de espírito, um vício, que, embora você não o saiba, é *normal* entre os seus companheiros de humanidade. Não ligue para quem (inclusive você mesmo) farisaicamente lhe apontar, dedo-duro, acusando-o de fraco, pecador, doente, neurótico, errado, desajustado...

Todos, dentro de certos limites, somos frutos do meio em que vivemos. É preciso ser muito vigilante, hábil e corajoso para conseguir salvar-se da *normalidade* enfermiça, isto é, do *mesmismo* nivelador e tiranizante. Quando a sociedade elevar o padrão de suas *normalidades*, então seremos por ela ajudados a evoluir em nós mesmos. Mas essa sociedade sã, infelizmente, é ainda utopia. Por enquanto, o que nos convém mesmo é acautelarmo-nos contra um ajustamento exato e automático, cômodo e inconsciente a esta sociedade na qual estamos inseridos.

O que nos protege não é exatamente sermos *normais*. É mais, quantas vezes, o desajuste do que a acomodação cega ao ambiente. Ser *diferente* é profilaxia contra a *normalidade* doentia.

No plano do corpo, o conceito *normalidade* é mais preciso e mais simples do que no plano psíquico. Quando as funções orgânicas se realizam em harmonia, cada órgão perfazendo a contento seu papel específico na economia orgânica, isto é, enquanto funcione bem a capacidade autorreguladora, autocurativa, autoenergizante do corpo, o organismo estará reagindo ao meio interno e ao meio externo, de maneira *normal*, e isso é saúde. Isso é ser *normal*.

Na verdade, porém, não podemos falar separadamente em saúde mental e saúde orgânica. A divisão do homem em corpo e alma é hoje, já o sabemos, uma noção obsoleta. A ciência está dizendo que mente e corpo, matéria e espírito, constituem unidade.

Retomemos nosso assunto.

Reafirmo a conveniência de que você pense um pouco antes de cair presa da ânsia por ficar bom, de tornar-se *normal*, de superar logo suas imperfeições e fraquezas. Não seja intransigente com ninguém, principalmente consigo mesmo. Deixe isso de horrorizar-se com suas quedas e crises. Não trave batalha sem quartel contra suas anormalidades, tibiezas e falências, se é que elas o são mesmo.

Lembre-se de que muita gente por você tida como *curada, normal* e mesmo *perfeita* também carrega uma cruz, também cai e se levanta e novamente tropeça, tendo a alma impregnada daquilo do que chamam *pecados*, e o corpo, de muito sofrimento...

As técnicas aqui ensinadas são de eficiência real. Se, com você, excepcionalmente, a princípio, forem menos eficientes, não conclua seja seu caso perdido. Comporte-se com a serenidade de quem não se perturba diante de uma não vitória. A grande recomendação é: paciência. Mantenha a esperança. Insista. *Sem qualquer ansiedade*, insista, sabendo que, quanto mais você for paciente, maior a probabilidade de êxito.

Para terminar, ainda repito: *esqueça a cura para também esquecer a doença*. Não é possível demarcar, com uma risca, onde termina a doença e a saúde começa, tal como também não é possível assinalar onde o físico acaba e começa o mental. Mantenha o estilo de vida aqui sugerido. Faça as práticas. Entregue-se a Deus, e a cura virá. Você se aproximará da Perfeição Divina, esteja certo.

Esqueça que deve ou necessita ou tem de ficar bom. Mas nunca esqueça o conselho psicoterápico de Jesus: "Primeiro o Reino de Deus e o resto (inclusive a saúde, eu diria) vos será dado de acréscimo."

Persistência. Esperança. Paciência. Suavidade.

Não anseie curar-se. Passe a querer, isto sim, evoluir espiritualmente.

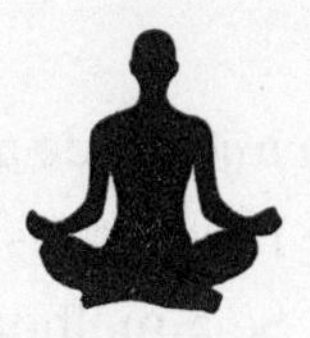

Cuidado com as melhorias iniciais!

As melhoras são em geral imediatas. As primeiras reflexões filosóficas, os primeiros exercícios e passos iniciais (mesmo tíbios), dados na direção de uma reformulação de vida, já oferecem evidentes resultados animadores. A eficácia é logo percebida. "... Quando fiz este relatório já havia tido *quatro aulas* de yoga, que me beneficiaram muito, pois já começo a sentir a possibilidade de conseguir domínio sobre a mente e sobre o corpo... vivo já mais satisfeito, me aborrecendo menos e consigo, de vez em quando, um pequeno relaxamento no trabalho. Nos dias de aula saio revigorado e minha produtividade aumenta..." Para quem, há anos, vivia deprimido, sofrendo de dispepsia e tristeza, é um resultado de entusiasmar. É ou não é? Com você vai se dar o mesmo.

Desde as primeiras sessões, provavelmente, você se sentirá aliviado de seu mal-estar, desânimo, excitação, desencorajamento ou tristeza, recebendo uma injeção de alento em face da esperança de vitória completa. Você há de constatar que não estou sendo demasiadamente otimista. Se a melhora for espetacular, você ganhará novo ânimo. Isso lhe trará energia e restaurará a alegria. Desenvolve-se, a partir daí, abençoado círculo virtuoso: a melhora dando-lhe ânimo, e este, por sua vez, concorrendo para acentuar a melhora.

É de pasmar, porém, que as primeiras melhoras, tão rápidas e tão estimulantes, em muitos casos, sejam prejudiciais. Isso parece absurdo, mas minha experiência o afirma.

Tenho tido alunos que prematuramente abandonaram o método, exatamente porque se supuseram completamente curados, quando estavam tão somente experimentando as primeiras melhoras.

Cometeram a imprudência de confundir um simples alívio de sintomas com a solução final do caso. Depois de algum tempo de ausência, alguns voltam arrependidos, porém em condições mais lastimáveis do que quando pela primeira vez me procuraram. Outros, provavelmente, andam por aí desgarrados, *desiludidos com o yoga* na cura dos nervosos. Alguns foram e voltaram mais de duas vezes. Parece que tais pessoas só desejam mesmo é escamotear os sintomas alarmantes. Vão em silêncio, sem dizer sequer adeus. A descontinuidade é fator de fracasso. Neste método – iremos concluindo daqui para a frente – é preciso sempre prosseguir. É ridículo e contraproducente fazer como aquele nadador na travessia do Canal da Mancha, que, já quase chegando por desânimo, deu meia-volta e nadou para trás. Neste método não se deve parar nem dar meia-volta. Aqui não se procura somente aliviar ou disfarçar sintomas e sim encontrar solução consistente. E é um método tão ameno!, tão agradável!, tão gostoso!... Ninguém deveria sentir-se enfastiado e com tendência a abandoná-lo.

Outros desertam ao melhorar, em virtude de um comportamento neurótico, bem conhecido de todos que lidam com certos "doentes dos nervos". É comportamento de enfermos que têm um *inconsciente* interesse em fazer fracassar qualquer tratamento. Seus sofrimentos lhe são rendosos. Com eles, vão conseguindo dos familiares proteção, cuidados, carinhos e vida sem encargos e compromissos. A doença lhes propicia cômoda e infantil irresponsabilidade. Dispensa-os da obrigação de ganhar o sustento e de cumprir papel de adulto. São *coitadinhos* de profissão. Curar-se, para eles, representa ameaça de *desemprego*. É-lhes inconveniente ficar bom, pois teriam, assim, de assumir indesejados deveres. Procuram, por isso mesmo, frustrar todo esforço do terapeuta a quem a família os leva. Desde a primeira entrevista, usando uma máscara de abatimento, camuflando seu verdadeiro sentimento, fazem relato dos abortados tratamentos anteriores. Ali se encontram, dizem, dispostos para uma nova tentativa. Há neles, porém, um propósito oculto de incluí-la no rol dos fracassos.

É exatamente por se sentirem diante de um método que lhes vai tirar o *emprego* de coitados que se armam para sumir. Inicialmente, negam a si mesmos e aos outros que estejam melhorando e, às vezes, até chegam a queixar-se de pioras imaginadas.

Tenho tido muitos casos desses.

Neuróticos assim podem se apresentar com duas máscaras diferentes.

Uns chegam declaradamente negativistas. Fazem mesmo questão de serem desagradáveis.

"Vou fazer yoga porque meu psiquiatra mandou procurá-lo, mas ninguém até hoje conseguiu melhorar minha angústia. Se o senhor sentisse a coisa que eu sinto!... Se passasse as noites em claro!... Para mim, só mesmo o suicídio!... Estou aqui para atender, também à vontade de meu pai. Quero, como ninguém, ficar bom de tudo isso, mas tenho certeza de que é inútil..." Esse é o tipo que os Alcoólicos Anônimos chamam de "beligerantes".

Outros chegam e, primeiro, desfiam as anteriores tentativas frustradas: sonoterapia, choque, psicanálise...

"O que mais desejo é ficar bom. Tenho de trabalhar para cuidar da família." E continua relatando que se tratou com Dr. Fulano e já foi tratar-se na Europa. Declara-se esperançoso de ficar bom com a nova tentativa: "Um amigo esteve com o senhor e se deu muito bem. Tenho fé em Deus que comigo vai ser o mesmo." Tudo não passa, quantas vezes, de uma pantomina, pois no íntimo realmente, está dizendo: "Mais uma tentativa boba!"

Tais pessoas negativas, declaradas ou disfarçadas, ao sentir as primeiras melhoras e, consequentemente, ao se verem ameaçadas em sua segurança de parasitas (inconsciente e sem culpa, esclareça-se), tratam de fugir do método, desaparecendo. Somem para não perder o *emprego de coitadinhas*.

Não é impossível que, mesmo seguindo o método pelo livro, inconscientemente, você possa vir a ser tentado a frustrar sua caminhada para a liberdade.

Estude-se. Procure analisar-se sob esse aspecto, e, se notar uma inclinação a "cair fora", eu lhe peço: não ceda. Persista.

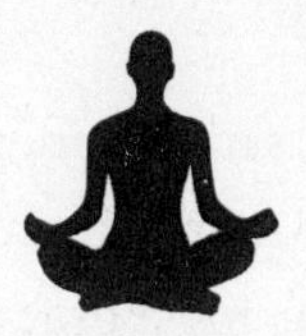

O andamento da libertação

NA QUASE TOTALIDADE dos casos que tenho acompanhado, todos ou quase todos os sintomas cedem, desde as primeiras práticas, mas, como dizem que são as exceções que confirmam a regra, tenho visto casos rebeldes, que resistem e então exigem um pouco mais de persistência.

Sejam imediatos ou não, desde que começamos a colher os primeiros resultados compensadores, se instala um feliz círculo virtuoso que amplia a melhora. É uma fase risonha, na qual o praticante se sente estimulado e esperançoso. Sua euforia é visível. É quando mais se empolga com o yoga e, consequentemente, se transforma em caloroso propagandista, aliciando prosélitos entre amigos e parentes. Deseja para todos o bem-estar que sente.

Quando em plena euforia, cheios de segurança interior, sentindo-se firmes e vitoriosos, tenho visto – que tristeza! – alguns nervosos piorarem brusca e dramaticamente. Nesse caso, a piora é tanto mais acentuada e desastrosa quanto maiores a felicidade e a esperança. O golpe, às vezes, inesperado e violento, é fulminante. Isso é o que se chama uma *recidiva*. Com o súbito assalto, o castelo facilmente desmorona, causando medo e desolação ao castelão, que o julgava inexpugnável.

A crise brusca só chegará a ser devastadora e definitiva, se o praticante não estiver *psiquicamente* preparado para recebê-la e enfrentá-la com inteligência e calma. Quanto maior a *surpresa* e falta de *preparo moral*, mais assustadoras são as consequências da crise.

Depois de enfrentada e vencida a primeira recidiva, retoma o praticante a vibração de confiança no método e em si mesmo. Daí por diante, sente-se ainda mais seguro. Já não teme as novas possíveis crises. Vencidas mais uma, duas, três... a *coisa* vai paulatinamente *espaçando* e ao mesmo tempo *perdendo a intensidade*, conforme procurando mostrar num gráfico hipotético, que estudos mais precisos poderão confirmar.

Aqui, como em qualquer tipo de aprendizagem, também se observa o fenômeno do *platô*. Há uma fase inicial de melhora rápida e acentuada. Depois, esta vai ficando mais discreta, portanto, menos perceptível, até atingir um ponto onde *parece* que estaciona. O gráfico apresenta então um trecho que não sobe nem desce. A isso se dá o nome de platô.

Aqueles que persistem sem desfalecimento, não negligenciando nada (diz-se em linguagem yoga, vão mantendo o *sadhana*), embora sem se aperceber de que estão evoluindo, alcançarão mais adiante grandes compensações, pois o platô um dia termina, e o praticante conhecerá nova fase auspiciosa de progresso e grandes alegrias, caminhando rapidamente em direção a cada vez maior perfeição, no sentido de transcender os limites da pobre normalidade humana.

As fases onde, com frequência, os indecisos desertam são:

1) a de subida da curva, ou seja, a grande melhora inicial;
2) as recidivas, principalmente a primeira;
3) o platô.

Na primeira, em consequência de, *inconscientemente*, não querer ficar bom. Na segunda, pela decepção resultante do ataque súbito e tanto mais violento quanto maior era a certeza de já estar curado. A última, a do platô, porque o praticante não sente mais o progresso a fazer-se no mesmo ritmo em que se vinha fazendo (ver Figura da página 100).

O tempo é assinalado no eixo horizontal, enquanto no vertical, se marcam as melhoras e pioras.

Na fase AB (1) ocorre a grande melhora inicial.

BC, DE, GH e JL representam crises ou recidivas. Os pontos C, E, H e L marcam a intensidade das pioras. Cada recidiva atinge uma intensidade menor do que sua anterior. Repare que:

a) Em H, o doente piora menos do que em E.
b) Da primeira recidiva para a segunda, o tempo é menor do que o da segunda para a terceira. Desta para a quarta, ainda maior é o período sem pioras, sem agravamentos dos sintomas. Constata-se, portanto, um crescente espaçamento das crises. A recidiva vai perdendo a intermitência, até que, depois do ponto M, o indivíduo se sente curado. Para atingir esse ponto pode-se levar muitos anos ou apenas meses.
c) A fase MN – a do platô – é onde os progressos são pouco perceptíveis, mas onde, em compensação, não ocorrem recidivas. Em realidade, os progressos continuam, mas se fazem em níveis mais refinados e profundos do *eu*.

d) No ponto N – não se sabe quando ocorrerá – aquele que se curou do nervosismo e de outras manifestações de indigência espiritual começa sua ascensão divinizante para a meta final – promessa a todos os seres em evolução.

e) De A a M (1 e 2) processa-se uma cura clínica.

f) De M a N (3), o indivíduo goza de uma normalidade em nível alto.

g) De N em diante (4) ocorre a santificação, isto é, a ascensão para o super-humano, para o infinito, para a libertação definitiva da infeliz e indigente *normalidade* humana. Esta fase não é objeto deste livro.*

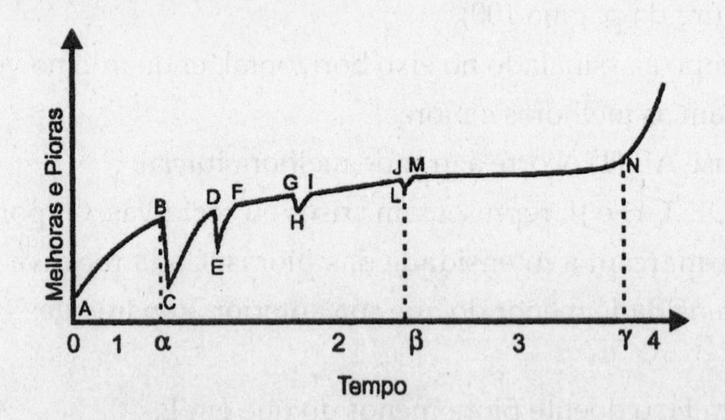

Observação: *A mensuração da escala horizontal, logicamente, não oferece dificuldade, desde que o tempo é mensurável. O mesmo não acontece, porém, com a escala vertical, pois a melhora é uma grandeza essencialmente subjetiva. Relógio se tem, mas* melhorômetro *ou* coisômetro, *pelo menos até agora, desconheço. Assim, sem precisão nem objetividade, a escala vertical é inteiramente arbitrária e serve apenas como recurso didático para ilustrar graficamente a gravidade relativa dos sintomas.*

* Veja na Bibliografia outras obras de Hermógenes: *Mergulho na paz*, *Yoga: caminho para Deus*, *O essencial da vida* e *Setas no caminho de volta*, publicadas pela Nova Era.

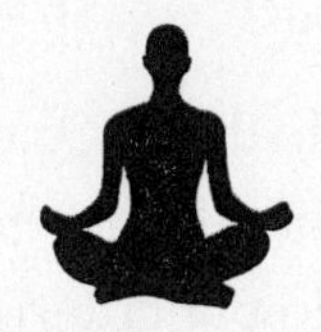

Os tipos de nervosos

HÁ MUITAS MANEIRAS de tratar uma pessoa nervosa. Podemos dizer que o ideal seria um tratamento específico, isto é, cada nervoso sendo cuidado de uma forma diferente, de acordo com seu caso particular, com sua constituição física, suas condições e sintomas individuais, sua história de vida e, conforme sua posição na sociedade e na família. Tal coisa – é claro – não se pode esperar de um livro. Aqui visamos a dar umas linhas gerais e comuns às várias espécies de tratamentos, e que são eficazes na maioria dos casos. Para evitar erros decorrentes de uma excessiva generalização, precisamos pelo menos fazer uma classificação dos nervosos, visando a apontar uma orientação geral adequada a cada tipo.

Os distúrbios mentais e de personalidade, as alterações do comportamento e as enfermidades psíquicas têm recebido classificações várias. A que desejamos observar, segundo a psicologia yogue e tendo em vista a orientação do tratamento, divide os "nervosos" em duas categorias: os *rajásicos* e os *tamásicos*.

Classifico-os assim, tendo por critério os *gunas*.

E que vem a ser isso?

Gunas são as forças, os atributos ou qualidades componentes de cada ser, bem como de todos os mundos. Há milênios, os sábios e as escrituras hindus dizem que *Prakriti* (a natureza) é *triguna*, isto é, formada por três atributos: *sattva, rajas* e *tamas*.

Sattva é a qualidade de sabedoria, harmonia, luz, paz, leveza, tranquilidade, equilíbrio, sobriedade, saúde, santidade, liberdade, coerência, imperturbabilidade, contentamento...

Rajas é o atributo de força, luta, domínio, conquista, energia, ação, paixão, dinamismo, violência, agitação, inquietude, agressividade...

Tamas é *o guna* de inércia, preguiça, estagnação, indolência, pobreza, ignorância, treva, lerdeza, depressão, negatividade, desânimo, astenia...

Cada ser, objeto e até mesmo cada fenômeno ou estado de ser resultam do jogo dos *gunas*. Há sempre um dominante, enquanto os dois outros são secundários e concomitantes. Quando numa pessoa *sattva* domina, ela é boa, feliz, sábia, sóbria, tranquila, harmoniosa, sã e santa, embora em todo santo reste ainda vestígios de intranquilidade ou de indolência, alguma coisa ainda não santa. Rajásico é o homem bruto, inquieto, conquistador, insatisfeito, lutador, agressivo, sem paz, sem pouso, ansioso incalmo... No entanto, o mais rajásico dos ditadores é a custo que sufoca raros sátvicos impulsos de generosidade e, vez por outra, sente a tamásica necessidade de repouso e solicitações à indolência. Ninguém, de igual modo, é totalmente tamásico, isto é, inerte, indiferente, parado, amorfo, abatido e sem força.

As pessoas são, assim, de três tipos: *sattvicas, rajásicas* e *tamásicas*. São normais quando sua fórmula triguna se mantém em razoável estabilidade. O equilíbrio do tamásico é de nível inferior. É um homem vencido, normalmente desanimado. O equilíbrio do combativo rajásico é uma oitava acima, mas é tenso, instável e sofrido. O homem sattvico é o próprio símbolo de maturidade, da calma e do equilíbrio.

As práticas de yoga aumentam a dimensão rajásica no tamásico, tirando-o do equilíbrio inferior, sacudindo-o para um viver menos estagnado, levando-o a produzir algo. No começo, isso acarreta sofrimento, pois nada mais doloroso para o indolente do que o toque do despertador a retirá-lo da inércia. Ele perde um pouco da cômoda negatividade, a fim de que possa caminhar para a frente. Ao sempre agitado homem rajásico, as práticas do yoga aumentam a dimensão sattvica, dando-lhe maior clareza e harmonia ao agir.

No sentido contrário ao do yoga, o viver inconsciente e desarvorado esvazia o homem de sua dose de satividade, comunicando-lhe agitação febril ou fazendo-o cair na inércia ou na depressão, e ele assim é apanhado pela desarmonia e pela enfermidade. O rajásico, de tanto exaurir-se na ação sem inteligência, por sua vez acaba se fatigando e adoece em tamas.

Para manter-se sempre feliz, eficaz e sadio, o homem rajásico nunca deveria esquecer-se de aumentar sua dimensão sattivca, isto é, aquela que o manterá sereno, portanto mais criativo e eficaz em seu agir. O tamásico precisa vencer sua preguiça, isto é, aumentar sua dose de *rajas*, e, sob pena de o fazer com imprudência, também precisa conquistar cada vez maior sattvidade.

Chamo nervoso rajásico aquele que, por falta de sabedoria, transformou a vida num inferno pelo tanto que realizou e realiza, pelo tanto que andou ambicionando e ainda deseja, pelo tanto que juntou para si e pelo sobressalto de guardar tanto, pelo exaustivo e tumultuado agir que o obsedia. Ele é inquieto, exaltado, violento, instável, medroso, reagindo emocionalmente com exagero a tudo, sem medida nem lógica. É inseguro. Vive em luta e apavorado contra o que o ameaça. Tem imaginação fértil. É hipertenso e vem a dar o agitado. Nele, portanto, o característico é a energia – *rajas* – em excesso e confusão.

Nervoso tamásico é quieto. É parado. É autista (virado para dentro), astênico, calado, deprimido, isolado, sedentário, apático. Sem forças, sua única expressão é a máscara de desânimo. É o símbolo da inércia – *tamas*. Sua pressão é baixa; seus músculos de baixo tono e sem energia, frágeis e frouxos.

O homem sattvico jamais é um nervoso. É feliz e harmonioso sempre.

A orientação geral para o tratamento de um nervoso rajásico é exatamente a redução de seu excitamento, nunca de sua energia. É a redução de sua ansiedade, inquietude, tensão e desgaste e não de suas forças. É um tratamento tranquilizante, sedante, relaxante, equanimizante.

O tratamento dos tamásicos é exatamente oposto: consiste em *esquentar*, em estimular, em despertar o enfermo, aumentando-lhe a dosagem de *rajas*, isto é, vibracidade. É tratamento antidepressivo, estimulante e energizante.

Tanto num caso como noutro, quer se trate do agitado quer do deprimido, a psicoterapia é indispensável. Chama-se psicoterapia o tratamento do psiquismo, da mente. O que o psicoterapeuta visa é dar à mente enferma um estado e um funcionamento mais harmonioso, lúcido, sadio e livre de perturbações. Em outras palavras, a psicoterapia consiste em dar sanidade à mente tumultuada e impura.

Os psiquiatras vêm tratando seus pacientes com psicotrópicos, medicamentos (fármacos), que atuam sobre os nervos e sobre a mente. Aos abatidos prescrevem drogas, que produzam *psicoa-*

nalepsia e *neuroanalepsia*, isto é, estimulantes da atividade mental (*psicotônicos*) e são neuroenergizantes ou antidepressivos e, assim rajasificam os tamásicos. Aos agitados, ao contrário, tratam de levá-los à *psicolepsia* e *neurolepsia*, através de drogas calmantes, ataráxicas, tranquilizantes, hipnóticas, sedantes... conseguindo, destarte, reduzir a agitação rajásicas e relaxar tensões.

Com o mesmo critério, visando aos mesmos efeitos, a yogaterapia aplica suas técnicas psicolépticas ou psicanalépticas, isto é, tranquilizantes e estimulantes, respectivamente a nervosos rajásicos e nervosos tamásicos.

Enquanto que as drogas acarretam efeitos colaterais indesejáveis, inclusive a "dependência" ou vício e a intoxicação, as técnicas ensinadas neste livro, ao contrário, colaboram, sem quaisquer riscos ou prejuízos, para a libertação sattvizante do enfermo.

Visando aos mesmos efeitos – tranquilizantes para o rajásico e antidepressivos para o tamásico –, a yogaterapia, em todos os aspectos da vida também prescreve: pensamentos, sentimentos, comportamentos, lazeres, música, esportes, alimentos, artes etc.

Há sentimentos estimulantes. Também há os tranquilizantes. Certas músicas fazem dormir ou relaxar; outras atiçam, excitam. Alguns alimentos estimulam, outros acalmam.

Cada tipo de nervoso – rajásico ou tamásico – precisa optar sobre o que comer, qual a diversão, atividade, forma de artes, cores e emoções a evitar ou cultivar.

Este livro foi feito para ajudar o nervoso a discernir sobre seu tratamento, sobre o estilo de vida a adotar, visando ao sentido sattvizante da existência, e subida aos níveis superiores do ser...

Parte 4

AS VÁRIAS FRENTES

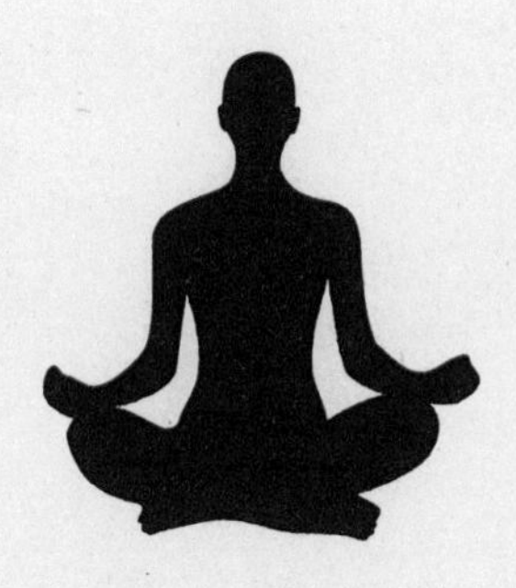

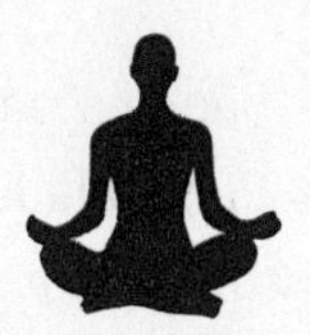

Yogaterapia: treinamento holístico

...o sistema ascético mais venerável e
cujos resultados têm alcançado maior
corroboração experimental é, sem
dúvida, o sistema yoga hindu.
James W., *Memories and Studies*

QUANDO O HOMEM ADOECE, *adoece todo*. É um equívoco considerar uma gripe apenas um mal físico. A predisposição para se resfriar tem causas tanto físicas como psíquicas, morais, filosóficas e até éticas e estéticas. Os germes patogênicos não conseguem grandes êxitos quando assaltam uma pessoa bem nutrida, de moral forte, confiante em si mesma, entregue a Deus, que não tem tempo ocioso para ficar na cama. Hipocondríacos e histéricos, ao contrário, são criaturas doentes, fracas, vulneráveis, e exatamente o são por motivos psíquicos e até mesmo metafísicos. Crêem mais na sua fraqueza e no poder das doenças do que no oposto, na imunidade e nas extraordinárias capacidades autoterapêuticas da mente e do organismo.

Todos reconhecem e as estatísticas confirmam a existência de sujeitos "azarados", aqueles que, se um tijolo cai de um andaime é precisamente em sua cabeça. São pessoas predispostas a acidentes e marcadas pela fatalidade. Para tais indivíduos, vale dizer que bateram com o carro ou fraturaram a perna num tombo de banheira por uma causa psíquica. A ciência psicossomática tem feito bons progressos no estudo da chamada "infortunística". Freud, em sua psicopatologia da vida cotidiana, admitiu serem os conflitos interiores as causas dos acidentes diários. Inquéritos efetuados por Masburg assinalaram que 1/8 da população dos EUA é propenso a acidentes, e essas pessoas apresentam caracteres psicológicos comuns, que possibilitam identificá-las.

Ora, se moléstias infectocontagiosas e até acidentes (mesmo a agressão assassina), que em nada poderiam parecer dependentes do psiquismo e de nossas crenças filosóficas, frequentemente têm causa psíquica, que dizer da distonia neurovegetativa? Que dizer das dez mil roupagens dos distúrbios neuróticos?!

Um estressado é um enfermo integral, como nenhum outro. Caiu doente em todos os planos de seu ser, não obstante serem mais nítidos seus sofrimentos físicos e psíquicos.

O homem adoece todo, e seus males orgânicos têm causas nos níveis mais sutis de seu ser. Por isso, somente uma terapia holística *definitivamente*, pode curar.

Desde os primórdios da humanidade, a arte de curar era psicossomática, não se cingia apenas a tratar do corpo. Os pajés, os feiticeiros, os *medicine men*, os *xamãs* de todas as tribos foram os precursores da moderna medicina psicossomática. Seus cerimoniais, amuletos, trabalhos de magia tinham poder curador porque atuavam a partir do plano mais sutil e, por isso mesmo, mais poderoso: o Espírito.

O tempo passou, e a ciência médica atravessou, recentemente, uma fase em que se descuidou das causas sutis das enfermidades e dos estados psíquicos de seus doentes, concentrando-se em aliviar sintomas físicos e tratar do corpo ou parte dele. Mas veio a reação.

"A chamada medicina psicossomática surgiu efetivamente como uma reação compreensível, e por sinal salutar, àquela outra medicina que, ainda no primeiro quartel do século XX, se obstinava em definir-se e apresentar-se como estrita examinadora "do corpo", mantendo-se tenazmente esquecida, pelo menos na aparência, de que um corpo humano, estritamente observado como "corpo" – como coisa puramente física – só pode sê-lo depois da morte" (Gomes de Araújo, citado por Pacheco e Silva, A. C.; em *Medicina psicossomática;* Ministério da Educação e Cultura, Rio).

A reação, ouso sugerir, precisa ampliar-se, completar-se...

Enquanto a moderna medicina psicossomática vir o homem apenas em seus níveis mais densos – o físico e o psíquico –, ainda estará tratando de um homem incompleto.

O homem integral é visto pelas escolas hinduístas como formado por cinco *koshas* ou revestimentos, que vão se quintessenciando a partir do corpo físico até atingir o mais sutil, onde não há nada de material e concreto, formal e pessoal, que é o plano da mais pura bem-aventurança. Entre o físico e o mental, como intermediário, há o fascinante organismo energético, formado de *prâna* ou bioenergia, que dá vitalidade ao todo orgânico, sendo o élan dinamizante de cada função orgânica. Acima do plano propriamente mental, há um plano metafísico, que é o da intuição filosófica.

Nosso corpo mais denso, isto é, o organismo físico, não passa de um agregado de matéria, formado exatamente pelos alimentos que consumimos. Um cadáver é este agregado de material tirado dos alimentos, no qual os órgãos não trabalham, por falta do élan dinamizante, isto é, do *prana.* Por isso mesmo o *prana* é a própria vida. "Do pó da *terra* formou Deus Jehovah ao homem, e soprou-lhe nas narinas o *fôlego da vida;* e o homem se tornou um ser vivente" (Gn 2:7). É assim que a Bíblia descreve a gênese do homem em seus planos mais densos.

Os planos mais sutis, mais abstratos, menos materiais, menos pessoais, menos limitados pela forma, por isso mesmo mais próximos do infinito e da eternidade, são mais poderosos do que os que estão presos nas malhas do tempo e das formas. Do mesmo jeito que a fissão nuclear desprende energia incomparavelmente superior à liberada pelos fenômenos eletrônicos e estes, por sua vez, maior do que a dos motores a vapor, as energias espirituais são incomparavelmente superiores às mentais; e estas, por sua vez, às físicas. Dito isso, pode-se compreender por que uma mudança fundamental de orientação espiritual ou filosófica da nossa vida tem o fantástico poder de harmonizar e limpar a mente, bem como restaurar a normalidade orgânica, com a conquista de uma saúde melhor.

Se a medicina continua apenas psicossomática, estará se privando e a seus pacientes das maiores possibilidades de cura e de transformações libertadoras. Continuará a utilizar-se de um velho trenzinho a lenha e deixando de lado um veículo a combustível nuclear, que é o Espírito.

A yogaterapia, no tratamento dos nervosos e em qualquer tratamento, não movimenta apenas os poderes, as energias e as leis do corpo, mas também e muito mais os do *prana*, da mente, da sabedoria, e da bem-aventurança, que são presentes, embora imperceptíveis, em todo homem. Sua eficiência não está apenas em recorrer aos planos mais profundos, sutis e abstratos, portanto mais potentes, mas também por lançar mão simultaneamente de todos os recursos, desde aqueles que a atual medicina psicossomática normalmente usa até aqueles que ainda lhe escapam, por desconhecidos. É terapia integral holístia. Uma conquista multifrontal da saúde.

Somente, visando a uma compreensão melhor, vamos adiante falar *isoladamente* dos tratamentos e treinamentos, segundo as várias frentes de ação – frente filosófica, moral, psíquica e somática (física). Na prática yogaterapêutica as várias frentes agem simultânea e sinergicamente. São coexistentes, interpenetradas e cooperantes. Agem sinergicamente, uma completando e ajudando a outra.

Dependendo do doente, o treinamento deve dar inicialmente mais ênfase a uma delas, mas, simultaneamente, não deixa de acionar as demais. Um pensador, por exemplo, reagirá mais rápida e seguramente, se conseguir mudar suas convicções mais profundas e metafísicas, se alcançar uma mais lúcida cosmovisão. Diz-se em yoga, se assumir divinos *bhâvanas*. Se era antes um ateu e depois realiza uma vivência intuitiva da Divindade Onipresente, miraculosamente, se liberta e conquista não só a saúde, mas a bem-aventurança. Já um indivíduo física e psiquicamente primitivo só chegará a refinados estados de felicidade espiritual, se o treinamento conseguir aliviar de imediato seus sofrimentos de asmático ou de hipertenso, devendo, portanto, começar com *ásanas* (posturas), exercícios respiratórios e técnicas sedantes e relaxantes.

Consideremos cada uma das frentes de ação yogaterapêutica.

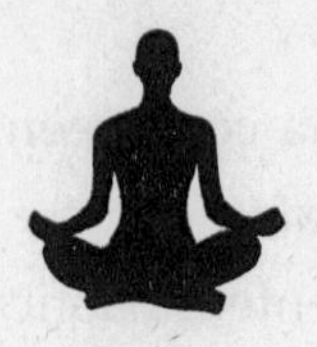

Frente filosófica

Todos os sistemas filosóficos que concorrem para ordenar as ideias, desenvolver a lógica e estabelecer disciplina nas ações constituem formas de psicoterapia de real valor.
Pacheco e Silva, *Medicina psicossomática*

HÁ PSICÓLOGOS E FILÓSOFOS que veem nossa vida como um permanente nascer. A cada instante, estamos nascendo de nós mesmos. Psicólogos e neurofisiologistas conseguiram provar que o parto, contrariamente ao que todos afirmavam, não é obrigatória e normalmente doloroso. E ensinaram atitudes e técnicas psicofísicas para um "parto sem dor", que, como se sabe, assim é exatamente por aliviar a parturiente do cultural *compromisso de sofrer* "naquela hora". Se viver é um perene nascimento, o yoguin é aquele que o faz com o mínimo de dor, yoga é, portanto, *um autoparto sem dor*, em escala existencial.

O yoguin defende-se da dor, não por negar-lhe existência, como se fosse um otimista ingênuo; não por tentar os mil modos de fuga, próprios dos fracos; mas por saber aceitá-la e de forma alguma temê-la. Aprende a vencê-la, com inteligência e técnica.

A vida de um estressado se torna um autoparto terrivelmente doloroso. Nenhum otimista o convence de que está tudo bem e de que há uma felicidade onipresente. Sua mente e seu organismo, todos os dias, lhe dão a mais veemente lição da onipresença da infelicidade e da angústia.

O método filosófico yogue de (em escala humana) viver feliz começa por concordar com o neurótico dizendo-lhe: "Sem dúvida, você sofre. Sem dúvida, todos sofrem. No entanto, o sofrimento não é onipotente. Há remédio contra ele. Não o remédio que, até hoje, todos buscam, e com o qual acabou se desiludindo."

O yoga lhe oferece não um processo de escape. Não a efêmera anestesia dos prazeres, pelo menos o que o vulgo entende por prazer, este prazer manufaturado com o mesmo material de que o sofrimento é feito. O gozo material e vulgar não é eficiente antídoto para a perene dor existencial. Esta só é vencida com a realização do que é essencial, isto é, do Espírito. E isso requer tempo, persistência, fé, prática, transformações no físico, no psíquico, no social, no filosófico, no regime alimentar bem como no comportamento moral e nas relações humanas; no cotidiano, na vida inteira.

Em relação ao problema *dor-prazer* ou *sofrimento-felicidade*, os filósofos se dividem em otimistas e pessimistas. Os primeiros afirmam ser a dor real, universal e perene por si mesma, enquanto o prazer ou a felicidade não passa de simples ausência do sofrimento. Os otimistas, ao contrário, acham ser a dor tão somente a falta da felicidade, tal como a sombra, que só existe quando e onde falta a luz. Os primeiros veem o mundo como um desastrado desterro e o existir, em si mesmo, um sofrer incessante e sem esperança, "neste vale de lágrimas".

Há muito mais pessimistas que otimistas. O que mais se ouve são reclamações, lamentos e ais. Há muito mais rostos tristes que sorridentes. Há muito menos indivíduos corajosos e afirmativos que amedrontados e negativos. É raro encontrar quem tenha paz e seja autossuficiente em seu contentamento. É imensa, no entanto, a legião dos descontentes e aflitos. Ninguém escreveu um livro satirizando o pessimista. Mas Voltaire ensina o mundo a rir-se do otimismo do ingênuo Pangloss. As plateias estão sempre lotadas quando se representam tragédias e dramas que, pseudorrealistas, escancaram a fase sórdida, negra e mórbida dos fatos sociais e das pessoas.

Não estou querendo catequizar ninguém para um otimismo piegas e enganoso. Não é minha intenção dar pinceladas amarelas em todas as manchas de sombra da paisagem.

A filosofia yogue poderá até ser chamada pessimista, quando mostra ser este mundo *maiávico* (ilusório) feito de experiência dolorosa, concluindo que viver é conviver com a dor. A mesma filosofia pode ser chamada, no entanto, otimista ao ensinar um remédio para a dor da existência. Há não só uma salvação, mas também uma explicação para a dor. Tanto há um modo de amenizar, como de evitar o sofrimento. O yoga é, portanto, uma filosofia da Realidade: nem pessimista nem otimista. Afirma ser a Realidade, em sua manifestação ilusória, feita de opostos: luz e sombra; alegria e tristeza; riqueza e pobreza; fome e saciedade; altos e baixos; dias de sol e de chuva; rigor de inverno e de verão; umidade e secura; trigais e espinheiros; desertos e florestas; guerra e paz; harmonia e discórdia; berço e esquife; cair e levantar-se; ódio e amor... São opostos e complementares. Um não existe sem o outro. Nos extremos de um outro nasce. Sucedem-se e coexistem. Estão aqui e além. Fora e dentro. Foram. São. Serão. O yoguin é permanentemente sereno e equânime, isolado da dualidade, longe do alcance das fugazes manifestações do Real. *Para ele, tudo é necessário e nada indispensável.* Sabe conquistar o positivo, mas não se perturba se o perde. Sabe evitar o negativo, mas não se apavora quando por ele apanhado. Sabe gozar o dia quente e aproveitar a noite de chuva.

O yoguin vê na dor não ameaça ou desgraça, mas um desafio ao próprio crescimento: à evolução... A angústia — este privilégio do bicho-homem — não é infelicidade em si, senão à medida que o angustiado, por ignorância e autopiedade, enfrenta-a em mísero estado de medo e infelicidade. Para o yoguin, angústia é saudade da Perfeição, da Plenitude, do Amor Universal Onipresente, de *Sat Chit Ananda* (Ser Supremo, Consciência e Bem-aventurança Absoluta). Sentir angústia é ouvir a Voz chamar, num gesto paternal que convida ao regresso ao Divino Lar.

Sem o desafio e a convocação, representados pela angústia, o *jiva* (alma individual em evolução) se perderá, totalmente alienado, nesta existência *maiávica* (ilusória), onde os prazeres são muitos, mas decepcionantes.

A vitória sobre a angústia, em última e definitiva instância, consiste em a alma individual em evolução (*jiva*) integrar-se na Alma Universal (*Paramatman*).

A dor, em todas as suas nuances e níveis, é filha do pecado e neta da ignorância. Uma criança pode, por ignorância, beber água poluída, e isso seria seu pecado (erro) e, consequentemente, cair presa dos sofrimentos de uma infecção, podendo até morrer.

A filosofia yogue diz igualmente que, por ignorância (*avidya*), o homem comum bebe a água poluída do pecado, causando a si mesmo os piores danos, seus próprios sofrimentos. É a chamada *lei do karma, lei da causalidade*, segundo a qual cada um é responsável por seus atos, trazendo para si mesmo o bem ou o mal, a bem-aventurança ou a desgraça, como consequência dos atos que praticar.

O homem peca porque é ignorante. Ele ignora a Realidade de Deus. Ignora que ele e o Pai são um só. Ignora que ele e o próximo (e até mesmo seu inimigo) também são um só. Ignora a *lei do karma* e que ele, consequentemente, é o artífice de seu próprio destino. Por outro lado, vive sob a convicção de ser um degradado, um cão sem dono, uma presa de satã ou das enfermidades, mas achando ter o direito de vir a ser feliz, de qualquer modo, até mesmo à custa do sofrimento dos "outros". Por ignorância, crê num Deus antropomórfico a quem recorre somente nas horas de necessidade. Por ignorância já não acredita num Deus que não tem atendido a suas orações egoístas. Sendo ignorante, tem a ilusão de impunemente poder fazer todas as formas de maldades, desde que "ninguém sabe que fui eu o autor". Por ignorância, tem cometido, vem cometendo e cometerá toda sorte de violência contra a infalível *lei do karma* e, portanto, contra si mesmo, embora enganosamente queira ferir os outros. Por ignorância, cria para si mesmo as algemas de seus distúrbios neuróticos e os desesperos de sua alienação.

A filosofia do yoguin desenvolve no *jiva a inteligência* (*viveka*), que o faz "rei da criação", que lhe faculta optar por ser bom ou ser mau, pelo viver enfermo ou sadio, pelo efêmero ou pelo eterno, dedicar-se às coisas finitas ou ao infinito... Dá-lhe sabedoria (*vidya*), com a qual pode, algum dia, vir a deslumbrar-se na contemplação do Absoluto e então compreender, em toda plenitude, a promessa: "Conhecereis a Verdade e a Verdade vos libertará." A isso é que poderíamos chamar *vidyaterapia* ou a cura pela sabedoria. No Ocidente, logoterapia.

Estudando, meditando sobre e vivenciando no cotidiano e em toda a vida a libertadora *Yoga Brahma Vidya* (Ciência Sintética do Absoluto), cada um de nós vai podendo evitar erros e consequentes sofrimentos. Ao mesmo tempo, sabedor das consequências *kármicas* de seus pensamentos, desejos e ações, o yoguin trata de semear na mente, no corpo e para o futuro, as sementes próprias à colheita de paz, alegria, serenidade, saúde, vitória, resistência... Conhecendo os princípios universais que explicam e regem o particular, o yoguin, consequentemente, com naturalidade e sem sacrifícios, alimenta atitudes internas e sutis (*bhavas*) condizentes e germinadoras de desejos (*icchas*) sublimes, que constituem as motivações mais profundas de seu agir no mundo. Daí, desse conhecimento e vivência metafísica, só pode, portanto, resultar a moral mais divinizante e mais libertadora, exatamente por ser natural.

O principal *bhâvana* (verdade metafísica do yoga) diz ao homem que, em vez de ser um degredado ou degradado, um "verme rastejante no lodaçal do pecado", é, essencialmente, partícula do Uno sem um Segundo, do Absoluto, do Infinito e da Eternidade. O yoguin diz para si mesmo *ham sa* (Eu sou Ele, o Absoluto) e a seu próximo, *tat twan asi* (tu és Aquilo, o Absoluto).

A metafísica yogue desinteressa-se pela consideração do pecado. Não incute no homem que é pecador. Não se ocupa em falar sobre o mal. Ensina o caminho do bem. Não fala de castigos ao malvado. Anuncia a promessa de libertação àquele que sofre.

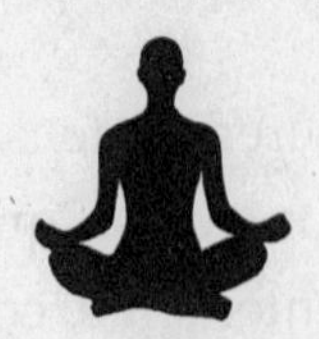

Frente psíquica

Cerca de um terço dos doentes que se restabelecem são curados exclusivamente pela psicoterapia, donde a importância de sua aplicação na vida diária.
Pacheco e Silva, *Medicina psicossomática*

Tratamento psicoterapêutico é o que procura sanear (tornar sã) a mente, fundamentando-se na tese de que as condições de desequilíbrio, desarmonia, impureza e inquietude mentais são responsáveis pelos transtornos físicos. É tratamento comprovadamente eficaz. Sua eficácia demonstra a solidez da tese.

As escolas de psicologia do inconsciente, principalmente a psicanálise e a autoanálise, têm sido as que melhor atendem aos fins psicoterápicos e as mais utilizadas pelos especialistas de todo o mundo.

Segundo elas, somos o que somos, fazemos o que fazemos, reagimos como reagimos, sofremos ou gozamos, temos nossas crises e nossos remansos, e até mesmo pensamos e cremos, não de acordo com o nível conhecido da mente, mas sim movidos, manobrados, determinados pelas camadas mais profundas, das quais não temos conhecimento claro. Sendo a mente comparada a um *iceberg*, a parte aflorada, que é a mente consciente, é mínima e relativamente incapaz, enquanto a parte submersa, o *inconsciente*, tem poder incomparavelmente maior. A psicoterapia pela psicanálise e pela autoanálise – tão eficientes –, em linhas gerais, consiste em tornar conhecidas (passar para o consciente ou fazer aflorar) os conteúdos e condições inconscientes e profundos. Tais conteúdos e condições resultam de esquecidas experiências traumatizantes (predominantemente da infância), que, por sua natureza maléfica e poderosa, se expressam através do anômalo, comportamento dos nervos e das glândulas endócrinas. Dizem os psiquiatras que a doença é a "somatização" dos conflitos e traumas escondidos, isto é, sua expressão orgânica.

Feita uma faxina no inconsciente, expulsos de lá os conteúdos reconhecidos como deletéricos, já tendo estes perdido o poder perturbador anterior, concretiza-se a cura ou libertação do neurótico. Esse processo de limpeza, vale dizer de desmascaramento do adversário escondido, de alívio de carga, de conscientização do ignoto, de extravasão, de elucidação, de *catarse*, muda a mente e, em consequência, rearmoniza, corrige, normaliza os mecanismos autorreguladores do organismo, daí imediatamente remitirem-se os sintomas. Assim, o neurótico se redime do inferno em que vivia. Diz-se também que se corrige a desconfortante "linguagem visceral". Em outras palavras desfaz-se a "somatização".

Quem estuda yoga em seus veneráveis textos originais surpreende, em seu aspecto psicológico, atualidade, riqueza e sutileza tão profundas, que, não fora a linguagem velada, exótica e simbólica, pareceria obra dos mais refinados e modernos entendidos nos aspectos inconscientes da alma humana. Não tenho receio de concordar com autoridades no assunto e também afirmar que o yoga é o ancestral comum de todas as modernas escolas de psicologia profunda.

Segundo a psicanalista Maryse Choisy, o próprio Freud fundou a psicanálise em princípios yóguicos, que lhe teriam chegado através de A. Shopenhauer, o filósofo ocidental que mais se inspirou nos clássicos do hinduísmo.

Não é diferente a opinião de Carl C. Jung, fundador de um dos mais importantes ramos da psicanálise, que diz: "A própria psicanálise, bem como as diretrizes de pensamento às quais deu origem e que são, na verdade, um desenvolvimento ocidental, são uma tentativa de principiantes, comparados com o que, no Oriente, constitui uma arte imortal."

M. Bachelard considera o yoga a "psicologia da verticalidade".

Realmente. Se a psicanálise, num mergulho, atinge o *inconsciente* e daí não passa, o yoga, mediante uma experiência transcendente, chamada *samadhi*, fim e essência do processo yóguico, diviniza o homem no deslumbramento *superconsciente*.

O objetivo do processo psicanalítico é a cura de um enfermo. O do yoga é a redenção humana ou libertação (*moksha*) da alma individual (*jiva*).

A psicanálise tem por objeto de estudo a mente enferma. O yoga estuda e considera o homem integral – o homem potencialidade do Divino, germe e promessa da Alma Universal, expressão do Absoluto em via de aperfeiçoamento e atualização.

Para o psicanalista ortodoxo, o inconsciente é um depósito de experiências dolorosas, um porão de escória reprimida pela convivência com a sociedade que a não aceita. O yoga considera o inconsciente apenas uma zona da mente onde o consciente não chega, não sendo fatalmente de má qualidade, formado exclusivamente de negatividades recalcadas. O inconsciente tem em si também luzes, tendências, impressões, energias boas, potencialidade infinita e qualidades divinas.

Sendo uma psicologia do inconsciente, o yoga explica a vida consciente, em parte, como consequência do inconsciente. Todas nossas experiências, fatal e fielmente, são registradas numa espécie de "fita de gravação", através de ininterrupta introjeção (meter lá para dentro). O que introjetamos ou gravamos nos plásticos abismos do inconsciente são: *vásanas* (tendências, inclinações, impulsos, motivações...) e *samskaras* (impressões, representações, imagens, juízos...). Lá do fundo, este conteúdo comanda nosso comportamento dito voluntário e consciente; comanda o que somos, queremos, sentimos, dizemos, fazemos e pensamos.

Conforme as introjeções que fizemos no curso da vida, tal será nosso destino. Quem introjeta espinho, consequentemente será espetado. Essas noções de *vásanas* e *samskaras* dão uma explicação psicanalítica à conhecida *lei do karma*.

Assim esclarecidos, deveríamos, por interesse profilático, selecionar as impressões e tendências que introjetamos, com o mesmo critério com que um dietista escolheria sua refeição num cardápio, visando a que, nos dias de porvir, possam elas (as escolhidas) operar em proveito da saúde e não contra; em direção à liberdade e não à servidão; em prol de nossa felicidade e não em seu prejuízo.

A indiscriminada, inconsciente e indisciplinada introjeção de *vásanas* e *samskaras* polui, adoece, corrompe, perturba, vicia, infelicita a mente. O yoguin, sabendo disso, procura acautelar-se. Evita *fisicamente* as que pode, e *mentalmente aquelas* que, *fisicamente,* lhe são impostas pelo ambiente. Eis uma lúcida compreensão do termo "ética".

Seu cuidado não é apenas na área da higiene mental, mas também na fase da cura.

Neste particular, em que consiste a cura?

Em depurar, liberar, aclarar, aprimorar o mental. A *Astanga Yoga* ou *Yoga dos Oito Componentes,* codificada pelo sábio Patânjali, é uma forma técnica de sanear a mente, não a mente que costumamos chamar de doente, mas a mente que costumamos chamar de normal e que em verdade é "normalmente" incapaz para a felicidade e para o alcance da Verdade. Agitada como é, tecida de conflitivos desejos, encabrestada pelo egoísmo, sacudida de paixão, obcecada pelo irreal, condicionada a fatores múltiplos, o que chamamos de mente normal não deixa de ser, inclusive, um obstáculo para a percepção da Verdade. Essa só é possível, quando a mente impura cessa de manifestar-se, quando emudecem seus *vrittis* (manifestações, fenômenos, movimentos, vacilações...). Levada a mente à plena quietude, ocorre a comunhão com o Infinito; dá-se o *samadhi*. Tal é o objetivo da ascese de Patânjali. Tal foi o caminho seguido e ensinado por São João da Cruz.

As imperfeições mentais, que o método visa a remover, são:

- *mala:* impureza, luxúria, ódio, cobiça...
- *vikshepa*: o estado de vacilação, agitação, insegurança, volubilidade...
- *avarana:* o véu de ignorância, que lhe dá miopia espiritual, e limita o alcance e a percepção.

O yoguin aprende com Patânjali como *purificar*, *aquietar* e *iluminar* sua mente.

Segundo essa escola de yoga, a cura mental liberta o homem das condições normais e enfermiças de sua personalidade, que são:

- *avidya* (ignorância);
- *asmita* (egoísmo);
- *dvesha* (aversão);
- *raga* (concupiscência); e
- *abhinavesha* (medo de morrer).

Tais defeitos de personalidade podem ser simultaneamente efeitos e causas das imperfeições do psiquismo.

A psicoterapia comum visa a restituir à mente enferma e sofredora as condições caracterizadas como normais. O yoga ajuda a atingir tais resultados e vai mais além. Seu objetivo final é dar à mente: pureza (*suddha*), transcendência (*buddhi*) e redenção total (*mukti*).

Uma forma bem interessante de entender a ação yogaterapêutica no tratamento do nervoso já foi exposta páginas antes quando expusemos a teoria das *gunas*. Ali mostramos que a prática do yoga, numa ação neuroanaléptica, levanta as forças do abatido ou astênico. Em termos de *gunas*, poderia ser dito que à mente *tamásica* a prática do yoga acrescenta *rajas*. Ao agitado indivíduo de mente *rajásica*, o yoga *sattviza*, isto é, dá-lhe o equilíbrio, a harmonia e a serenidade *sattva*.

Até aqui estávamos vendo yoga como uma forma de psicanálise, no entanto chegou o ponto em que vamos concluir que é exatamente a antítese da psicanálise. É uma psicossíntese.

Psicanálise, ao pé da letra, quer dizer *análise*, divisão, separação do todo em partes, da alma (*psique*). Yoga, em sua conceituação essencial e ao mesmo tempo etimológica, é exatamente a antítese disso. Yoga vem da raiz sânscrita *yuj*, que quer dizer juntar, unir, reunir, unificar... Yoga une. Análise separa. Como doutrina e técnica psicológica, seria literalmente uma *psicossíntese*.

Unificar a alma fragmentada é yoga. Dar unidade e coerência à mente onde reina conflito é yoga. É yoga harmonizar os antagonismos psíquicos. É yoga dar coerência à vida mental. Se a mente está doente é porque vive como "uma casa dividida contra si mesma". Yogaterapia consiste em restaurar a paz interna. Se, em seu estado comum, a mente é fraca é porque a dispersão a domina, dispersão que a esparrama estagnada como pântano ou a exaure em um fluir multidirecional. Yoga atua no sentido de dar-lhe a concentração necessária, consequentemente gerando poder, segurança, penetração, equanimidade, coerência, harmonia e bem-estar. Como psicossíntese, yoga reduz a fluidez e a dispersão.

Em resumo, o yoga é uma psicoterapia porque socorre o neurótico e o livra dos sofrimentos desde que:

- harmoniza conflitos;
- limpa o inconsciente de *vásanas* e *samskaras* nocivos, substituindo-os, através de introjeções positivas, condizentes com a libertação e a realização espiritual;
- unifica a vida mental, mediante harmonizar os vários níveis e as expressões da personalidade;
- acrescenta *sattva* à mente *rajásica*, e *rajas*, à *tamásica*, isto é, dá sabedoria e tranquilidade ao excitado e ânimo ao astênico;
- orienta a mente para os rumos do Divino;
- reduz o egoísmo, o apego, o medo e a concupiscência;
- liberta de velhos e dominantes condicionamentos.

O Prof. Oskar R. Schlag era um dos discípulos diretos de Freud, condiscípulo do grande Jung, e amigo de E. Fromm. Com ele mantive amigável palestra, "lastimavelmente foi curta demais" (*sic*). Ensinava yoga na Universidade de Zurique (Institut fuer angewandte Psychologie). Para ele yoga é muito mais do que a psicanálise como caminho redentor. Em conferência, em 1952, opinava: "Yoga é algo essencialmente prático para chegar-se a um fim (objetivo). Que fim é esse? A *libertação*. Libertação de quê? A libertação de uma situação que Freud denominou o encargo incômodo da nossa civilização... Você mesmo é a fonte de todo o incômodo da nossa civilização. Dentro de você se encontra tudo aquilo contra o que você protesta e do qual deseja se libertar."

Aos estudiosos de yoga como psicoterapia e em especial aos psicanalistas, indico principalmente dois livros: *Western Psychoterapy and Hindu-sândhanâ*, de Jacobs, Hans (George Allen & Unwin Ltd., Londres) e *Yogas et Psychanalyse*, da psicanalista católica, Maryse Choisy (Collection Action et Pensée aux Éditions du Mont-Blanc; Genebra, Suíça). Para ela: "A Raja Yoga é o mais admirável tratado dos fatos interiores que o homem concebeu."

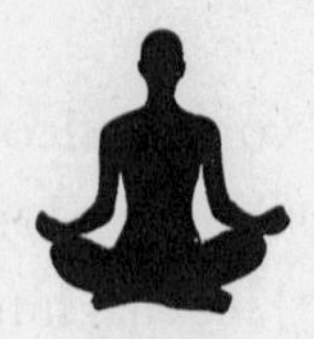

Frente fisioterapêutica

Numerosos mecanismos fisiológicos podem ser com efeito origem de perturbações mentais.
Baruk, Henri, *Lês Thérapeutiques Psychiatriques*

ÀS VEZES o psiquiatra conclui ser o nervosismo de uma paciente causado muito mais pelo insuficiente trabalho de seu fígado do que por sua infeliz relação com o marido. O jovem que parece deprimido em consequência da reprovação no vestibular, realmente o está por conta da escassa produção de tiroxina por sua glândula tireoide. A irritabilidade excessiva do velho advogado é devida mais à sua renitente prisão de ventre do que à recente derrota que sofreu no fórum. A respiração insuficiente da mocinha pode ter-se agravado com o *fora* do namorado, mas em realidade não existiria se seus músculos respiratórios não estivessem atrofiados.

Se há causas orgânicas fazendo a pessoa ficar nervosa, é preciso removê-las. A psicoterapia não deve ser desprezada, mas feita simultaneamente com o tratamento orgânico, que no yoga pode ser chamado de fisioterapêutico.

A fisioterapia yóguica é muito eficaz e, praticamente, isenta de riscos, se for bem conduzida. Pode-se, com ela, ativar um fígado lerdo, reduzir a superprodução de uma glândula ou, ao contrário, estimular uma outra a trabalhar mais. Um centro nervoso, prejudicado pela fadiga ou mal condicionado, pode vir a ser corrigido. Os males decorrentes de escassa oxigenação podem ser curados. A anômala vascularização de um centro nervoso pode vir a ser normalizada. O nervosismo dos portadores de bico de papagaio é superado quando, através de exercícios, parar de doer.

O treinamento yóguico fisioterapêutico, por outro lado, é válido também por cooperar com as outras frentes de tratamento.

Os exercícios mentais, como a meditação, serão perceptivelmente facilitados, quando o praticante consiga o "silêncio do corpo", levando-o a um estado de *arogya* (saúde tranquila e positiva), quando os desconfortos orgânicos já não forem obstáculos ao aprofundamento da consciência, rumo à zona de maior felicidade no reino interno de cada um.

Quem desfruta de *arogya* consegue ser espontaneamente bom. Quer bem a todos e a tudo, sem se esforçar para isso. Ao contrário, o irascível doente do fígado, infeliz em suas mazelas, presa da inveja, com facilidade se irrita e pode ser mesquinho, vingativo, estourado... exatamente por causa de suas condições de indigência orgânica. O homem sadio irradia sua paz, sua saúde, sua confiança e seu amor. Pureza, contentamento, sinceridade, liberalidade, coragem, alegria são naturais naqueles que têm *arogya*.

Quem é sadio tem uma filosofia muito diversa de quem vive fustigado de incômodos, de carências, de disfunções, de anomalias orgânicas. Por isso, afirmo sempre que quem vive na agressividade é digno de pena. Quem agride é infeliz. Só um doente e ignorante agride. Quem é sadio e sábio não agride, agrada.

Temos observado mudanças radicais no psiquismo, no comportamento moral e na orientação filosófica de alunos nossos, que, através de práticas ensinadas nas aulas ou em meus livros, atingiram um estado de saúde orgânica que antes não conheciam. Em Natal, um velho ateu, através de *Autoperfeição com Hatha Yoga*, descobriu os primeiros esplendores de Deus, até então ocultos a seus olhos espirituais, que as enfermidades mantinham míopes, para poder enxergar beleza, bondade, grandeza, amor, pureza, felicidade, justiça, verdade e bem. Abandonou o velho hábito do chope e aprendeu a ser feliz meditando. No Rio, um funcionário aposentado, vítima de uma enxaqueca, quase tão velha quanto ele mesmo, mudou inteiramente o rumo de sua vida. Até então irascível, intransigente, instável, não obstante ter passado dos cinquenta, mudou o caráter. A responsável por seus sofrimentos foi sua moral de combatente incansável e destemido pelo que achava direito. Com o tratamento yogaterapêutico, libertando-se da longa enfermidade, manteve, mantém e, talvez ainda mais, consolidou seus princípios, mas agora sem criar tensões, sem brigar. Sua moral foi suavizada em seu tom e ao mesmo tempo fortalecida. Já não lhe pesa. Já não lhe cria padecimento. Ele mudou. Tornou-se suave, espontânea e saudável sua maneira de conceituar o mundo, as pessoas, os fatos e de conceituar-se a si mesmo. Ele hoje é bom, tranquilo e generoso. Foram-se a agressividade e a tensão de quem padecia de uma enxaqueca, que resistira a todos os tratamentos.

As técnicas fisioterapêuticas do yoga agrupam-se sob os nomes:

- *ásanas*: posturas corporais que beneficiam órgãos, sistemas orgânicos, articulações, glândulas, centros nervosos, vísceras, músculos, podendo assim corrigir disfunções;

- *pranayamas*: exercícios energéticos, que corrigem defeitos metabólicos, através principalmente de controle respiratório e energético;
- *bandhas*: automassagens, que atingem até mesmo as regiões mais profundas do corpo;
- *kriyás*: técnicas de purificação orgânica.

Em seu aspecto fisioterapêutico, o yoga é facilmente confundido com a ginástica vulgar. Mas quem se aprofunda na comparação conclui tratar-se de um sistema de características inconfundíveis. É evidente que ultrapassaria os limites deste livro detalhar tais características. Já fiz em outras obras, ao alcance de quem desejar aprofundar-se no assunto.

Ásana, literalmente, significa postura, pose. "Os *ásanas* mexem com músculos, articulações, órgãos, que raramente se movimentam (no sentido conveniente à saúde). Alguns, pressionando um conjunto de vísceras, provocam massagens naturais; outros, flexionando o que comumente é rígido e reto, constituem verdadeiras fontes de prazer (tão gostosos como verdadeiros espreguiçamentos). Constituem uma farmacopeia mecânica, promovendo saúde, flexibilidade e o frescor característico do corpo jovem... Ao iniciar o aprendizado, o praticante não consegue naturalmente movimentação harmônica, devido à rigidez do corpo..." (Hermógenes, *Autoperfeição com Hatha Yoga*), mas, mesmo que seja superficial e grotesca a execução, traz ao organismo danificado pelo sedentarismo, imediatos surpreendentes benefícios:

Num *ásana* bem-feito:

- a mente deve estar concentrada no que o corpo faz;
- a execução é lenta e isenta de esforços e forçamentos, o que vale dizer, é presidida pela máxima *suavidade*;

- é mantida a postura, mas sem constrangimento, sem desconforto, sem violentar a natureza;
- as partes anatômicas, principalmente os músculos, não envolvidas no movimento e na pose, conservam-se relaxadas;
- é agradável, como um bom espreguiçamento.

Uma sessão fisioterapêutica, também chamada de "Hatha Yoga" ou de "Gathasya Yoga", é composta de uma seqüência inteligente, cientificamente organizada, de *ásanas, pranayamas, bandhas* e *kriyás.* O critério na organização de uma sessão deve levar em conta muitos fatores tais como: as necessidades e limitações do praticante; a posologia; as contraindicações; a sequência conveniente..., finalmente, uma série de considerações severas, a fim de que aquilo que é buscado como remédio não se transforme em veneno. Os erros que incompetentes professores improvisados cometem no tratamento dos casos estão se tornando frequentes e colocando a prática da "ginástica yogue" no rol das coisas perigosas. Em obras especializadas, ensino várias séries, que longa experiência e criteriosa observação me indicaram como as mais produtivas e isentas de riscos. Neste livro, especializado no tratamento de pessoas estressadas, limito-me a sugerir as que visam a melhorar os ritmos, a harmonia, as energias de seu corpo, para salvá-lo do nervosismo.

Não poderíamos desprezar as virtudes fisioterapêuticas da água na yogaterapia. Adiante descrevo técnicas hidroterápicas muito simples, mas eficazes.

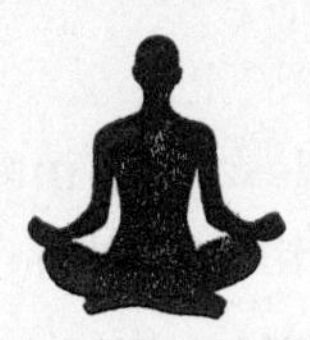

Frente moral

Ora, o ato deliberadamente mau não é um ato humano.
Chauchard, *Physiologie des Moeurs*

O que chamamos higiene moral é exatamente a ciência de pôr em ação o poder que a alma tem de preservar, pela sua ação, a saúde do corpo.
Pacheco e Silva, *Medicina psicossomática*

NO MOMENTO EM QUE no drama da criação uma forma de vida, ultrapassando o viver puramente instintivo, atingiu a capacidade de autodeterminação, nasceu o homem. O até então animal ganhou consciência e liberdade, mas em troca se comprometeu com a lei universal, diante da qual passou a responder por seus atos. É ele, em toda a natureza, o único ser com capacidade de fazer opções, o único a poder traçar seu destino, e assim guiar-se ou para a luz ou para a treva, para o desastre ou para o êxito, para o sofrimento ou para a felicidade, para cima ou para baixo, para neurose ou para a serenidade, para o medo ou para a segurança. O homem é, assim, o artesão de suas dores ou alegrias, grandezas ou indigências. Tudo isso quer dizer que é o único ser capacitado para a vida moral.

Há quem diga o oposto. Certas correntes de pensamento defendem para o homem inteira e irrestrita satisfação a seus impulsos, necessidades, tendências, desejos e interesses. Há quem defenda a tese da natureza amoral do ser humano. Tais escolas, que reclamam a liberdade total, afirmam que só assim o ser humano será feliz e transcenderá seus próprios limites. Mas já se esvai o crédito que psicanalistas e materialistas-mecanicistas puderam colher para suas conclusões abusivas acerca da inconveniência da chamada vida moral.

Os movimentos mais avançados na ciência do homem ratificam o que sempre se acreditou, que o homem distanciado do bem adoece, fenece e se perde em sofrimento. A psicocibernética, encabeçada por Maxwell Maltz, como também a moderna neurofisiologia, através de uma de suas eminências, o Dr. Paul Chauchard, demonstram a *responsabilidade* e a *liberdade* do homem na construção do seu destino. A neurofisiologia o demonstra com o estudo evolutivo do cérebro e do sistema nervoso, pois a responsabilidade e a liberdade surgiram desde que desenvolveu o cérebro superior, ou, como diria Chardin, desde quando "o de dentro" alcançou a consciência de si mesmo. A iguais conclusões sobre a responsabilidade do homem na construção de seu destino chegou a mais moderna escola de psicologia, que vê a mente como primorosa e admirável máquina cibernética a executar com fidelidade e onipotência aquilo que moralmente o homem é ou pensa ser.

O amoralismo, de obsoletas e falsas bases científicas, com tantos males já produzidos e com tantas ameaças em potencial, deveria aperceber-se dessas mais recentes conclusões, verdadeiramente científicas. Poderia ser que, assim, seus iludidos sequazes reconhecessem os erros que seus dogmas científicos os têm feito cometer.

Não se pode deixar de reconhecer que a moral tradicional, errada em suas bases e conclusões, tem sido muito mais fonte de desequilíbrios e infelicidades do que o oposto. A moral frustradora, geradora de recalques e remorsos mórbidos, tem merecido muitas das acusações que lhe têm sido feitas. "A verdade porém é que a moral não é desequilibrante, mas sua caricatura legalista, que consiste em opor a Moral a falsos instintos naturais que são apenas preconceitos sociais. Pelo contrário, atualmente a Moral aparece cada vez mais como uma higiene de ordem superior, necessária a nosso equilíbrio e garantia de um funcionamento cerebral normal, que permite assim a verdadeira liberdade e vontade" (Chauchard, Paul, *O domínio de si*, Ed. Loyola, Belo Horizonte).

Aquela moral desequilibrante, hipócrita, desnaturada geradora de tantos males, está superada. Paul Chauchard fala de uma moral nova, que "não é senão um retorno à verdadeira moral, a moral do Cristo e de São Paulo, moral dos princípios tradicionais, mas realizada de maneira equilibrada e humanizante. E isso pela recusa em aceitar um legalismo desencarnado, repleto de proibições e autorizações, mas pela afirmação de condições positivas do desdobramento humano, fora até de qualquer consideração religiosa. É paradoxal que se caricaturize como otimismo irrealista, por ignorar a natureza, aqueles que, como Teilhard de Chardin, insistem nessa moral positiva. São os pessimistas, chamando-se a si mesmos de realistas e ignorando a verdadeira natureza do homem, que tomam por naturais os desvios à doença, à ignorância, à fraqueza e ao pecado..."

Os psicanalistas poderiam fazer graves acusações aos moralistas tradicionais, adeptos dessa moral, que Chauchard chama de "legalismo desencarnado", cheia de "deve fazer" e "deve evitar". Poderiam dizer: "Vocês moralistas estão crucificando os indivíduos que, imbuídos de restrições e obrigações, partidos de um *superego* forjado pela falsa religiosidade, pelos costumes, pelos conselhos dos pais, dos professores e dos mentores, entram em conflito interno com os impulsos naturais, ocasionando prejuízos à saúde. Será que não arranjam uma forma um pouco menos danosa de cumprir o dever, de pautar-se pelo bem e evitar o mal?" (Hermógenes).

A moral que Chauchard e Teilhard reclamam, e nisto têm a companhia dos psicanalistas, é, posso dizer sem receio, a moral yogue. "Por ter colocado seu eu ideal no eixo do Divino, o yoguin se situa assim, *naturalmente* [eu sublinhei], no ponto de convergência do útil pessoal com a lei moral... É uma ética de um psicanalista e não de um moralista, de um observador e não de um juiz" (Choisy *opus cit*). Por ser natural, inteligente, libertadora e não frustradora, é que a moral yogue é considerada pela psicanalista Choisy "a que melhor convém aos discípulos de Freud".

A moral yogue começa com vivência e sabedoria filosófica, com o conhecimento do Universo, do indivíduo e do indivíduo em suas relações com o Universo, consigo e com Deus. O fundamental não é a noção do bem e do mal. As ações que o yoguin evita são as que o afastam de seu *sádhana*, isto é, de seu caminhar para a Meta ou Realização Espiritual. Sua natureza essencial – a de um ser humano e chispa divina que o predestina ao Encontro redentor (yoga). Quando ele vive em harmonia com as leis próprias de sua natureza, cumprindo seu *dharma*, goza o bem, a saúde e a felicidade. Ao contrário, todos seus desvios (*adharma*) representam o mal, o sofrimento, a servidão e a dor.

Se bem que haja tantos *dharmas* quantos os homens existentes, daí a relatividade da moral, há no entanto um *dharma* ou *lei universal* (um bem absoluto) para todos os homens. Chama-se *suddha* (puro) *dharma* ou *sanâtana* (eterno) *dharma* e é coerente com a natureza essencial e divina da espécie humana.

Paul Chauchard, dentro de sua forma de falar, também se refere àquilo que o yoga chama de *suddha dharma*, que, como vimos, consiste em viver em harmonia com a lei natural, com a natureza essencial do ser humano. Ele acha que "é falso pensar que cada um é livre de inventar a própria moral, como se não houvesse *valores comuns*, que dependem do fato de que sendo, como somos, seres humanos, devemos conformar-nos à natureza humana" (*Domínio de si*).

A causa de *adharma* ou dos desvios do caminho para o Absoluto é o *egoísmo*, mantido pela ignorância, pela ilusão de sermos tão somente indivíduos, separados uns dos outros, diferentes dos outros e indiferentes aos outros, buscando a felicidade pessoal, mesmo à custa da dos outros. A isso a moral tradicional chamaria de *pecado*. Mas a palavra *pecado* não recebe lugar na moral yogue. Pecador é apenas um ser inferiorizado pela ignorância e pela doença. O que se opõe ao pecado não é a virtude, mas a saúde, a sabedoria ou a verdade. O castigo ao pecador é o retardo ou recuo em seu caminhar redentor para a realização espiritual. O pecador não deve ser objeto de ressentimento, mas de comiseração e ajuda. E a melhor forma de ajudá-lo é primeiro compreendê-lo, depois dar-lhe tratamento e afinal ensiná-lo a libertar-se do *ahamkara* (egoísmo). A libertação é cura. A cura é um processo de torná-lo mais santo e, portanto, mais são. A moral yogue cuida do *bem*. Mas não se preocupa com o *mal* ou com o *diabo*. É moral baseada em compreensão, que visa a restaurar a paz, a segurança psicológica do pecador, vale dizer – do sofredor.

Nenhum de nossos pensamentos, desejos e ações, por mais insignificantes que nos pareçam, deixa de mexer com o cosmo. A toda hora, sem que o saibamos, estamos rabiscando as páginas do livro da vida universal e somos responsáveis por isso. Toda expressão nossa de vida é *karman* (ação sobre o cosmo) e por ela responderemos. Os resultados são infalivelmente nossos. Nosso *karman* passado é a causa do que hoje sofremos ou gozamos. As consequências de nossas ações nos alcançam imediatamente ou depois, mas sempre nos alcançam e não há lugar que nos esconda ou proteja. Você pode me perdoar um mal que eu lhe tenha feito, mas "a natureza", lembra John Kulmann, "jamais nos perdoa". Essa é a inflexível *lei do karma*. Assim, a ação imoral é aquela que nos faz sofrer. A ação moral é a que nos torna mais chegados à suprema bem-aventurança (*Ananda*), ao próprio Deus. *Adharma* (*karman* que nos prejudica) não se refere propriamente ao mal, no sentido comum do termo, mas à *ação imprópria e desviada da lei*. Ferir, mentir, roubar, difamar, trair é tão funesto como beber água contaminada. Pelas mesmas razões, perdoar, ajudar, amar, servir, fazer pelos outros aquilo que queremos nos façam é *dharma* (*karma* positivo) – doador de vida, bem-estar, alegria, paz, segurança, liberdade, amplitude, plenitude e divinização.

De tudo isso, podemos concluir que a moral yogui é a mais terapêutica e, embora vetusta em sua origem, é de extraordinária atualidade, pois corresponde aos anseios da mais moderna psicologia profunda e da neurofisiologia mais rigorosamente científica.

Lá adiante, quando você estiver estudando o capítulo "*Sádhana*", vai ficar conhecendo com maior precisão os aspectos essenciais dessa moral científica, que não o condena por suas fraquezas e quedas, mas o ajuda a fortalecer-se e reerguer-se; que não o obriga a ser bom, quando suas condições não lhe permitem, mas o ajuda a tornar-se bom e, assim, livrar-se de suas limitações, responsáveis por seus tormentos.

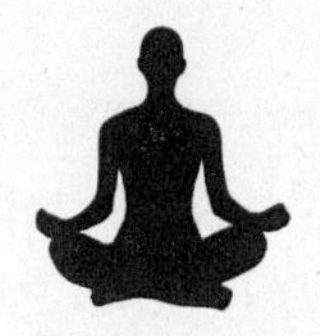

Frente dietética

Se você cai doente, a alimentação certa lhe fornecerá maior possibilidade de cura.
Hipócrates

NOSSO CÉREBRO E NERVOS, como partes do corpo, em última análise, são feitos do que comemos e funcionam com o que comemos. Assim, serão fortes e sadios ou doentes e esgotados, conforme seja inteligente ou não nosso regime alimentar.

Regimes onde faltem sais de cálcio, de fósforo e de ferro, bem como vitaminas, principalmente as da família B, elementos indispensáveis à boa constituição e ao bom funcionamento dos nervos, por certo determinam as chamadas doenças carenciais, provocando perturbações verdadeiramente alarmantes no sistema nervoso. Uma dieta carregada de alimentos tóxicos e excitantes como a carne deve naturalmente ser evitada pelos nervosos agitados. Alimentos energéticos e vitalizantes dos nervos, por outro lado, devem fazer parte do tratamento dos deprimidos.

Na opinião do Dr. A. A. de Miranda (*Nutrição e vigor*, Casa Publicadora Brasileira, São Paulo), "as pessoas nervosas em geral são intoxicadas, desmineralizadas, sofrendo de deficiências de vitaminas; necessitam, portanto, de regimes equilibrados, atóxicos, ricos de sais minerais (fósforo, cálcio etc.), de vitaminas, de proteínas suficientes, sem excitantes".

Um aluno, depois de algumas semanas de aula, reclamou sua escassa melhora. Continuava nervoso, inquieto, agitado, não obstante os relaxamentos e os demais cuidados do estilo de vida que eu lhe ensinara. Não foi difícil descobrir, depois de alguma conversa, que seus múltiplos cafezinhos diários, tomados automática e sofregamente, lhe faziam grande dano. Reduzidos estes, as melhoras se fizeram evidentes. Todos os meus alunos, que, lentamente, se libertam dos bifes, tornam-se mais calmos, mais controlados, mais serenos e suaves.

Nossa dieta deve fornecer calor e energia; deve construir os tecidos e reparar os gastos, mas, para ser ideal, precisa também atender às seguintes condições:

- não lhe faltem elementos essenciais;
- não tenha, ao contrário, excesso de tais elementos;
- não dê trabalho à *digestão;*
- não seja de *assimilação* difícil ou precária;
- não crie problemas de *eliminação;*
- tenha valor terapêutico ou profilático.

Uma alimentação mais energética propiciará melhores condições de exequibilidade de um regime de exercícios físicos a um astênico (tamásico) para o qual foi indicado. Por seu turno, exercícios físicos estimulantes e uma nova atitude mental e filosófica, sem dúvida, contribuirão para uma nutrição mais eficaz, principalmente por melhorar a digestão, a assimilação e a eliminação.

Veja na Parte 7 conhecimentos e indicações práticas sobre alimentação.

Parte 5
SÁDHANA

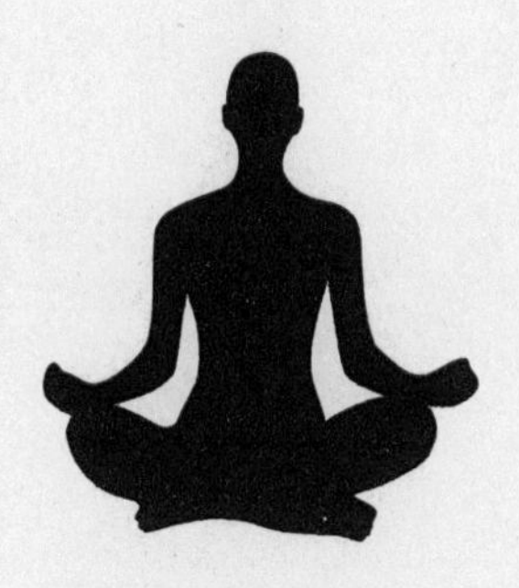

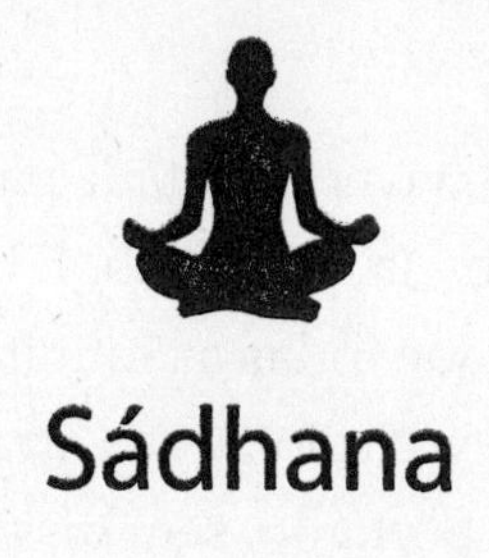

Sádhana

Sob o título de *Sádhana*, que significa caminho ou disciplina espiritual, procuro, respeitando os limites e fins desta obra, expor os mais interessantes ensinos do Yoga, que podem servir de profilaxia e cura *filosófica – psíquica – moral*.

Sádhana, como preventivo, é naturalmente, muito mais eficaz e compensador do que como método de curar.

Em verdade, o *sádhana* não é ensinado pelos mestres e pelas escrituras da Índia como um tratamento para nervosos, mas como um método de alcançar a libertação (*moksha*). Seu fim é a fusão do *jiva* (ego ou alma individual em evolução) em *Paramatman* (alma universal).

Sádhana, como eu imagino para o nervoso, é apenas uma adaptação que visa à *conquista da saúde*, à restauração da paz e a uma razoável dose de felicidade para o ser humano vulgar e sofredor.

Sádhana é uma forma de viver orientada para o encontro da paz, da perfeição, da beatitude, da libertação. É caminho divinizante, que transforma em realidade todas as infinitas promessas que há em cada ser humano. É a evolução do ser, através do *saber*, do *fazer* e do *amar* sem egoísmo e, portanto, sem dissabor ou limitação.

Nas próximas páginas, encontram-se algumas considerações e sugestões sobre esse caminho. Estude-as e, dentro do possível, ponha-se em execução e experiência. Use-as como elementos de transformação e treinamento.

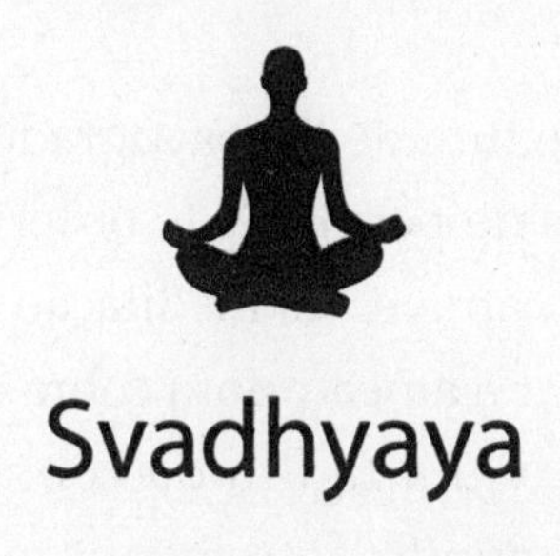

Svadhyaya

SIGNIFICA ESTUDO DO SER e é remédio filosófico. Em livro tradicional da Índia fala-se que uma pessoa chegou a um quarto escuro e se horripilou ao ver uma cobra que a ameaçava. Depois que acendeu o candeeiro, constatou que era tão somente uma inofensiva corda.

Nossas reações de medo, ódio, cobiça, ciúme, apego, finalmente todas as emoções com que reagimos ao mundo são originadas por um normal estado de ilusão, pois não vemos a corda, vemos a cobra. Reagimos à cobra que, embora sendo falsa, tem o poder de afetar-nos. Não vemos a corda, embora real.

A Realidade não conhecemos. Ela é o Uno sem um Segundo, é o Absoluto, é o Ser, a Consciência e a Bem-aventurança escondidas atrás deste mundo cheio de contrariedades, diversidades, de opostos, feito de nascimentos e mortes. O estudo do Ser, isto é, *svadhyaya*, através da leitura de livros sagrados de todas as tradições religiosas, através de permanente observação das coisas de fora e de dentro de nós, através da meditação é que nos dá a coragem resultante de matar a ameaçadora cobra da ilusão.

Assim como quem viu a figura da cobra, nós também, em nossas relações com o mundo, sofremos as mais profundas emoções e reagimos com o corpo: com os nervos, com as glândulas e vísceras.

O estudo da filosofia é a chave que nos liberta da vinculação, dos sofrimentos, da cobiça, do medo e do ódio. Se é a ilusão que nos assusta ou prende, é a *desilusão* que nos salva. Nunca se entristeça por desiludir-se de algo ou alguém. É uma libertação que merece ser comemorada com um sincero "Graças a Deus". A verdadeira e última desilusão abre o portal para Deus.

Reflexão: Iludia-me pensando que o gelo era mais real que a água e esta mais real que o átomo. Hoje, a ciência liberta-me dessa ilusão, e sei que nem mesmo o átomo tem realidade a não ser uma realidade relativa.

A Realidade que Eu Sou nem adoece, nem sofre, nem morre, nem se perturba. Intranquilo, andei desejando e buscando poder, fortuna e prazer. Hoje – *desiludido* – salvo-me. Andei temendo coisas que também são ilusões. *Desiludo-me* e deixo o medo para trás, para longe de mim.

A Realidade que Eu Sou não tem inimigos nem sofre ameaças. O sofrimento é ilusão. Ilusório é também o prazer. Somente a Paz tem Realidade. Somente a Bem-aventurança é Real.

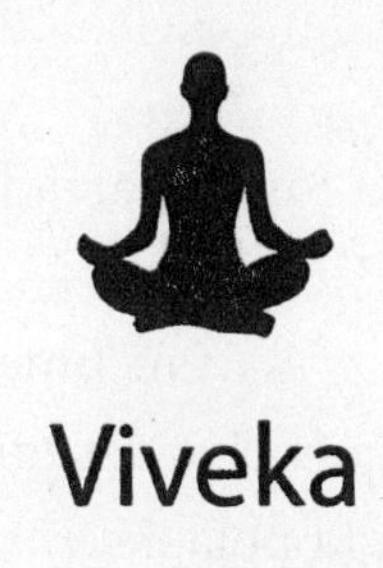

Viveka

NÃO IMPORTA QUE todos estejam suando de tanto calor, num dia de verão vigoroso em zona tórrida. Se o hipnotizador sugeriu ao paciente que ele está se acabando de frio, em qualquer ponto da calota polar, ele tirita de frio. Todo seu corpo está reagindo contra a morte pelo congelamento.

Em relação à Realidade estamos, naturalmente, hipnotizados, pois só lhe conhecemos as aparências sob o ângulo das sugestões particulares que em cada um predomina.

A mais aproximada tradução para *viveka* é discriminação, isto é, a capacidade de discernir entre o falso e o verdadeiro, o efêmero e o eterno, a meta e os meios para atingi-la... É através de *viveka* que nos *desiludimos*, que deixamos de ser engodados pelos *aparentes* do mundo. Somente *viveka* abre a porta do conhecimento da Realidade.

Na história da cobra e da corda, narrada nos *Upanishads*, o que era real: a cobra ou a corda?

A mente destituída de *viveka* viu uma cobra e caiu presa do medo, com todas as consequências desagradáveis dessa emoção-choque. Na mente iluminada pela *discriminação*, a candeia de *viveka* afastou a ilusão. E, *desiludido*, o homem percebeu que não era uma cobra, mas uma corda. Isso restaurou-lhe a calma e a segurança. *Viveka*, salvando-nos da ilusão do mundo, propicia-nos a paz. Cada vez que nos capacitamos de que o mundo, com suas ameaças, desventuras, misérias, decepções e vicissitudes não é mais do que uma *corda*, que não é uma *cobra*, começa a instalar-se em nós a imperturbabilidade divina. À medida que o mundo, diante da luz de *viveka*, já não nos hipnotiza e ilude com suas fantasias, com seus prazeres ou dissabores, com seus atrativos ou ameaças, vamos caminhando para a libertação final, até atingirmos o Real.

Então, o mundo em que vivemos é ilusório? Vamos então cair no platonismo? Vamos negar a realidade do que vemos e sentimos, sobre que agimos e reagimos?

O mundo não é inteiramente ilusório. Não é somente *maya* (*ilusão*). A cobra não é de mentira. É real. O mundo o é na medida e extensão em que consegue gerar medo ou apego. As reações somáticas do amedrontado emprestam realidade àquilo que lhe dá causa. E, enquanto a cobra for uma apavorante realidade, a corda não é vista e, portanto, não tem realidade, embora seja Real. Dessa maneira o mundo fenomênico, aquele que vemos e sentimos, é uma realidade, na medida e extensão dos efeitos que em nós provocam ou suas delícias ou suas misérias. E, enquanto tiver o poder de nos fazer sofrer ou gozar, a Realidade Divina é apenas como devaneio de místico. Somente *viveka* nos desipnotiza a mente para a contemplação do Transcendente, que se esconde atrás do imanente visível. É *viveka* que nos pode alcançar à visão do Uno, que a multiplicidade esconde, e conduzir-nos à vivência de Deus, que o processo mundano impede.

> *Viveka* é a luz da Sabedoria, que, enraizada no homem destaca-o da criação subumana. Não é a mesma coisa que intelecto, mas é algo de onde o intelecto se supre de forças. O intelecto é um mecanismo da natureza, enquanto *viveka* é a luz supramental iluminando-o. Assim como o sol é a fonte da luz elétrica e da luz de uma vela, assim *viveka* é a fonte de onde imana o poder do intelecto e dos sentidos. *Viveka* é a luz da Verdade, cujo raio se acha no mais profundo do escrínio do coração do homem e que leva o homem peregrino à percepção de seu Ser como uma imagem de Deus. (Varma, M. M., *A Saint's Call to Mankind*; Vasanta Press, Madras, Índia)

Reflexão: Iluminado pelo sol de *viveka*, vejo, vivo e sinto que sou Paz e não desarmonia; que tenho Saúde não enfermidade; que sou Eternidade e não presa do tempo; que sou a Infinitude do Ser que transcende todas as míseras fronteiras... *Viveka* me liberta das aparências que ameaçam ou cativam, que fazem medo ou dão apego... *Viveka me salva...*

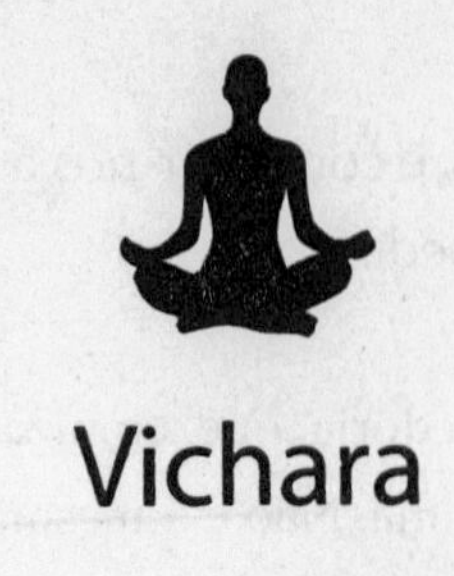

Vichara

"CONHECE-TE A TI MESMO" era o dístico, que tendo achado no pórtico do templo de Delfos, Sócrates ensinava a seus discípulos. Autoanalisa-te, diríamos hoje. Pratica *vichara* (autopesquisa), ensina o yoga. Em outras palavras, eu sugeriria: *desilude-te em relação a ti mesmo.*

Tal sugestão soa como um conselho pessimista. Não é?

Desiludir-se não é negativismo. É libertar-se. É melhorar. É progredir para Deus. É salvar-se. Os iludidos ou estão no ou vão para o inferno. Só os *desiludidos* chegam ao céu. Que Deus abençoe minhas desilusões!

Quando um ser humano consegue desiludir-se do falso diagnóstico que de si mesmo fazia, as portas do céu lhe são abertas. Ninguém é tão bom como orgulhosamente se acredita, nem tão inferior quanto pessimistamente pensa ser. Tanto a primeira como a segunda ilusão devem ceder à judiciosa e redentora autognose, isto é, o conhecimento (*gnose*) real de si mesmo. *Vichara* é a busca, o inquérito no estilo "quem sou eu".

Cada um de nós e – quando livre da ilusão - é a própria Realidade. O homem foi feito à imagem e semelhança de Deus. Não é o que se sabe?! – Pois bem, vamos procurar Deus através de conhecer aquilo que somos, descartando-nos, para isso, dos falsos juízos que de nós fazemos.

Simples, não é?

Pois lhe digo que é obra ciclópica, que quase ninguém consegue realizar. No entanto, o pouco que conseguirmos na procura de nosso Verdadeiro Eu já pode nos melhorar a úlcera; dar-nos alegria se estivermos tristes, e vida, se desanimados.

O Verdadeiro Eu está escondido daqueles que, pessimistas, negativistas, se consideram inferiores, imperfeitos, fracos e degradados, e filhos do pecado. Está também fora do alcance do orgulhoso, que se considera o maior do mundo. Está iludido quem se julga arrasado e perdido. Também o está quem se analisa, mas imbuído de vaidade. Tanto o sentimento de inferioridade como seu oposto são produtos do egoísmo. São a "cobra" e não a "corda".

Os obstáculos que mais dificultam o julgamento de nós mesmos são: *autocomplacência, autopiedade, autosseveridade*. Pelo primeiro, o indivíduo, desejando uma agradável visão de si mesmo, obscurece os defeitos e enfatiza tudo o que considera perfeição. Pelo segundo, desejando sentir-se um coitado, uma vítima, um perseguido, exagera tudo o que o faça sofrer mais um pouco. O terceiro obstáculo é o oposto do primeiro. Por ele, o perfeccionista de si mesmo se fixa sobre o que precisa ser corrigido em seu caráter, temperamento ou personalidade, e não se interessa por saber o que ele tem de positivo e de bom.

Qualquer dessas três atitudes é fonte de egoísmo, e do egoísmo nasce. Qualquer delas impede o autoconhecimento, além de servirem como amplificadores das emoções e, consequentemente, do estresse.

Vichara requer uma atitude de isenção. Quem quer chegar à conclusão de que é uma peste de ruim, ou, ao contrário, uma santa criatura, ou um infeliz esquecido de Deus, está cometendo o absurdo de iniciar a pesquisa já procurando confirmar um diagnóstico prévio e, assim, não chega a saber quem realmente é. Quem teme descobrir suas próprias inferioridades e mesmo anormalidades, bem como quem deseja cada vez mais orgulhar-se do perfeito que é, não realiza vichara. É preciso serena coragem e perfeita isenção para conseguir tirar proveito da *desilusão*, que lhe permite conhecer-se.

Somente quando serena e corajosamente, sem temor ou vergonha, sem severidade ou piedade, descobrimos que somos mentirosos, mentirosos deixamos de ser. Mentirosos, continuamos a ser enquanto *só nos outros* vemos a mentira. A condição de curar-se da vaidade é chegar, com isenção, ao diagnóstico da *própria* vaidade. Na opinião de algumas escolas de pensamento, nos libertamos da insegurança assim que nos reconhecemos inseguros. Até mesmo comportamentos obsessivos, tiques nervosos, hábitos errados e vícios não são vencidos sem a *conscietização* dos mesmos.

Pratica *vichara* a pessoa que toma sábia iniciativa de (com isenção, sem medo, sem pena de si mesmo, sem alvoroço e mesmo sem ânsia de curar-se) assistir ao desenvolvimento de um defeito ou ao desenrolar de uma crise, procurando, acima de tudo, perceber-lhe os motivos ocultos, sem pretender sustar, sem condenar, sem procurar explicar as coisas com racionalizações confortadoras.

A psicanálise chama *racionalização* o ato de a mente engendrar convenientes, razoáveis e enganadoras explicações para os comportamentos impulsionados do inconsciente sobre os quais não se tem domínio.

Eis um exemplo de racionalização. Uma pessoa não resiste à bebida, e mesmo após ter ensaiado uma resistência, fraqueja e bebe. Para não ficar mal perante si mesma, manipula uma explicação, com a qual se engoda. Diz então que o álcool é um vasodilatador que dá energia, que protege contra o frio, que estimula...

Como se vê, a racionalização é o oposto de *vichara*. Enquanto *vichara* desilude, libertando, a racionalização escraviza, por esconder a verdade. Quem quiser conhecer-se a si mesmo, fique alerta contra tal cilada da mente, que é a racionalização.

Da próxima vez que começar a sentir as primeiras emoções de uma crise, em vez de amedrontar-se e correr para as bolinhas, faça o oposto. Sente-se relaxado, sereno, corajoso, calmo, sem luta, e comece a tomar consciência de tudo que for acontecendo. Procure conhecer as causas. Nada de pânico. Nada de apiedar-se de si mesmo. Nada de esforços para resistir e vencer. Faça *ishwarapranidhana* ou seja, entregue-se confiante a Deus e se comporte como um tranquilo observador, sem qualquer participação. Faz de conta que a "coisa" se passa do outro lado de uma vitrina.

Isso o ajudará a descobrir que a cobra ameaçadora é somente uma inofensiva corda. Isso lhe dará confiança e domínio sobre o inimigo que até então parecia invencível.

Faça o mesmo com todo comportamento, impulso, compulsão, atitude, e verá que irá se tornando cada vez menos vulnerável e cada vez mais senhor de si.

Reflexão: Vou procurar conhecer-me sem disfarce. Não serei tão facilmente iludido por mim mesmo através da racionalização. Não terei medo nem vergonha de meus defeitos. Quero conhecê-los de frente e em profundidade. Por si mesmos, depois de desmascarados, se irão. De meus atos, desejos, interesses, tendências, emoções e sentimentos vou procurar conhecer as causas e o desenrolar. Faz de conta que sou um espectador de cinema, vendo a fita que sou eu mesmo, procurando não sofrer nem gozar ao ir vendo o que se passa. Vou conhecer-me. Para isto serei incansável, sempre vigilante, corajoso, tranquilo e isento.

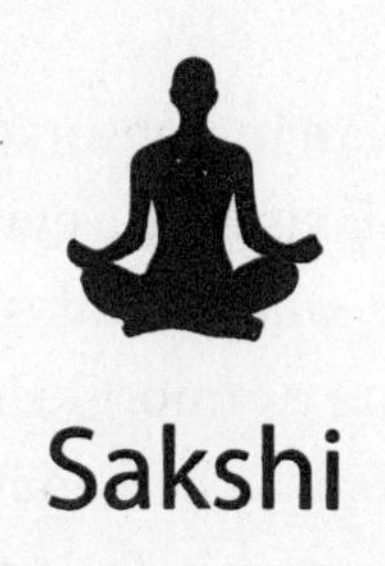

Sakshi

TRADUZ-SE POR testemunha silente.

Um dos meios de pairar acima dos acontecimentos é essa posição difícil de espectador vigilante, mas distanciado. Quando você pratica a *purgação mental* (página 426) está exercitando *sakshi*. Está desenvolvendo essa capacidade de não se deixar contaminar pelo que acontece. É como ficar sentado na margem para assistir ao livre fluir da corrente.

A *desidentificação* só é acessível aos que são capazes de se manterem imunes sem renunciar ao mundo ou dele fugir, mas, ao contrário, nele viver ativa e produtivamente. Os incapazes de praticar *sakshi* se diluem dentro do processo mundano. Perdendo a consciência do que são e sem poder salvar um pouco de autenticidade para si mesmo. O homem vulgar é comumente um diluído dentro do ambiente em que se encontra. O mundano o ameaça, distrai, alegra, contamina, fascina, absorve e consome. Dele pouco sobra de verídico e imune. É visando a evitar o contágio, e a defender sua mente, seu caráter, suas virtudes, que alguns místicos se fazem eremitas e fogem para o ermo. Quem desenvolve essa sadia atitude espiritual e psicológica chamada *sakshi* atingindo a isenção, não obstante vivendo em contiguidade física com o mundano, fica, espiritualmente, à parte. Não se perde. Não se confunde. Não se identifica. Não se corrompe.

Sri Ramakrishna compara a personalidade fraca que se dilui no mundo com o leite que, se misturando com a água, é impossível separar. Aquele que tem maturidade espiritual, ele compara com a manteiga, que mergulhada na água, não se mistura.

Quando a pessoa está metida num cordão de carnaval, confundida com os outros, dança, canta, pratica uma série de saracoteios que, se estivesse sóbria, não faria. Enquanto está misturada com os foliões é apenas um deles, e age como eles. Somente depois que se afasta, e, à distância, considera o que vê os outros fazendo, só então, tem uma ideia do que andou também a fazer.

Se você estiver metido na multidão e houver correrias e atropelos por causa de um conflito de rua, o pânico geral poderá contaminá-lo, a menos que você consiga se comportar como um "espectador silente", observando o que se passa, a menos que exercite *sakshi*.

Muitos alunos meus têm obtido proveitosos resultados no controle de crises da "coisa" mediante se comportar como "testemunha silente". Saem, mentalmente, da condição de pacientes e de envolvidos, e se conduzem como se a taquicardia, ou ataque de asma, ou quaisquer sintomas que antes os alarmavam, estivessem se processando em algo que não eles mesmos. Tomam consciência apenas do que se passa no corpo, sem se deixar cair presas do medo. As coisas desagradáveis, que antes conseguiam deixá-los apavorados, eles agora conseguem "desmoralizar", por se colocarem a distância, como se não fosse com eles. O interessante é que essa atitude tem efeito tranquilizante imediato, afrouxa a tensão e consequentemente o mal-estar. Esse sentar-se na margem e ficar vendo o rio correr atua como os tranquilizantes comprados em farmácia.

Desenvolva esse instrumento de redenção.

Os acontecimentos internacionais, cada dia mais dramáticos, com o choque de ideologias; os acontecimentos econômicos, políticos, sociais, realmente são assustadores pelos maus presságios. A iminência de uma guerra nuclear, os atos terroristas, as greves e as sabotagens, as injustiças sociais, os golpes de estado, mil e um acontecimentos, que a voz caprichosamente emocionada dos locutores e as manchetes da imprensa fazem ainda mais traumatizantes, estão aí para liquidar com seus nervos. Você precisa ficar imune a isso.

Como? *Sakshi* é a resposta.

Mas seria justo ficar "sentado na margem", assistindo silenciosamente ao drama da humanidade? Seria isso honesto? Alguém tem o direito de ficar indiferente?!

Quem foi que disse que para ser atuante, eficaz, fecundo na busca de uma ordem melhor para a humanidade é indispensável deixar-se conturbar, contaminar, envolver emocionalmente?! Ao contrário, quem melhor ajuda é quem, acima da crise, conserva luzes e calma, perspectiva e serenidade, pois os que estão dentro dela já as perderam. Pobre do psiquiatra que, no tratamento de um paciente neurótico, se comprometa emocionalmente. Ele tem de praticar *sakshi,* se não quiser perder-se e ao doente. A ninguém é lícito ficar nas arquibancadas enquanto a humanidade, na arena, se agita e sofre, mas é imprudente deixar-se agitar e sofrer junto.

Diante de suas próprias desventuras, procure galgar um ponto em que, sereno e silente, possa observar emocionalmente *isento* o que está acontecendo. Quando interferir, seja para acertar. Procure ficar à distância da arrebentação da ressaca, que está abalando a humanidade. A humanidade "estressada" está precisando da ajuda dos poucos isentos homens sadios e sábios, que ainda conservam lucidez e coerência e que, portanto, podem fazer algo por ela.

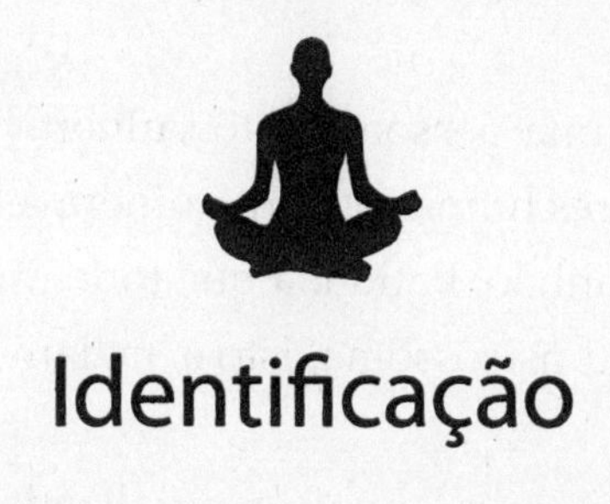

Identificação

CONHECI UM HOMEM RICO que sempre adquiria carro do último tipo, o mais caro. Adorava o carro como um apaixonado qualquer a sua amada. Dava-lhe tratamento extremamente cuidadoso. O brilho do carro era-lhe obsessão.

Uma noite, o carro estacionado, estando ele no cinema, algum malvado fez um risco no lindo capô. O pobre homem "adoeceu de raiva". Não é apenas uma expressão popular. Adoeceu mesmo. De raiva de quem fizera aquilo, e de dor, por ver estragado seu carro. O risco não fora apenas no automóvel, mas em seus próprios nervos, pois, a rigor, o carro não era dele – o carro era ele mesmo. Dizia Cristo: "Onde está vosso tesouro aí está o vosso coração" (Lc 12:34).

Aquele pobre homem abastado é o símbolo da *identificação*. Sua tranquilidade, sua saúde, sua felicidade dependiam "dele" – do carro. Era portanto uma pessoa muito vulnerável. Semelhante a milhões de outros seres humanos. Era vulnerável como seu carro. Enguiço, sujeira, arranhão, batida, a que todo automóvel está sujeito, atingia-o em seu psicossoma, isto é, faziam-no sofrer mental e organicamente.

A *identificação* mais *normal*, mais generalizada, é aquela às coisas externas e mais ou menos vulneráveis quanto um automóvel. Os homens "normais" continuam a fechar os ouvidos doidos à sapiência de Jesus: "Não acumuleis para vós outros tesouros sobre a Terra..." Continuam, sem ver que põem seus queridos tesouros "onde a traça e a ferrugem corroem e onde os ladrões escavam e roubam" (Mt 7:19).

Podemos identificar-nos a um objeto, a um outro ente humano, como a namorada, o filho, a um emprego ou à ribalta. Somos identificados às coisas quando nos sentimos infelizes com a perda, o desgaste ou a decadência de tais coisas. A felicidade de muitos está ligada, às vezes, a acontecimentos em si insignificantes, como a vitória do time de futebol ou do partido político, mas também à manutenção de um emprego ou posição de destaque social ou artístico, ao triunfo das ideias ou ideais que professam.

O "normal" é o indivíduo sentir-se miserável e perdido só porque caiu doente. Muitas senhoras esnobes se danam quando a cronista deixou de citar seu nome na coluna social.

Aquilo que quando nos falta nos dá infelicidade é objeto de nossa identificação. Somos identificados ao que ansiosa e desastrosamente queremos conservar, cultivar, desenvolver...

Somos uns perdidos de nós mesmos porque nos identificamos a uma variedade sem conta de coisas, posições e pessoas. Nossa segurança e paz dependem de tudo isso com que nos identificamos.

Segundo o yoga, uma das maiores fontes de sofrimento é o identificar-nos com os níveis mais densos e materiais de nosso próprio ser. Os que se identificam com o corpo, e somos quase todos, costumam dizer: "Eu estou doente", "eu estou cansado".

O yoguin, já desidentificado com o corpo, usa outra linguagem e diz: "Meu corpo está doente." O yoguin, em sua sabedoria, diz que seu corpo morre, pois sendo realmente um agregado de substâncias, algum dia se desfará, mas afirma que ele, em Realidade, é o Eterno, o Imutável, o Imóvel, o Perfeito, e portanto jamais morrerá.

Pode haver medo da morte para quem assim pensa?

Enquanto o homem comum adoece com os arranhões em seu carro ou em sua saúde, o sábio, desidentificado do grosseiro e do falível, mantém-se imperturbável, identificado que é com o eterno, o incorruptível e o imortal, que em Realidade ele é. Enquanto o pobre homem identificado é joguete ao sabor das circunstâncias incontroláveis na tempestuosa atmosfera da matéria, o yoguin, vivendo no Espírito, não se deixa apanhar nas malhas da ansiedade e da preocupação e não cai presa da "coisa".

Uma das principais vias do yoga ou união é o desidentificar-se com o mundo de Deus para identificar-se com Deus do mundo. Esse caminhar é *libertação* pelos resultados e *iluminação* quanto ao processo psicológico.

À medida que avança nessa desidentificação, o homem vai se tornando cada vez mais invulnerável aos acontecimentos, às coisas, aos fatos e às pessoas.

Um imaturo vai ao cinema e goza e sofre, respectivamente, com as vitórias e derrotas do herói ao qual se *identifica*. Seus nervos, glândulas e vísceras são fundamente sacudidos pelos acontecimentos do mundo mítico criado pela fita. Uma pessoa de espírito crítico e amadurecido, conhecedora da técnica e arte cinematográficas, sabe "dar o desconto", e assiste ao filme, dizendo para si mesmo: "não é comigo"; "eu não sou aquele personagem"; "tudo isso é ilusão".

O mundo que nos rodeia só é realidade na medida em que nos identificamos com ele, pois nos impõe dor ou prazer, pesar ou alegria, confiança ou medo... Desde que conheçamos o que é *realmente* o mundo, começaremos a sentir a equanimidade do espectador de mentalidade evoluída, sem sofrer nem gozar, sem tentar fugir ou buscar, sem medo, sem ódio e sem tédio.

Reflexão: Eu não sou meu emprego. Mesmo que venha a perdê-lo, continuarei inatingível. Eu não sou minha casa, meu automóvel, minha fazenda ou todos os "meus tesouros", que andei acumulando, pois continuarei invulnerável se o destino os arrancar de mim. Eu não sou nada disso. Eu não sou meu corpo, que adoece, envelhece, fenece, falece. Não sou nada disso que faz tantos sofrerem.

Eu sou o imortal, perfeito, eterno e infinito princípio.

Tenho sofrido, em consequência da miopia espiritual que me confundia com tudo isso que me cerca. Hoje, curado, vejo cada vez mais que eu sou Tu, Pai Celestial.

Meus tesouros já não são os "meus". Meu tesouro és Tu, que Eu Sou.

Meus tesouros são os do céu, onde nem a traça, nem a ferrugem, nem ratos, nem os ladrões alcançam...

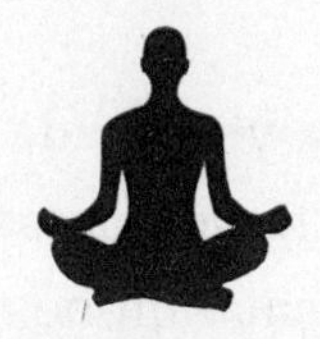

Somos deuses

A principal missão do homem em sua vida é dar à luz a si mesmo, é tornar-se aquilo que ele é potencialmente.
Erich Fromm, *Análise do homem*

É LINGUAGEM DE UM PSICÓLOGO ILUSTRE. É bem igual à linguagem de um yogue.

"Cada alma é essencialmente divina.

O fim a alcançar é manifestar este íntimo divino, para controlar a natureza externa e interna.

Faça isso ou pelo trabalho ou pela adoração ou pelo controle psíquico ou filosófico ou por um ou mais ou todos esses caminhos, e se liberte.

Esse é papel da religião. Doutrinas ou dogmas, ou rituais, ou livros, ou templos, ou imagens, são somente detalhes secundários" (Vivekananda, Works).

Desde os anos de nossa infância aprendemos que somos todos "filhos do pecado", que, "degradados", somos frágeis, imperfeitos e indignos de olharmos para Deus. Supondo e pretendendo, com isto, em nós cultivar a virtude da humildade, piedosos instrutores religiosos nos encheram dessa funesta autodepreciação e, para mais acentuá-la, ensinaram-nos também ser Deus algo infinitamente diferente, distanciado e absolutamente fora de nosso alcance.

Colocar Deus tão alto, lá no inacessível e, simultaneamente, nós mesmos no mais tenebroso pélago da inferioridade, tem-nos feito tanto mal!...

Por isso, Deus tem sido temido, mas não amado. Está tão longe, que não temos a audácia de pensar esteja ao alcance de nossa busca. E, não obstante enunciemos sua onipresença, vivemos na convicção do contrário. E, assim, nos sentimos desamparados. O desalento resultante da inacessibilidade à Bem-aventurança Suprema faz-nos ou ficar parados onde estamos ou mesmo regredir e tornar-nos ainda mais frágeis e pecadores. O que imaginamos ser, somos.

Afirmar imperfeições e concentrar a consciência sobre inferioridades só têm conseguido conduzir ao padecimento, à falência.*

Ninguém desconhece o poder da autossugestão, seja para curar, melhorar, elevar, ou ao contrário, seja para enfermar, inferiorizar e piorar. Tudo depende de seu conteúdo ser positivo ou negativo.

O ocidental, mercê de tão bem-intencionado, mas funesto, ensino religioso generalizado, tem enraizado no subconsciente a autossugestão eficaz que diz ser ele mísero padecente e pecador. Essa sugestão tem dado mais frutos: sofrimento, doença, vícios, ansiedades, complexo de inferioridade e até amoralismo patológico.

---

* Um tolo todos os dias batia no peito e repetia contrito: "eu pecador... eu pecador... eu pecador... Acabou sendo".
Um sábio, até mesmo a cair repetia: "eu e Deus somos um... Deus e eu somos um... eu e Deus somos um... Acabou sendo". Hermógenes, *Mergulho na paz*. (*N. do A.*)

O yoguin nunca se preocupa com seus pecados ou com o pecado. Prefere atender ao oposto, e afirma sua unidade com o Divino, imitando Jesus ao dizer: "Eu e o Pai somos um". Jesus realizou isso. Convidados estamos nós a imitá-lo. Potencialmente, somos divinos. E a existência nos foi dada para que possamos atualizar essa potencialidade. Divinizar-nos é desafio.

Religiosos – dogmáticos e fanáticos – acharão mesmo que comete profanação quem não se humilha, quem não se afirma degradado e pecador. Acreditar-se herdeiro do Absoluto é tido por irreverência e pecado, aos olhos de muitas vítimas da nociva pedagogia religiosa da autodepreciação piedosa.

Tais pessoas precisam aprender de Ramakrishna que "nenhum orgulho que exprima a glória da Alma chega a ser orgulho. Nenhuma humildade que procure humilhar nosso Ego verdadeiro merece o nome de humildade". Para tais pessoas que confundem humildade com humilhação autodestrutiva, um dia escrevi: "Quando eu disse ao caroço de laranja que dentro dele dormia um laranjal inteirinho, ele sorriu e zombou de mim, e se mostrou estupidamente incrédulo.

Tu és a semente da Eternidade, do Infinito..." (Hermógenes, *Mergulho na paz*).

Um dos caminhos da divinização é repetir "Ham Sa, Sa Ham" ou seja "Eu sou Ele, Ele é eu". É um *mantram* universal que, à força de ser repetido com fé, convicção e tranquila insistência, acaba por realizar-se.

Reflexão: Perdoa, Suprema Beatitude, meu erro de considerar-me ínfimo e desgraçado. Perdoa, Verdade Suprema, o erro que me tem feito presa da mentira. Perdoa, Infinitude, a "crença" que me tem limitado. Perdoa, Vida, a minha crença da morte. Perdoa, Paz, meu viver, que tem sido intranquilo. Perdoa, Plenitude, o vazio de quem se acredita incompleto. Perdoa, Luz, que tenho sido a treva que tenho admitido ser. Perdoa, Pai, por não poder dizer ainda que somos um só. Mesmo assim, estarei sempre a afirmar: Eu sou Tu, Beatitude, Verdade, Infinitude, Vida Eterna, Plenitude e Paz...

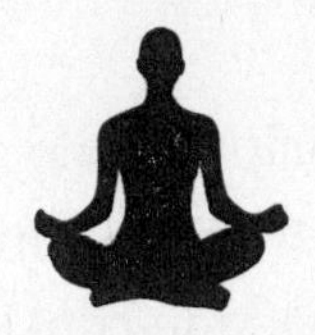

Ateus e materialistas

O SISTEMA DE VIDA que este livro ensina, visando à prevenção e à cura do estresse e das moléstias psicossomáticas tem os mesmos fundamentos do tratamento pelos Alcoólicos Anônimos (A. A.): *Deus e ciência; fé e saber; amor e técnica; graça divina e prática pessoal.* A Graça de Deus é como o vento que sopra, mas que não impele o barco cujas velas estão enroladas. Por outro lado, o barco não sai se o vento não sopra, mesmo que suas velas estejam abertas. Isto é, sem a Graça Divina, o esforço humano é inoperante, rende pouco ou sai errado. A ajuda onipotente e onisciente de Deus é indispensável em qualquer tratamento.

Num programa de rádio escutei uma noite um advogado bendizer os anos em que viveu na sarjeta, mendigando para beber. Foi somente depois de arrastado na degradação que, recebendo assistência do movimento A. A., aprendeu que deveria esperar de

Deus sua salvação. Foi principalmente a fé que o recuperou para a vida. "Hoje, dizia o entrevistado, sinto a Onipresença que eu sempre negara. Minha felicidade consiste em sentir-me filho de Deus. Bendigo tudo por que passei. Se não tivesse descido tanto, não teria sido recuperado para o Mais Alto."

Quem quer se libertar do alcoolismo, se libertará. Os ex-alcoólicos, curados pela ajuda de outros, depois de salvos, formam generoso exército de servos de Deus, oferecendo a mão, para tirar do abismo os que ainda lá se encontram. Nos A. A. tudo se faz em nome de Deus e tudo espera da graça de Deus. Todo vício, toda desgraça, inclusive o alcoolismo não resistem à Presença Divina.

Deixe Deus tomar conta de você e nenhum mal persistirá. Abra para Deus seu coração. Devote sua vida a Ele e todas as lágrimas secarão. Deus é muito mais poderoso do que qualquer sofrimento, qualquer inferioridade, qualquer distúrbio ou vício.

Todos os angustiados, ansiosos, enfermos, amedrontados, mergulhados no que se costuma chamar pecado, precisam aprender a confiar em Deus. Não pode haver desespero, desânimo, derrota, insatisfação, tédio, tristeza, frustração, perplexidade, conflito, cegueira para quem se entrega a Ele.

O "normal" é ter fé em remédios e médicos. Deus, no entanto, é o melhor dos remédios, o mais sábio de todos os médicos. Para sermos exatos, diríamos que Ele é o remédio, o único e o verdadeiro médico.

Médicos e remédios são meios (*médios*), através dos quais Deus restaura seu Reino no corpo e na alma presas das doenças. Saúde é presença de Deus. Quando Deus reina, corpo e mente têm harmonia, potência, lei, plenitude e bem-aventurança divinas.

Alguém de espírito crítico poderá arguir que conhece indivíduos que são ateus e, no entanto, vendem saúde. Assim como existem carolas, neurastênicos, irascíveis, estressados, sofrendo de úlceras, aerofagia, asma, insônia...

É certo que muitos que parecem religiosos andam por aí como verdadeiros "poços de doença", em contraste com "materialistas" cheios de saúde e paz.

Como reconhecer tal verdade e ainda manter a tese de que saúde e paz são riquezas dos que mais amam a Deus e O servem?

Para começar, é preciso definir o ateu.

Costuma-se dizer que ateu é aquele que diz não acreditar em Deus. Entretanto, conheço muitos que negam existir Deus, mas vivem como o melhor dos crentes. Efetivamente existem "santos ateus". Conheci um assim. Dr. Luiz Antônio dos Santos Lima, natalense, médico dos cancerosos, inteiramente devotado ao serviço inegoístico (Karma Yoga) e seu mais ardente desejo era encontrar Deus, mas um Deus que não aquele que tem sido ensinado ao público. Ele queria um Deus que escapasse ao antropomorfismo, e, com isso, parecia ateu.

Sri Ramana Maharishi foi um divino santo da *vedanta*. Sidharta, o Buda, é considerado um *avatara,* isto é, uma encarnação da própria Divindade. Vedanta e budismo são escolas de ascetismo ateu. Existem santos, que, por muito amor a Deus, não aceitam Deus, aquele que os homens conceberam. Muitos sábios silenciaram sobre um Deus pessoal, preso ao tempo, às formas e aos nomes. Não definiram nem descreveram Deus. A meta de um vedantino é *mukti* e a de um budista, o *nirvana,* e para ambos o meio de alcançar tal libertação é a *iluminação*. Esta não se consegue sem uma disciplina muito austera, que lhes dá a aparência religiosa. Seriam portanto, religiões sem Deus, pelo menos um Deus tecido pela mente humana.

Quando se é ateu, se é em relação a determinado Deus, a um Deus concebido por uma mentalidade primitiva. É-se ateu, às vezes, por sábia insatisfação.

À medida que se galga um maior grau de consciência, as noções mais primitivas que se fazem da Divindade vão sendo deixadas para trás, para as mentes que ainda as aceitam. E as noções mais altas, as mais libertadoras e grandiosas, as menos antropomorfizadas vão sendo alcançadas somente pelos que mais se aprofundam em ciência, em filosofia e meditação.

Há os que são ateus por ignorância arrogante. É frequente entre estudantes universitários um ateísmo nascido de semiciência e alimentado por vaidade intelectual. Depois de cortar um pedaço qualquer de cadáver, sem ter encontrado Deus entre tecidos mortos, o acadêmico orgulhoso se diz ateu. Coitado!

O mesmo fizeram astronautas soviéticos que O não encontraram em sua viagem espacial. São vaidosas caricaturas de cientistas a negarem a caricatura de Deus, que lhes fora impingida por uma imatura educação religiosa.

Anos depois, quando amadurecido e tendo passado por experiências pessoais que lhe tenha dilatado os horizontes mentais, o ex-estudante, agora cirurgião, ao fechar a incisão, depois de ter retalhado carnes, secionado nervos, extirpado pedaços ou enxertado outros, emendado artérias ou drenado órgãos, é um crente. Ele crê na capacidade de autorrestauração orgânica. Tem fé em princípios e energias inteligentes que agirão para o aprimoramento de seu trabalho de remendão. Ele tem fé em Algo. É um crente.

Concluímos que o semicientista não é ateu. É apenas uma imatura mentalidade, recheada de orgulho intelectual e movida de falsa atitude científica, que, com o tempo, cederá. É, às vezes, um "beligerante" exibicionista.

Há também os que são ateus porque estão zangados. São criaturas a quem ensinaram que Deus está sempre a nosso dispor, para atender eventuais pedidos. Ele então orou, pedindo isto ou aquilo, e Deus "fez ouvidos de mercador" e ele agora já não acredita em mais nada.

É outra forma de ateísmo filho da ignorância, desta vez, associada com o egoísmo fundamental.

Os verdadeiros ateus não o são pelo simples fato de assim se proclamarem. Ateus são aqueles que, muito embora se considerem religiosos e alguns o são mesmo até de profissão, levem uma vida distanciada de Deus. Não é pelas palavras, mas pelas ações e sentimentos que somos filhos ou negadores de Deus. Se você é um clérigo, um líder religioso, um professor ou escritor de yoga e não sabe amar, perdoar e servir, se não tem a convicção da Presença, se não se entrega todo a Deus, se não O reverencia em cada ato de sua vida e, ao contrário, por ação ou omissão, vive egoisticamente tirando proveito da credulidade e dos anseios espirituais dos outros, então a você cabem todos os "ais" que Jesus dirigiu aos fariseus.

No fundo de nossa consciência está escrito se somos ou não ateus.

Materialista não é aquele que verbalmente nega o espírito. É quem, não obstante se diga espiritualista, vive neste mundo como se só acreditasse na matéria. Materialista é o "líder espiritualista", cuja vida é uma busca incessante de satisfações materiais, de haveres e prazeres.

Espiritualismo não é apenas uma doutrina, mas uma forma de viver. Ateísmo não é uma escola filosófica de negação de Deus, mas uma forma de ser e viver, da qual Deus foi em verdade expulso

Se você expulsou Deus de sua vida, seja por inconsciência, seja por andar zangado com Ele, seja por sua vaidosa atitude pseudocientífica, mude. Mude radicalmente. Purifique o templo e convide-O a entrar e governar sua vida. Seja sábio e humilde oferecendo-se a Ele. Não viva um segundo sem que seja para Ele. Sirva seus semelhantes, vendo-O em cada um deles. Adore-O na paisagem à sua frente. Ame-O, mesmo em seus momentos mais dolorosos. Viva, daqui por diante, em função de Deus, procurando cada vez maior aproximação. Contemple-O como a Única Realidade e então a indigência em que você tem vivido – seja indigência física, de recursos financeiros, de paz, de consolação, de sabedoria, de finalidade e conteúdo na vida – perderá sua pseudorrealidade e, assim, sua vida se transformará. Ofereça a Deus suas vitórias e também suas frustrações e dores, e então, triunfos e derrotas passarão a ser o que, em verdade, são – efêmeros fantasmas, sem realidade, sem perenidade e sem capacidade de perturbar.

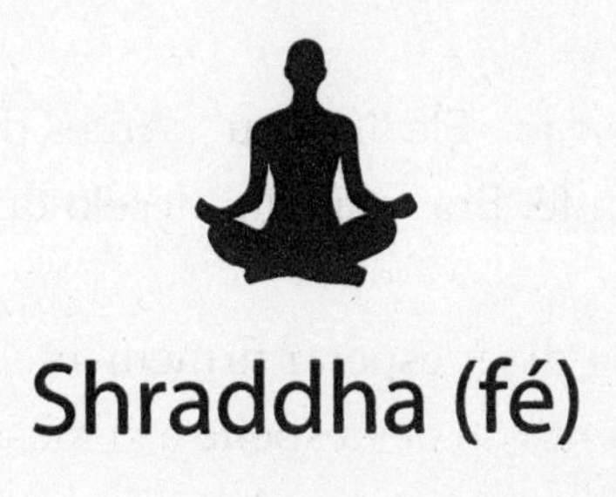

Shraddha (fé)

Tenho fé em Deus que minha mãe ficará boa – repetia o rapaz aflito, esperando de mim um conforto, uma palavra de esperança, para acalmar-lhe um pouco a dor. A mãe estava nas últimas. Cancerosa.

— É bom que você tenha fé. Tenha fé principalmente na Sabedoria de Deus – disse-lhe eu, querendo fazê-lo compreender que não se entristecesse nem se sentisse traído se a mãe não conseguisse ficar boa.

Manter a mais perfeita convicção de que Deus sabe o que faz é, no meu entender, a mais verdadeira e amadurecida forma de ter fé.

Muitos deixam de ter fé exatamente porque Deus não os poupou de uma grande perda, quando confiavam em que tal coisa, pela graça de Deus, não aconteceria. Tais pessoas, se sentem muito decepcionadas porque Ele "falhou". Antes diziam que tinham fé. Mas não era bem fé. Era mais um desejo que Deus atendesse aos pedidos.

— Ter fé não quer dizer esperar firmemente que Deus, que é a lei suprema, se violente, se desrespeite a si mesmo, a fim de atender a um interesse ou uma necessidade pessoal. Fé em Deus, em verdade, só existe quando não criamos obstáculos à Sua ação, mediante o reconhecimento de sua Onisciência. Consiste na certeza de que Deus dá a mais justa, sábia e perfeita providência em todos os casos, mesmo que pareça o contrário.

Ter fé não se expressa por palavras, mas por atitude psicológica, por sentimentos, obras e ações.

Se alguém me afirmar "eu creio na levitação", tenho o direito de dizer: Então demonstre-o. Pule desta janela do 12º andar. Se você não se esborrachar lá embaixo, eu vejo que realmente você crê na levitação.

Da mesma forma, se você diz que tem fé em Deus, pule a janela de seu egoísmo e entregue-se total e absolutamente aos desígnios divinos.

Como você vê, isso representa um estado psicológico muito raro em pessoas como eu e você, que ainda estamos limitados pelo egoísmo, e por velhas e enraizadas desconfianças e incertezas.

À medida que formos vencendo tais obstáculos, quebrando as velhas grades e grilhões mentais, iremos conquistando o bem-aventurado estado de fé e, consequentemente, Deus, presente e atuante, realizará tudo aquilo que é sábio e justo. A graça de Deus será então manifesta. Só assim ocorre o milagre. A quem tem fé, os vendavais não abatem, a hecatombe não vence, e a morte não amedronta.

Fé é certeza de que a Onipresença, a Onipotência e a Onisciência de Deus estão atuando em nossas vidas. É Conquista, Evolução, Transformação e Libertação.

Reflexão: Eu tenho fé em Ti, porque Te sinto em mim e vivo em Ti. Em mim, Tu, que és Lei, tomas conta, cada vez mais. Cresce em mim a libertadora e autêntica humildade de render-me a Ti. Sou Teu. Tu és meu. Esta é minha fé. Aceito o que vier, por vir de Ti. És meu Pai e não me dás "pedra" quando Te peço "peixe". O que me dás é sempre o meu bem, não importando a aparência. Por isso sou invencível.

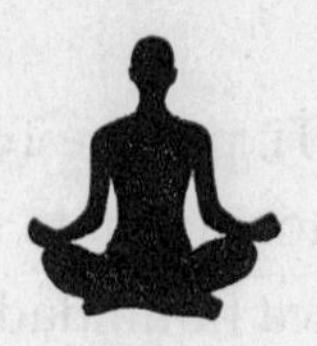

Resguarde sua mente

O ESPAÇO ESTÁ CONSTANTEMENTE SATURADO de vibrações invisíveis. As ondas de rádio são um exemplo. De milhares de estações de todos os países partem vibrações, as quais, captadas por um aparelho receptor, se transformam em som. Chamase de sintonia o ato de pôr o receptor em consonância vibratória com a emissora. Nossa mente, tal como o radiorreceptor, quando sintoniza com ondas de pensamento que cortam os espaços, ondas emitidas por outras mentes, recebe os pensamentos das pessoas.

A transmissão do pensamento pode ser pelos meios mais densos e concretos como também pelos meios mais sutis e quintessenciados. A palavra é um meio de comunicação mais conhecido. Pela palavra, influímos na mente dos outros e, reciprocamente, somos influenciados.

Em época alguma a mente humana foi bombardeada por tantas, tão veementes, tão variadas e contraditórias sugestões como agora. Isso é (mesmo!) uma agressão ao equilíbrio mental de cada indivíduo. Propaganda, cinemas e televisões, livros e discursos, aulas e jornais constituem exércitos a invadir-nos a mente, a cada instante, onde nos encontramos. Todo escritor, autor, publicitário, professor e ator têm ansiedade profissional por tomar de assalto as mentes e injetar lá dentro novas ideias, necessidades, motivações, inclinações e ideais seus ou de seu interesse. Todos os líderes se empenham em dominar nosso mundo mental. As ideologias, a indústria, o comércio, a arte crescem, à medida que nos dirijam, nos envolvam, nos condicionem, nos comprometam, nos convençam e nos prendam em suas malhas aliciadoras.

Dos meios de interpsicologia há a destacar ainda a sugestão telepática e a propaganda subliminal, esta última a mais poderosa.

O mundo mental, um dos planos da natureza, é mais sutil do que o da matéria. A mente individual de cada um de nós nele está mergulhada, dando e recebendo influências.

As pessoas, por invigilantes e por não saberem se resguardar de tais influências, vivem como barcos desgovernados, e muitos perdem equilíbrio e saúde mental em meio à agitação "normal" neste mundo mental. Os milhões de mensagens e vibrações criam impressões e tendências de ser e de agir (*samskaras* e *vásanas*) que lhes dirigem o destino. E tudo isso vem como bombardeamento etéreo, impalpável, sutil, por isso mesmo incomparavelmente mais penetrante do que as sugestões do mundo material.

Assim como, quem tem bom gosto e maturidade mental evita sintonizar o rádio para certas estações vulgares e de mau gosto, dando preferência à programação refinada, educativa e bonita, e se não as encontra, desliga o aparelho. O yogui também sabe defender-se das mensagens verbais, visuais ou telepáticas nocivas que lhe queiram invadir o templo da mente, devotada sempre a Deus.

A pureza mental deve ser defendida. Não é impura a mente onde um pensamento maldoso, perverso ou negativo assoma, sem evocação voluntária. Trata-se de uma sintonia espontânea, uma captação involuntária de uma onda mental que não devemos aceitar. Nesta situação, não se oponha, não resista, não se sinta indigno pecador, não se julgue dotado de mente suja. Simplesmente não dê guarida ao pensamento. Não aceite. Evite lutar contra. Apenas, não aceite.

Mantenha vigilância e, assim, resguarde sua mente. Procure aperceber-se de quando e como ocorrem tais nocivas sintonias involuntárias. Procure também sustar as associações de ideias ou de imagens inadequadas à saúde, à paz e a Deus.

Ainda mais eficiente do que a ação passiva de defender-se é manter a ativa sintonia voluntária para Deus, para a Paz e para a Saúde. Ocupe sua mente com Deus. Se ela já se acha ocupada com o Divino, não há como sintonizar com o que não presta. São as mentes vazias e ociosas que caem presas do medo, do pornográfico, da inveja, da doença, do crime, da corrupção, da angústia...

Se a mente está em abandono e vaga, o pensamento deletério invade-a e nela se instala. Se ela está sintonizada com o bem, tal invasão não se dá. Transforme sua mente em emissora potente de bons pensamentos, de vibrações saudáveis, de sentimentos de paz, fraternidade e benevolência, de irradiação curativa, graças ao amor e à compaixão.

Vigie sua mente. Não a deixe ao léu, à disposição do que vier do plano mental. Não alimente, mas não se esforce para expulsar o mau pensamento. Ocupe-se com pensamentos divinos e vibrações de paz. Passe à "ativa" e emita para este mundo necessitado suas vibrações poderosas, de tudo que é bom e condizente com a felicidade de todos os seres.

A observância do que acabo de dizer, isto é, passar da mente passiva e descontrolada para a mente ativa e dirigida, é solução infalível para o encontro da felicidade.

Reflexão: Vem Inteligência Cósmica. Senta-Te neste trono, que é minha mente. Ocupa-a todinha. Transforma-a em foco irradiante de energias para o fraco, de saúde para os enfermos, de conforto para os desesperados, de serenidade para os aflitos, de luz para os indigentes de saber... Usa os poderes de minha mente, que é Tua, como remédio e salvação para todo o mundo aflito.

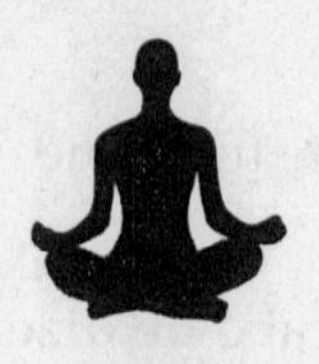

Samkalpayama

TRADUZ-SE *SAMKALPAYAMA* por controle sobre a imaginaçao (yama, controle; *samkalpa,* imaginação). Vigiar a imaginação, procurando não reprimi-la, mas conquistá-la, é fundamental para uma vida serena, produtiva e sã.

A imaginação é a melhor serva, quando conquistada, mas é a mais tirânica e doida senhora, quando solta e impura. Ninguém desconhece as mil e muitas enfermidades que nascem e crescem, graças à imaginação mórbida. Não é este o caso dos hipocondríacos?! Seus sintomas não são realmente imaginários. Eles existem mesmo e quem lhes dá existência é a imaginação perturbada do doente. As preocupações, que tanto martirizam os ansiosos, não são alimentadas pela imaginação? Não é o fato de ficarmos a imaginar que vai acontecer algo de mal que nos tira a calma? A maior parte de nossos sofrimentos antecipados (preocupações) é gratuita.

Aquilo que tememos que venha a acontecer, que a imaginação diz que vai acontecer, muitas vezes só acontece pela força que a imaginação lhes dá. Os preocupados geralmente são homens de imaginação fecunda. Os gênios, também. Nos primeiros, ela é destrutiva. Nestes, criadora. A imaginação, em si, portanto, não é nem construtiva nem destrutiva, a direção em que é usada é o que assim a faz. Não é isto que nos diz a psicocibernética?! É só "carregar" o *servomecanismo* de nosso cérebro com um alvo negativo e nefasto, para que o mal ocorra, diz essa moderníssima ciência.

Conquiste sua imaginação. Não lute. Não tente reprimi-la. No entanto, oriente-a. Leve-a para uma direção construtiva. Quando se surpreender "sonhando acordado" – realizando na imaginação tudo aquilo que por isso ou por aquilo não consegue realizar "de verdade" –, desperte. Recuse-se a deixar-se enovelar nos caprichos desse hábito pouco sadio. Aprenda a perceber os momentos em que sua imaginação é quem está dirigindo você e não você a ela. Sua imaginação é um instrumento precioso quando você direciona no rumo certo – o de sua libertação, levando-o a integrar-se em si mesmo e integrar-se em Deus. Use o ilimitado poder da imaginação para fazer de si mesmo um retrato mental positivo. Imagine-se cada dia mais vitorioso, sereno, iluminado, forte, equânime, senhor da sua mente, cheio de saúde, de alegria, de amor universal, um homem redimido. Faça isso daqui para o resto de sua existência. A força imensa que a imaginação do hipocondríaco demonstra ao fazê-lo padecer é igual à que você tem a seu dispor para melhorar-lhe a saúde. A imaginação, que tem força para desgraçar, tem o poder de salvar. Nunca a deixe arrastá-lo na direção errada. Mantenha-a sempre firme no rumo de sua redenção.

Ao lidar com a imaginação procure seguir a "estratégia" que lhe foi ensinada para enfrentar e vencer a "coisa" (página 58).

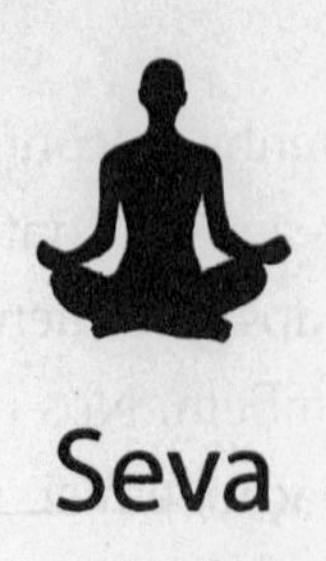

Seva

UM DOS CAMINHOS de viver em paz e curar-se da angústia é chamado *seva*, ou seja, agir no mundo visando à felicidade e o benefício dos outros. É a arte de *ter a alegria de dar alegria*.

Todo aspirante ao yoga e à conquista da mente precisa pensar o quanto é fonte de sofrimento e decepção o trabalhar egoisticamente, visando a, com o fruto do trabalho, adquirir coisas e conquistar posições. Esse agir em proveito próprio é o "normal" na espécie humana sofredora. Pelo yoga é denunciado como um empecilho à realização espiritual, consequentemente, à conquista da paz da mente. Bhoga ou o agir do usurário, do egoísta, do mercenário, do gozador não o conduz a outro resultado que não à frustração. Já velho ou no leito da morte, o usurário sente, dramaticamente visível, a inutilidade do que viveu juntando. A moderna psiquiatria já reconheceu que o trabalho em proveito dos outros, que não se confunde com a mera caridade (tão caricaturada!), é solução para muitos casos de neurose. Um ansioso é geralmente uma pessoa doentiamente interessada em si mesma. Todo seu medo, todas suas preocupações decorrem desse exagerado amor a si mesmo. O que se puder fazer para canalizar sua mega ânsia para um trabalho generoso constitui portanto tratamento.

"Quem dá aos pobres empresta a Deus" é uma fórmula de caridade vulgar, que, como se pode ver, não passa de uma barganha. Dar para depois receber é espúrio. É egoísmo. No final de contas, é ainda o *ego* do pretenso "caridoso" que vai receber a "recompensa". *Seva* é diferente. Nada tem de negociata.

A prática de *seva* é consequência natural de um elevado *bhâvana* ou atitude filosófica, que diz que quem ajuda é o mesmo que recebe ajuda, em termos do Absoluto Uno. Quem ajuda os outros o faz por ter a certeza de que o outro não existe fora de si mesmo, e que a separação é *maya* (ilusão); o que faz é na convicção de que Deus Uno é quem dá e é quem recebe. Quem assim age está livre de aspirar reconhecimento, retribuição ou recompensa. Não visa nem mesmo a conquistar um lugarzinho no céu. Não se utiliza dos necessitados como instrumento de egoísticos planos de "salvação" ou "indulgências".

Seva é a característica do yoga da ação ou Karma Yoga. É trabalho desinteressado. O passo seguinte é a oferenda de todos os frutos de ação ao Senhor. O último passo e o mais libertador consiste em considerar o Senhor como o único autor das ações. Esse é o agir que liberta. Chamado Karma Yoga.

O agir no mundo só não semeia sofrimentos se for conducente à Divindade; só não gera remorsos e frutos amargos, quando a vontade individual do pseudoagente se *conforma* com a Sábia Vontade Divina; quando o indivíduo cumpre seu papel no mundo, mantendo-se em harmonia com o Senhor do mundo. Esta é a ação reta de que fala o budismo.

Sáhama karma é a atividade que visa à autogratificação ou prazer pessoal. É portanto *aseva,* o oposto de seva. E, como bem enunciou Cristo, cada um atinge o objeto de seus desejos, o homem que trabalha por motivos egoísticos chegará a colher os frutos decepcionantes de seus vulgares anseios. E, no fim, só frustrações colherá. *Nishama karma,* ao contrário, nunca dará frutos amargos, pois é o agir inegoístico e em harmonia com o Divino.

"Dedicando todas as ações a Deus, considerando-se a si mesmo tão só um servo ou instrumento, isento de desejos pela colheita dos frutos da ação, a salvo do egoísmo e sem qualquer sentimento de cobiça, engaja-te na batalha" (Gita).

Reflexão: Não há alegria maior do que Te dar alegria. Minha maior recompensa é sentir-me feliz ao fazer-Te feliz. Minha paz eu encontro quando Te ofereço minha paz. Estás, Pai Supremo, em cada um que encontro em meu caminho, e assim, é sempre fácil servir-Te, pois todos estão precisados de algo que posso fazer. Vendo-Te em todos a quem sirvo, sirvo a mim mesmo, que estou em Ti e em todos. Os que foram ingratos nada me negaram, pois a paga eu já tive na alegria de servir-Te. A remuneração profissional de meu trabalho nada vale diante do tesouro de ter sido útil a Ti.

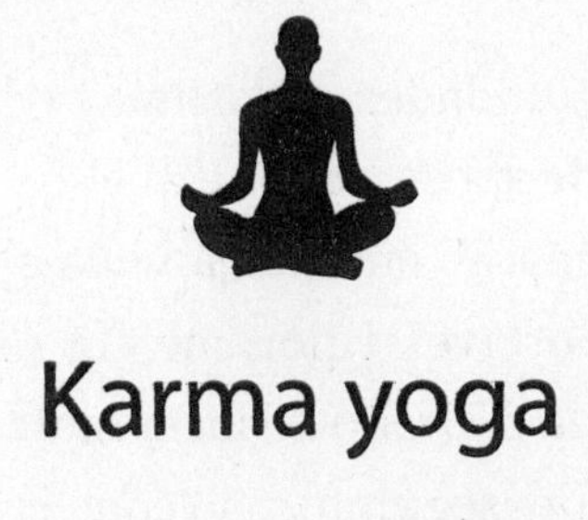

Karma yoga

É DOENÇA MUITO TRISTE o sentir-se inútil e incapaz para o trabalho. Desde a infância ensinaram-me que a "preguiça é a mãe de todos os vícios". Quem se sente sem o que fazer de bom e criativo usa muito facilmente o tempo disponível para pensar, sentir e agir para o mal, vivendo contrário à saúde e à paz. Tempo vago à disposição de mente impura é um perigo para o próprio indivíduo e para a coletividade. Ao contrário, quem não desperdiça tempo, usando-o para pensar, sentir e fazer algo construtivo, tempo não tem para as doenças e para o tédio. Tenho conhecimento de pessoas que, se aproveitando de direitos à aposentadoria quando ainda moças e válidas, se tornaram neuróticas, graças ao vazio que tomou conta de suas vidas. Verdadeiramente, caíram vítimas da corrupção da mente. Nesse caso, a solução mais adequada é a ergoterapia, o tratamento pelo trabalho. Foi o que aconselhei a um amigo que, em várias oportunidades, se lastimava dizendo que estava se aproximando o dia de aposentar-se e que se via amedrontado com a inutilidade e estagnação em que já vivia e que iriam aumentar. O tédio já era insuportável. Falou-me em suicídio. Em resposta, disse-lhe que perderia o direito de fazer tantas queixas, de falar de sua angústia, se, no dia seguinte, não começasse a fazer algo. Não exatamente para si mesmo, mas para os outros. Não com a atitude mental de quem toma uma poção amarga, mas fazer algo por alguém necessitado e fazer tudo com renúncia de qualquer remuneração e com alegria íntima, sem esperar compensação, *mesmo que fosse sua melhora,* sem esperar paga ou título de benemérito, nem mesmo um ingresso para o céu. Essa é a fórmula salvadora do *Karma Yoga,* yoga da ação ou, que significa união com Deus, através do trabalho no mundo. A ação só é redentora quando praticada num estado de *não eu*. Sem visar aos resultados. Com *seva,* já o vimos. O karma yogui não se julga o autor das obras. Vive como instrumento nas mãos do verdadeiro obreiro: Deus.

Para uma pessoa aposentada, com uma boa pensão e família criada, não necessitada de remuneração, o Karma Yoga não é difícil. Tal não é o caso de quem precisa ganhar subsistência. A remuneração por serviços profissionais é direito de todos e não se pode rejeitar. Mas mesmo os profissionais têm como, em certas horas e em certas circunstâncias, prestar serviços a Deus na pessoa do próximo. E como isso é terapêutico! Como faz bem!

Os que veem na vida outro objetivo senão trabalhar, para satisfazer sua *aquisitite* (doença que, obsessivamente, nos leva a juntar sempre mais), aqueles que se matam para crescer, merecer, ganhar e mais ganhar, acabam adoecendo, não só por excesso de fadiga, mas adoecem também de traumatizante decepção, pois as riquezas, tão esforçadamente acumuladas, não o livram da decrepitude e da morte. Eles esquecem que mortalha não tem bolsos.

Começamos esta conversa dizendo que a vadiagem é causa de doença. Chegou a hora de dizer também que a exacerbação no trabalho profissional não o é menos. O trabalho pode preservar a saúde, pode curar, mas também enfermar. Tudo depende de *como e quanto* se trabalha.

Trabalhe muito, produza muito, mas sem se esgotar nem comprometer o tempo destinado à família, à recreação ao repouso e ao serviço de Deus.

Trabalhe com persistência, gostando do que faz, sentindo a importância do que faz. (Todo trabalho é valioso e necessário.)

Seja justo no preço e honesto na performance. Faça o melhor que puder, não importa que seu trabalho seja humilde.

Trabalho nunca é humilhante, a não ser aos olhos do ignorante Quem é mais credor de respeito e de gratidão: o lixeiro perfeito ou o ministro corrupto?

Que seu trabalho não lhe dê apenas o sustento, mas também lhe permita aproximar-se de Deus (yoga). Para tal, seja feito como oferenda ao Onipresente. Sempre que puder, pratique beneficência. Pratique-a em segredo, humildemente, oferecendo a Deus tudo o que fizer. Ninguém precisa saber. É bom mesmo que ninguém saiba

Nunca se desespere, se uma situação infeliz o reduzir à invalidez. Se não puder trabalhar, aproveite todas as horas de solidão e medite, ou faça seus exercícios espirituais, procurando a comunhão com o Divino, seja pela oração, seja pelo estudo.

O ócio só chega a ser deletério para a alma imatura. Quem sabe da Onipresença, nunca se sente só, mesmo que se encontre paralítico num hospital e esquecido dos amigos e abandonado pelos filhos e irmãos. Na solidão, o sábio cresce em poder espiritual. No ócio, o tolo se estiola e esvazia. Mas o sábio sabe tirar do ócio a quietude e o silêncio necessários a escutar a voz de Deus.

Trabalhe. Viva. Transforme-se. Enriqueça-se espiritualmente, cumprindo sua missão nesta vida. Nunca se contente com o parasitar.

A segurança econômica do yogui não está no emprego nem nas garantias e direitos da legislação. Está em Deus e Deus está em si. Está em sua capacidade profissional. Assim é que a todo praticante de yoga é aconselhável aprender a prestar um serviço qualquer e o faça tão bem, que, em qualquer circunstância, em qualquer país, possa ganhar seu sustento e não depender de ninguém.

Reflexão: Meu trabalho é meu sustento e o de minha família. Meu trabalho é um meio de servir a Deus. Meu trabalho não é usado como um meio de satisfazer uma ansiedade mórbida de ajuntar posses. Não são as propriedades e os títulos a minha garantia. O que me garante é a graça de Deus a quem dedico tudo que faço. Aliás não sou eu, sim Ele que tudo faz. Sou um fiel instrumento nas mãos do Artista cósmico que fez e faz tudo isto. A suposição que tenho merecimento pelo pouco bem que tenho feito tem-me limitado e criado ansiedade. De hoje em diante não creditarei a mim mesmo a autoria das boas obras.

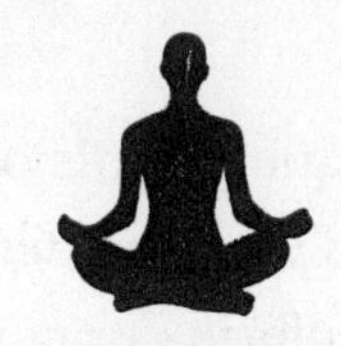

Ocupe sua vida

ENQUANTO O HOMEM NÃO INVENTARA a agricultura e vivia somente da coleta, caça e pesca, tinha uma vida árdua e totalmente ocupada com o estômago e com o abrigo. Era obrigado a um viver nômade, sem pouso nem descanso. Inventada a agricultura, portanto, sentindo-se mais independente da natureza, à qual passou a obrigar a fornecer-lhe alimentos, em tribos e famílias, começaram os homens a se fixar, iniciando-se dessa forma, a vida sedentária. O sedentarismo deu começo à civilização, pois proporcionava ao ex-nômade uma folga, um tempo de ócio, já que não era totalmente necessário lutar ininterruptamente pelo alimento, e, assim, nos momentos de lazer, dedicou-se à arte. E o pensamento se desenvolveu. Quem é obrigado a buscar o pão de cada dia, sem um pingo de folga, que possibilidades tem de meditar, de criar e de inventar algo melhor? O lazer do homem primitivo criou e desenvolveu a ciência, a filosofia e a arte.

O mesmo tempo vago, que impulsionou o ser humano para cultivar o espírito e desenvolver a mente, tem sido hoje, no entanto, responsável pelo desequilíbrio dos nervos e sofrimento mental de muitas pessoas.

Não é raro encontrar quem, ou por atitude neurótica ou por abastança financeira ou por educação errônea, nada ou pouco faz de útil. Os empregados fazem tudo. O tempo sobra, sobra demais. O vazio atrai o tédio. Assim como para a depressão do terreno correm as águas da chuva, o tédio corre para o coração do ocioso. Com o tédio pode vir quase sempre a distonia do simpático e a psiconeurose.

Sou conhecedor de muitos casos de oficiais das forças armadas que, aproveitando a suposta vantagem de uma reforma do serviço ativo quando ainda relativamente jovens, dentro de poucos meses de inatividade, se viram presas do sentimento de inutilidade e frustração. Alguns arranjaram um novo emprego e, assim, conseguiram manter o equilíbrio emocional.

Se por quaisquer circunstâncias, você está desocupado, vendo monótonos dias se arrastarem morosos e improdutivos, se o "fazer nada" está enchendo-o de tédio, recorra àquilo que é chamado de terapêutica ocupacional ou ergoterápia. Ergo significa trabalho. Assuma a responsabilidade por um afazer qualquer. Comece a sentir-se capaz. Trate de criar alguma coisa. Isso o aliviará.

Adquira pincéis e tintas e pinte. Aprenda um instrumento e faça música. Cuide do canteiro. Arrume a casa...

Mas a ocupação que dará mais significativas e profundas horas de bem-estar, integração e equilíbrio psíquico é a que lhe der oportunidade de sentir-se útil e, melhor ainda, *necessário a alguém.*

Garanto que uma senhora infeliz e inutilizada pela vida de conforto e lazer excessivos gozará de grande alegria espiritual se dedicar seus dias à assistência social. Quem sentir que sua presença faz nascer sorrisos em faces tristes e suas palavras transmitem esperanças novas aos desalentados, e quem, por necessidade de ajudar, surpreender-se pedindo forças a Deus para melhor prestar serviço, atingirá os planos onde a felicidade é autêntica e indescritível e forças lhe serão concedidas.

É o serviço inegoístico, o que liberta e integra o psiquismo. Trabalhar para si e para os seus evita o tédio. Mas somente *seva*, o servir aos outros em nome do Supremo, é que nos conduz à bem-aventurança.

A caridade que é tida por alguns como o único meio de salvação é diferente do que se chama Karma Yoga. Qualquer que seja o interesse egoístico que motive o servir os outros, pode reduzir o valor espiritual do trabalho, mesmo que esse interesse seja ganhar o céu.

Fazer "caridade" por ostentação, como *hobby*, porque está na moda ou por mero passatempo e mesmo para salvar-se e ganhar as bênçãos de Deus e galgar o céu, espiritualmente, é ação ainda frustradora por ser egoística. Mas é bem melhor do que indiferença, ócio e vadiagem.

Ocupe seu ócio com o servir Deus, na pessoa de seu próximo. Isso sim é solução. Ofereça ao Senhor Supremo o fruto do seu agir. Não se reconheça credor de retribuições. Esta é a mais eficaz terapia ocupacional.

É legítimo e sadio, ganhar profissionalmente seu sustento. Mesmo que você receba remuneração pelo que faz, devote a Deus o que faz e faça tudo em Seu Santo Nome e para Sua Glória. Tire de sua ocupação o necessário para si, mas faça de suas obras, de seus atos, de seu agir no mundo oferendas ao Onipresente.

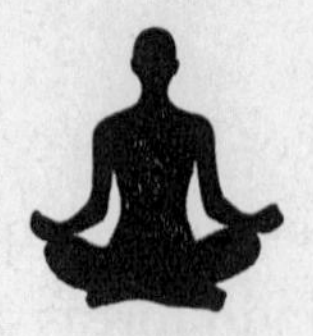

Não se ocupe tanto

NÃO SÓ OS PREGUIÇOSOS ADOECEM. Os que, no extremo oposto sem noção de medida, não sabem o que é descansar, também pagam por tal imprudência.

Deus no "sétimo dia" descansou. Deu o exemplo. O repouso é exigência do organismo e da mente que se fatigaram no trabalho. Fadiga é um sinal ao homem, a dizer-lhe que chegou o momento de suspender o esforço. É um sinal amigo a que nunca deveríamos desatender. É um fenômeno universal a regular o ciclo trabalho-repouso, atividade-inatividade, que preside o Universo inteiro e que somente o homem (em todo o Universo) tem a capacidade de violar e subverter. Por isso mesmo é o único ser sujeito à *surmenage*, esgotamento ou estafa, essa doença que anda martirizando milhões de organismos e mentes que foram imprudentemente usadas.

A fadiga muscular, quando ainda não excessiva, é benéfica. Induz um sono gostoso e é de recuperação fácil. O esgotamento nervoso, no entanto, é um inferno. Desgraça a unidade orgânica e todos os sintomas e sofrimentos assaltam o esgotado.

Nos dias atuais, os homens de maiores responsabilidades, os que detêm maiores poderes econômicos, sociais ou políticos, quase infalivelmente são vítimas da fadiga. Tenho tido entre alunos vários empresários ou políticos esgotados. Contra eles conspiram a falta de exercício saudável dos músculos e o desgaste tremendo dos nervos. Automóvel, elevador e mais outras coisas frustram o exercício sadio dos músculos. Ao mesmo tempo, agora como nunca, é tremenda a incidência de estresse. Músculos que não trabalham, hipo ou hipertensos, se corrompem e atrofiam. Sistema nervoso hipersolicitado perde o controle por fim. O pobre homem superocupado está muito tenso e se sente deslizando para um abismo de onde é difícil sair. Ao mesmo tempo em que se sente devastado de fadiga e tensão, seus compromissos – feito tentáculos de polvo – o agarram de maneira irresistível e simultaneamente se reforçam e se multiplicam.

Na tentativa de fazer mais, e cada vez mais assumir poder e juntar maior fortuna, ou travando luta para equilibrar o angustiado orçamento familiar, o homem vai se perdendo, escravo de novas funções, negócios novos, compromissos e encargos novos, que se vão acumulando. É no rolar para o abismo, que, até certo ponto, ainda pode ser detido o desastre, que é possível a recuperação. Passado esse ponto, o processo de autodestruição agrava-se aceleradamente.

É aconselhável tomar encargos, prestar serviços, principalmente pessoas que, competentes e cheias de valor, têm o que dar. A comunidade pede sempre mais àqueles cujas qualidades profissionais e traços de caráter e personalidade os fazem necessários ao bem comum. Mas os médicos, engenheiros, carpinteiros, pintores, cantores, empresários, professores, políticos, enfermeiros que, por suas virtudes humanas e profissionais, são solicitados em demasia, se acautelem e saibam entender que, todos que deles precisam melhor serão servidos se eles souberem se manter com saúde, equilíbrio e energia. Se não for por interesse próprio, pelo menos, em favor dos outros, as pessoas abnegadas devem se poupar, evitando trabalhar além de certos limites.

É preciso descansar. É imprudente não reservar tempo para que o organismo e a mente se refaçam de seus desgastes. Até mesmo as máquinas precisam de repouso.

Aprenda a descansar. Não se iluda com sua resistência aparentemente ilimitada. Se você mantém essa imprudente ilusão, cuide-se. Se já não está pagando doloroso tributo, fatalmente virá a fazê-lo.

Defenda-se da fadiga crônica. É estúpido, por antinatural e perigoso, andar disfarçando os sintomas de alerta de seus excessos com o uso de "bolinhas" de veneno, com divertimentos psicodélicos excitantes, com doses de álcool e outras drogas, com farras onde os excessos são praticados a título de "higiene mental".

Defenda-se da fadiga crônica declinando convites, nomeações e eleições que venham exigir mais de seus nervos e agravar o estresse. Se possível, *liberte-se* de um ou mais de seus atuais encargos. De que vale ganhar os tesouros da terra em troca de ser condenado a um infernal sofrimento nervoso, que não lhe permite desfrutar os tais "tesouros"?!...

Pelo ócio tamásico, o homem apodrece. Pelo negócio (*nec ócio, negação do ócio*) rajásico, o homem adoece. No equilíbrio sátvico, encontra saúde, paz e felicidade.*

---

* Ver *Autoperfeição com Hatha Yoga*, Capítulo 6: O repouso. (*N. do A.*)

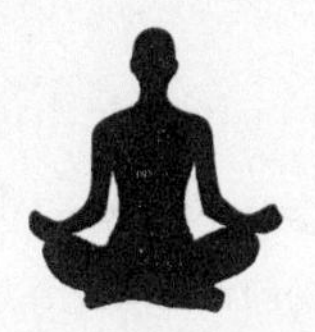

Saiba ocupar-se

CHAMAMOS *OCUPAR-SE* o ato de empregar esforços e recursos para a realização de uma coisa qualquer, seja a solução de um problema, seja a criação de uma obra útil ou bonita, seja fazer qualquer coisa que, estando à nossa frente, não pode deixar de ser feita.

Ocupar-se com eficiência é obter o melhor resultado naquilo que se faz, usando para tal o mínimo de esforço. Ter eficiência é o ideal de todo aquele que trabalha. Depende de muitos fatores, desde a natureza da obra em que nos empenhamos, ao alcance dos meios materiais e instrumentos disponíveis, mas principalmente da concentração mental dirigida ao agir. Descobrir e usar o melhor método para aumentar o rendimento da ação constitui uma arte. É uma arte que deveríamos desenvolver. Yoga é definido por *Krishna*, no Gita como "excelência na ação". O que temos de fazer devemos fazer bem-feito, pois a ação ou obra imperfeita implica realmente numa dívida, a que ficamos vinculados ou presos. Só o perfeito *agir* ou fazer nos liberta, segundo a escola *Suddha Dharma*.

A PL (Perfeita Liberdade), moderna ordem religiosa do Japão, para a qual "a vida é arte", ensina a seus fiéis agir com *makoto*: com perfeita integração e devoção no que está fazendo não importa a aparente humildade da obra. Aliás não existe obra humilde quando o agente realiza *makoto*. Quando o agente é mesquinho em si mesmo, não importa administre um Estado, o que faz é mesquinho e imperfeito.

Yoga, diferente do que pensam erradamente muitos, não conduz à inação. É ao contrário uma filosofia da ação. É isso sim uma terapêutica contra a agitação.

É muito comum confundir agitar-se com produzir. A ação inteligente é serena, mas firme. O homem criativo é sereno e não vive apressado, a sacudir-se aqui e ali, a correr trepidante de um lado para outro, manejado pela afobação infecunda, fatigante e nervosa.

O homem ocidental, atuado pela ansiedade, atraído pelo sucesso, esporeado por múltiplas ocupações, é infeliz e vulnerável. Ele precisa, para salvar-se de muitos problemas com os nervos, dar sabedoria a seu agir. Falando em linguagem yogue: substituir a *rajacidade* pela *sattvidade*.

Segundo o yoga, há um dinamismo intensíssimo no sábio, que, sentado, medita. Esse dinamismo não pode ser visualizado ou mesmo entendido pelo agitado homem pragmático do Ocidente. Um yoguin em *ásana* (postura) a meditar dá ao leigo a aparência de estar parado, improdutivo e perdendo tempo. No entanto, ele está num estado altamente dinâmico. Não é, como o homem vulgar o julga, preguiçoso, improdutivo e inoperante.

O preguiçoso é parado como as águas de um banhado. O nervoso homem de negócios é feito mar encapelado pela fúria da tempestade. O sábio que medita está parado, mas sua estática é vertical como a dos giroscópios. A estagnação horizontal do preguiçoso é doença. A agitação do negociante pode levá-lo à doença. A vertical estática na meditação do sábio o leva à santidade ou sanidade, que é a mesma coisa, e lhe descerra um tesouro de criatividade.

O homem superativo se gasta antes, durante e depois. Não se ocupa tão só com o que tem diante de si. Sofre por antecipação, pois se pré-ocupa. Ele sofre também com atraso, pois é presa de remorso, ressentimento ou tristeza pelo que fez, ele se pós-ocupa.

O sábio somente se ocupa. Não se pre-ocupa. Não se pós-ocupa. Não se consome no que está por vir. Não se empenha no que passou. Não sofre na espera. Não se martiriza rememorando. Ele segue o ensino bíblico, vivendo seu dia e deixando que o ontem ou o amanhã cuidem deles mesmos.

Não quer dizer que seja imprudente e irresponsável, mas acha que não é inteligente começar a dançar antes que a música toque nem continuar dançando depois que ela finda.

Sabe prever para prover e não para sofrer.

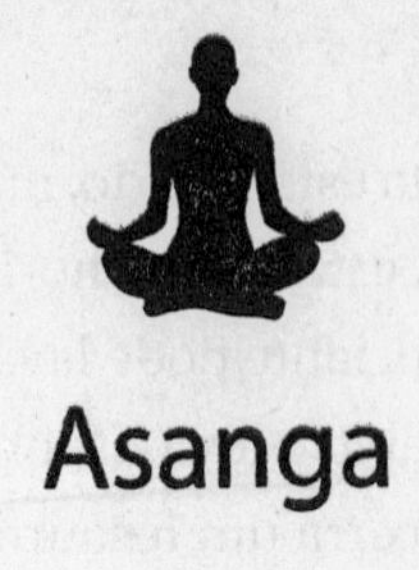

Asanga

Em muitos de seus versículos, *a Gita* alerta o aspirante ao yoga, o candidato à saúde e à integração psicossomática, que não se deixe dominar pelos objetos dos sentidos. Quem vive a gratificar os sentidos, cada vez mais, vai se tornando escravo do prazer e do desejo de maior prazer. Não pode haver libertação para aquele que se deixa dominar pela sede dos sentidos (*indriyas*), pela sensualidade. Quem aspira à conquista da mente, tem de manter-se alerta, a fim de não cair vítima da obsessão sensual. A psicologia e a higiene mental do Ocidente também recomendam que não se deve atender à sede de sensualidade, e mostram não ser sadio gratificar os sentidos.

Sanga quer dizer o gozo dos prazeres sensuais ou a gratificação dos sentidos. O yogui pratica *asanga,* isto é, a negação de *sanga. Asanga* é liberdade. *Sanga,* servidão.

A maioria dos homens vulgares, tentando, de maneira vã, um alívio para seus dramas, buscando, sem resultado, um preenchimento para o vácuo de seu viver sem rumo, querendo um lenitivo para seu tédio e buscando uma felicidade mítica, persegue novos e mais excitantes prazeres sensuais. O que consegue é apenas perseguir miragens, disfarçar a infelicidade, com o consequente agravamento dessa infelicidade e maior desgaste de sua energia nervosa. Se ansiedades e frustrações são como fogueira a queimar, as concessões à sensualidade são como a tentativa de apagá-la jogando mais gasolina em cima. Os sentidos indiscutivelmente são insaciáveis. Nenhum prazer, por mais intenso e inusitado que seja, conseguirá satisfazê-los. Quem tenta provar o contrário – e são quase todos – comete imprudência e só consegue desengano. É um recomeçar desalentador...

Se a mente é uma fogueira, *asanga* é negar-lhe combustível. A dieta e o jejum dos sentidos, que a psiquiatria e a higiene mental de hoje recomendam, é este sábio procedimento aconselhado pela yoga há muitos milhares de anos.

Negue-se a alimentar a sensualidade. Evite as oportunidades do excitamento sensual. Não se comporte como um gozador inveterado. Evite transformar-se num fascinado pelos sentidos. Não se deixe perder no gosto, na miragem e na obsessão da sensualidade. Conserve-se sóbrio. Não quer dizer que quem não é um eremita austero tem de forçosamente ser um neurótico. Não é nada disso. Mas sobriedade e autodomínio pacífico nunca fazem mal a ninguém. Ao escolher um divertimento, leve em conta que a necessidade obsedante de correr a eles é um sinal de que a eles você está se prendendo, de que se está esvaziando, se alienando e tornando cada vez mais difícil a equanimidade, a imperturbalidade e, consequentemente, a saúde. Cada vez que você vai ver um filme de horror, de violência, de ódio e vingança, de erotismo e suspense, a título de divertimento, o que está de fato fazendo é introjetar no inconsciente *vásanas* e *samskaras* nocivas que são como germes patogênicos psíquicos do medo, da agressão, da brutalidade, da ira e da luxúria. Ao mesmo tempo estará, automaticamente, danificando o organismo com as fortes emoções mórbidas que a película lhe propicia.

Aprenda a ser dono de sua sensibilidade.

Divinize-a, alimentando-a de pura beleza. Aprenda a melhorar-se com imagens, sentimentos, melodias, sons, perfumes e emoções que sejam condizentes com a aspiração de transformar sua vida mediante a conquista da mente.

O erotismo está expulsando do mundo a poesia. A violência está destruindo a ternura. A sensualidade grosseira está vencendo a capacidade de gozar o sutil. Isso causa dores e desequilíbrios.

Despertemos. Comecemos a reagir. Aprendamos a cultivar poesia, ternura e gozo espiritual. Sutilizemos, refinemos nossa sensibilidade. Espiritualizemos nosso sentir. Tornemo-nos capazes para os prazeres não compráveis, invulgares, indescritíveis – os sublimes; e para as perfeitas vivências no Espírito Onipresente da Beleza Absoluta. Harmonizemo-nos esteticamente. Harmonizemo-nos capazes de sintonia com a Suprema Beleza, que o Divino Artista nunca deixou de nos oferecer. Abramos nossos olhos para a beleza de Deus.

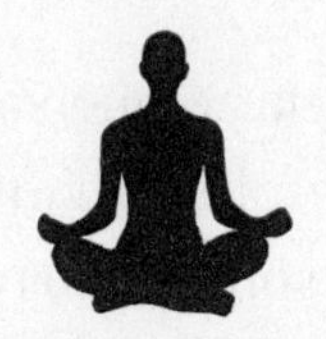

Se você sofre, meus parabéns

É RARO ENCONTRAR entre as grandes figuras da arte, da ciência, da literatura, da política, da santidade aqueles que não tiveram uma longa vida de vicissitudes, necessidades e sofrimentos.

Alfred Adler, psicanalista americano, defende a tese de que o "sentimento de ser inferior" é o que move o homem a progredir e buscar vencer. São as insuficiências, as carências desta ou daquela espécie que suscitam o esforço criador, o impulso para a superação.

Frequentemente pessoas sofredoras me pedem orientação, apoio e conforto. Escuto em silêncio, e com interesse, e quanto mais simpatia em mim vão sentindo, mais intensamente esperam palavras de piedade. Tenho escutado relatos comoventes, descrições ansiosas de transes bem dramáticos e até confissões de inusitados vícios.

Tenho recebido confidências e queixas que, de tão horríveis, parecem fantásticas. Fico perplexo diante das muitas carrancas que a dor apresenta. Quanto sofrimento neste mundo! Há dramas e tragédias, misérias e degradação em tantos, que me recordo do princípio budista de que basta existir para ser presa da dor.

Terminada a entrevista, sentindo-se um pouco melhor por ter aliviado a tensão, com a abertura das comportas, é natural o confidente desejar expressões piedosas de condolências ou a declaração de que "não existe quem sofra tanto quanto você", ou palavras como "coitadinho".

Costumo frustrar tal expectativa, dizendo com a maior sinceridade: "Meus parabéns!"

Se não adiantasse logo as razões de meu proceder, por certo, mereceria ser chamado de "insensível" ou mesmo debochado, pois não se deve fazer troça dos dramas do próximo. Apresso-me em desmanchar a cara de perplexidade e decepção do interlocutor, completando: Se seu sofrimento e dificuldades são tão grandes, meus parabéns!, porque você conta com um dos fatores indispensáveis para progredir, você tem aquilo que pode levá-lo a superar a si mesmo, você conta com o que faz o ser humano realizar-se, tornar-se melhor, transformar-se, curar-se, vencer a distância que o separa da Perfeição. Você tem aquilo sem o qual o ser humano se deteriora na estagnação, ou mesmo regride. Você tem a arma da vitória, que é o desafio do sofrimento. Você alcançou reconhecimento de algo *essencial* a realizar. A dor impulsiona o engrandecimento. Suas dificuldades, imperfeições ou misérias lhe são um desafio. Você tem um desafio. Aceite-o. Enfrente-o. Aproveite-o para sua evolução. Aceite sua situação difícil não como uma desgraça e motivo para lamuriar-se; não como algo que vai destruí-lo, mas como a condição para desenvolver suas potencialidades. É no sofrimento de fogo e martelada que um pedaço de ferro bruto é transformado em um objeto de beleza ou utilidade. A falta de pernas faz nascer asas no verdadeiro homem.

Não se esqueça que a violência da poda torna a árvore mais bonita e vitalizada. Lembre-se de que a terra cujo lombo é rasgado pelas pás do arado ganha fertilidade. Assim é com o ser humano. Os desafios da desventura podem amadurecer a personalidade. As lágrimas que derramamos na dor não são de lastimar, pois enriquecem os dias de experiência. Quero que você me aponte alguém que se aperfeiçoou, se fortaleceu, floresceu em obras, fez-se herói, santo ou sábio através do prazer e na ausência da dor.

Não sou partidário de um ascetismo masoquista. Longe de mim achar que é preciso sofrer o martírio para poder ganhar o céu.

Ao contrário, acho loucura certos místicos praticarem: a autoflagelação. Afirmo o contrário. Creio que a tendência legítima e fundamental do ser humano é a busca da felicidade. Esta no entanto nem significa a ausência de adversidade e dor, nem é sinônimo de gozo e prazer. Acho que ser feliz é pairar acima das vicissitudes. Ser feliz, eu creio, consiste em viver liberto tanto do apego ao prazer, como do medo da dor.

Para terminar transcrevo algo que publiquei:

> Se eu fosse planta,
> gostaria de um meio favorável
> que me fizesse crescer...
> Mas sou homem,
> prefiro um meio adverso
> que me desafie crescer.
>
> (*Mergulho na paz*)

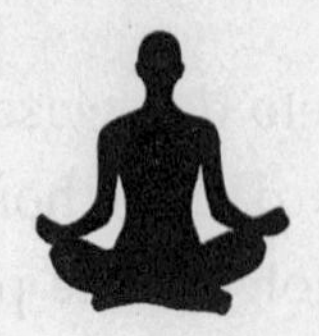

O mendigo e o abastado

Pobre não é aquele que não tem,
mas aquele que pede.
Rico não é aquele que tem,
mas aquele que dá.
Hermógenes

TENHO UM AMIGO, cientista ilustre e respeitado, dono de grandes propriedades. Tem carro bonito. Pertence a uma família ilustre. Tem apenas um ou dois aspectos onde a vida não o favoreceu como gostaria. Fechando os olhos a tudo quanto tem, vê em torno de si apenas tristezas, infelicidades e frustrações. Vive abatido a reclamar de tudo. Lastima-se invariavelmente sempre que me encontra. Sob o ponto de vista comum, é um ricaço. Sob o ponto de vista da realidade, ele o é?

Aurino é um "pobre" homem, que em toda sua vida tem estado em caminha de paralítico. Cresceu na horizontal. De seu leito "pobre" de enfermo, dirige, no entanto, uma grande empresa. Uma empresa de serviço. O serviço que oferece ao público é essencial, pois corresponde a uma necessidade praticamente universal. A empresa de quem poderia viver de esmola presta exatamente o serviço de assistência, de ajuda, de amparo aos necessitados de saúde e meios de vida. O "pobre" Aurino é um catalisador de amor, de beneficência, de humanitarismo. Mas que milagres o espírito não efetiva?! O "pobre" é sempre encontrado em Bangu disposto a auxiliar a todos os "ricaços" como meu amigo lamuriento.

Creio que, tanto quanto eu, você deve andar confuso sobre o que é ser "rico" e ser "pobre". Aurino é pobre ou rico? Meu amigo rico é rico mesmo ou é mendigo? Que vem a ser pobreza? E riqueza?

Ninguém é mendigo pelo que não possui e sim pelo que anda mendigando. Ninguém é rico pelo que tem, mas pela espontânea prodigalidade com que distribui.

O infeliz ainda mais infeliz se torna, se imprudentemente mendiga felicidade. O intranquilo aumenta sua inquietude com o mendigar a paz. O incompreendido ainda mais inaceitável se torna, pelas reclamações que despeja sobre os outros. Ninguém pode ter admiração por um sujeito que anda à caça de ser admirado. Quem pode respeitar aquele cuja maior preocupação é fazer-se admirado? Aquele que se reconhece injustiçado e sem correspondência amorosa, e vive a pedir amor, dificilmente será amado.

Não conheço quem sofra pela prodigalidade da ajuda que dá. O mundo no entanto está cheio de gente que se desgraçou por tanto pedir.

Se você tem cometido o erro de reconhecer-se vazio de muitas coisas e, no sentido de preenchê-las, vive a solicitar do mundo e dos outros que lhe concedam favores, que lhe atendam os rogos, você dificilmente será feliz. Primeiro, porque o mundo e as pessoas não gostam de atender aos vazios, aos indigentes, aos dependentes, aos que se reconhecem fracos, incompletos, carentes de respeito, desamados, incompreendidos, necessitados, deserdados... Em segundo lugar, porque você se está enterrando na infelicidade ainda mais, pelo fato de reconhecer-se carente, decaído, necessitado, fraco, incapaz, miserável; por estar criando um autorretrato negativo e mórbido.

Você já sabe o que é o subconsciente como um "servomecanismo"? Ou melhor, você sabe o que é um "servomecanismo"? Se já sabe, desculpe. Preciso no entanto explicar a quem não sabe. "Servomecanismo" é uma máquina cibernética (no estilo do computador eletrônico), que funciona de forma que, ao receber uma nítida missão a cumprir, exata e fielmente a cumpre. Assim são os torpedos, as bombas dos terroristas e os foguetes autodirigidos, que em hipótese alguma erram o alvo. Pois bem, o "servomecanismo" de seu subconsciente, a toda hora, recebe a missão que você lhe dá, através da imagem que faz de si mesmo (autorretrato). Cega e fatalmente cumpre a missão, isto é, com seu tremendo poder, faz de você o que você tem imaginado ser. Se você se vê como um desgraçado despojado de paz, força, saúde, amor, compreensão, respeito... finalmente de tudo que você ainda anda mendigando, então, a toda hora, a máquina cibernética de seu subconsciente está fazendo do desgraçado que você imagina, um desgraçado real (veja a nota da página 164).

Quando, em vez de pedir ajuda, você passa a dar, você está, pelas mesmas razões e segundo as mesmas leis, aumentando sua capacidade de ajudar. Se em vez de pedir que lhe amem, você ama sem se ressentir com a não reciprocidade; se você ama incondicionalmente, se "ama por amor ao amor", então, recebe, amor. Não por pedir. Mas em virtude da lei universal. Se você aprende a dar de si, verá aumentar a fortuna daquilo que aos outros tem dado. Se você é positivo, emitindo, distribuindo, ofertando, ajudando, compreendendo, estimulando, criando, irradiando, se fez de você um autorretrato positivo, será cada vez maior sua riqueza, maior a expansão de si mesmo, maiores os transbordamentos sobre os limites precários do ser humano "normal". Se você, esquecido das incompreensões de que tem sido vítima, gosta de dar compreensão a todos, virá a vencer também nesse aspecto da vida.

Quem pede está vazio. Quem oferta tem para dar.

Quem se lamenta atrai maiores razões para mais se lamentar.

Chegou a hora, meu amigo, de pensar em viver à sua própria custa, com seus recursos, com o pouco que possa ter, contentar-se com o que tem, de recusar-se a mendigar, a depender do que lhe concederem... Não por orgulho ou vaidade, mas por medida profilática, isto é, para evitar afundar-se nos escuros domínios da indigência material, psíquica e espiritual. Se você se lembrar que o "Reino de Deus" está dentro de você, e é um tesouro de felicidade, então, não na condição de mendigo, mas de hábil e confiante garimpeiro, dele retirará aquilo de que necessita para si e ainda mais para dar aos outros. Dê, sem ligar se o tesouro vai exaurir-se e acabar. Os bens materiais podem, materialmente, diminuir, na medida em que os esbanjamos. Os bens espirituais, ao contrário, crescem na proporção que com ele beneficiamos os outros.

Vamos fazer esta experiência.

Se até hoje, por palavras, gestos de desânimo, olhar indigente, gemidos e mesmo através das descrições de seus sintomas, você comportou-se como alguém que mendiga piedade, simpatia, palavras de caridade ou qualquer forma de ajuda, agora mesmo assuma o compromisso de evitar que os outros tenham "peninha" de você. Erga a cabeça, mesmo que a dor o queira vencer. Faça seus olhos brilharem. Tenha sempre um sorriso nos lábios. Substitua seus ais pelas notas de qualquer musiquinha animada. Não peça. Ofereça. Não capitule diante do velho hábito de posar de coitadinho.

Mesmo que você esteja em sofrimento, no chão, em pedaços, quando alguém lhe dirigir o convencional "como vai?", responda-lhe sorrindo: "Vou bem. Não vou melhor para não fazer inveja."

Experimente esse miraculoso tratamento.

Abaixo as lamúrias! Nunca mais a autopiedade nem a piedade dos outros!

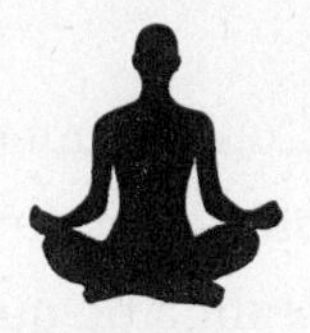

Contentamento (santosha)

Santosha cura impotência, úlceras, insônia, hipertensão, prisão de ventre, asma... enfim, toda doença originária do nervosismo, da insatisfação, da ansiedade e da apreensão.

Santosha quer dizer contentamento.

Contentar-se é acomodar-se com o que se tem, inclusive mesmo uma úlcera, a qual, todos já sabem, se agrava com a tensão psicossomática. Se o doente conversar com ela e lhe disser: "Até ontem pudeste amedrontar-me, manter-me em estado de alarma ou sofrimento, mas hoje, concordo, eu te aceito, não significas grande coisa para mim", infalivelmente vais melhorar. Essa atitude psíquica alivia a tensão. A estratégia para vencer a *coisa* é também essa? Contentar-se até mesmo com a situação da carência, falência, queda, crise... é estratégia para libertar-se de tudo isso. Usar *santosha* vale por assinar um tratado de paz e, consequentemente, desmoralizar o "inimigo". Contentamento é desafogo, pois liberta-nos da ansiedade por obter cura ou triunfar. Veja bem: não é capitulação de covarde. É a calma de quem se sente forte.

Se, para vencer uma carência, o contentamento é valioso, para a manutenção de um estado de razoável tranqüilidade o é ainda mais. Aliás, não haverá paz enquanto cobiçarmos algo, mesmo que seja a própria paz. Não alcança o céu quem por ele se consome de ansiedade. Uma forma de cair no inferno é tornar-se ansioso por ganhar o céu. Há um querer sereno, sem luta, sem tensões que abre a porta da vitória. Aprenda isso.

Não há riqueza maior do que o sentimento de ter bastante, de contentar-se com o que se é, bem como com o que ainda não se é, ou ainda não se conseguiu ser.*

Tenho sabido de muita gente que perdeu a saúde exatamente pela ânsia de ser sadio e forte. Tenho conhecido quem se perdeu vencido exatamente pela *luta* por fazer-se santo e perfeito.

Estar contente embora tendo mazelas é o caminho certo para delas libertar-se. Não se perturbe com suas próprias inferioridades. Não permita que defeitos, sintomas e carências façam de você um ansioso ou um abatido. Lembre-se de nossa conversa sobre os "normais" e a normalidade em nível baixo. Ser "normal" não é ser perfeito.

A vontade de ter o último modelo de carro, ou de usar as roupas mais em moda, ou de ver o nome nas colunas sociais, tem criado muitos problemas de estresse. Se a pessoa tem meios materiais para alcançar o objeto de seus desejos seria de esperar que se desse por satisfeita depois de atendê-los. E por que, ainda assim, se sur-

---

* Assim sendo, aquele que se contentar com o simples contentamento viverá sempre satisfeito (Tao). (*N. do A.*)

preende terrivelmente infeliz e decepcionada?! Não é satisfazer a insatisfação o que nos faz felizes. O não ter a insatisfação, sim.

Se você não descobrir um meio de sentir-se satisfeito com o que faz, com seu trabalho, por exemplo, continuará irremediavelmente infeliz nesse aspecto da vida. Nunca haverá tranquilidade para o comandante do navio, que, a custo, suporta seu posto, enquanto almeja estar num hospital operando enfermos. É infeliz por não ser médico. É infeliz por ser um navegante frustrado... Um advogado muito bem colocado chegou a tal ponto de ojeriza pelo escritório que, quando me procurou, estava há quase um mês sem voltar lá. O ambiente e a sua função davam-lhe náuseas, tonteira, angústia... Não procurei saber o que desejava era ser: banqueiro ou barqueiro, peão ou militar, mas vi que sem dúvida gostaria de ser outra coisa. Felizmente, no dia seguinte voltou sorrindo: tinha assinado um tratado de paz com a sua função. Estava contente. Seus sintomas haviam passado.

Qualquer que seja sua atual profissão, embora com seus mil defeitos, se você quiser, descobrirá que tem mil atrativos. A profissão que você desejaria ter, esteja certo, além dos mil encantos que você vê, oculta mil desvantagens que você não quer ver.

Nenhuma profissão deixa de ser útil a milhares de milhões de seres humanos. Seja eficiente em sua profissão, desempenhando-a a serviço de Deus e dos homens.

Mas, se o caso for de absoluta inadequação e você estiver sendo negociante por erro, ou necessidade, quando realmente nasceu para a arte, procure trocar, mas por favor, faça-o sem ansiedade, sem aflição, sem precipitação.

Não confunda contentamento com covardia. Não confunda *Santosha* com o conformismo dos fracos nem com a indiferença dos tolos. Se tal confusão todos fizessem, a civilização pararia, e impossível seria o progresso.

Satisfação não é contrária ao querer firme, constante e sereno dos sábios, mas é a antítese da apressada, febril, *rajásica*, traumática, tensa e ansiosa caça ao sucesso em qualquer de seus aspectos.

Não é bom negócio conquistar poderes, posses e posições e, em troca, perder a saúde e a paz.

Reflexão: Minhas insuficiências, limitações, defeitos, incapacidades, impurezas e imperfeições, com a graça de Deus e minha dedicação, virão a ser superadas. Para tanto, preciso não me perder no sentimento de ansiedade e me debater na insatisfação. Aceito-me como sou, e só assim consigo saber o que sou e o que em mim preciso transformar. Sinto-me tranquilo, mesmo me reconhecendo pobre e carente de perfeição. Ao contentar-me, conquisto paz, e com a paz, o remédio.

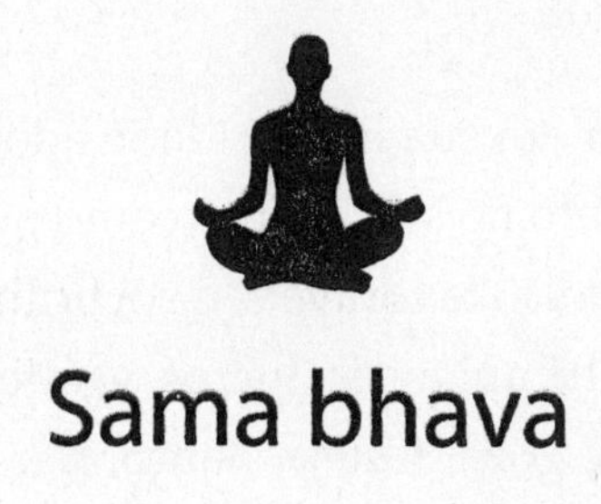

Sama bhava

ALGUÉM QUE DIGA que não pode passar sem isso e que tem horror àquilo é um joguete das circunstâncias. Quando possui ou desfruta as coisas que "adora", está feliz. Quando lhe faltam, fica triste e ansioso. Quando consegue estar distante e protegido contra aquelas coisas que "detesta", se sente bem. Quando não, adoece. Uma pessoa assim, só conquistará sua mente e se sentirá realizado, quando desenvolver *sama bhava* (*bhava*, atitude psíquica; *sama*, igual). Só assim conhecerá satisfação, contentamento, equilíbrio e equidistância dos opostos da existência. É condição de maturidade. E, reciprocamente, gera maturidade. À medida que, por outros meios, a mente vai sendo conquistada, o homem vai deixando de ser um vinculado e um frágil, vai atingindo *sama bhava* ou equanimidade; vai triunfando sobre a dança das circunstâncias externas e ficando invulnerável, imperturbável, independente, incondicionado aos acontecimentos que lhe escapam ao controle.

O homem vulgar em sua imaturidade adoece dos nervos, porque é extremado tanto no sofrimento como no gozo.

Quando as coisas são favoráveis, o sol brilha, o mundo sorri, os amigos o estimam, há aplausos, lucros, saúde, tudo vai de "vento à feição", ele exulta, goza, festeja, dança, ri e chega até a ficar generoso e confiante.

Quando, no entanto, sobrevém o desfavor da sorte, quando há chuva miúda ou cerração escondendo o sol, se os amigos se afastam ou falham, quando recebe críticas e censuras e sabe de calúnias, se o filho vai mal na escola ou o movimento da bolsa é ruim, entrega-se ou ao abatimento ou à revolta; o desalento então cava-lhe rugas na testa e "brechas na alma". A personalidade imatura não conhece meio-termo entre gargalhadas e lágrimas, desvarios de prazer e gemidos de dor, satisfações de orgasmo e pranto de desespero. Pessoas assim, levadas ao sabor das tempestades emocionais, precisam aprender a equanimidade dos sábios, que não se perturbam quando o destino lhes tira dos lábios a taça de mel e, em troca, dá uma de fel. O sábio sabe que na vida há noites frias e quentes, dias trágicos e venturosos, sins e nãos, saciedades e fomes, berços e esquifes, vitórias e derrotas, lucros e perdas, portas que fecham e portas que se abrem. O sábio não se deixa perturbar nem pelo dulçor nem pelo amargor dos frutos que lhe são dados. Não chora demais nem ri sem medidas. É sereno. É equânime. É igual. É invulnerável aos opostos.

O caçador de prazeres, de compensações, de fortuna, de posições, de aplausos, de lucros, de tudo que julga desejável, é em geral um débil, pois, na mesma medida com que se alegra com a conquista daquilo que busca, desespera-se, sente-se desamparado e perdido diante dos menores vetos e negativas que o destino lhe impõe. Quase sempre sente medo de perder o que tem ou o que pensa que é, e adoece de medo diante das ameaças a ele ou a seu patrimônio. Ao primeiro prenúncio de dor de cabeça, se acovarda e, assim, a agrava.

Quem faz da equanimidade sua fortaleza interna é inexpugnável. Não teme perder nem se perturba na ansiedade de conquistar.

Equânime não é a pessoa fria, indiferente e inconsequente. Embora se apercebendo da significação de ser favorecido ou desfavorecido, embora participe ativamente dos fatos, consegue um sadio isolamento emocional, colocando-se acima deles. Na estratosfera do espírito reside sua tranquilidade. Tufões e muita chuva só perturbam as camadas inferiores da atmosfera da mente e da matéria.

Aprenda a ser equânime, amigo, e se torne invencível.

Para isso, procure fazer uma noção exata do mundo que o cerca. Aprenda a tomar as coisas como vêm. Liberte-se dos óculos escuros do pessimismo e igualmente dos óculos azuis do otimismo. Contemple com isenção os dois pólos perenes da realidade. Vício e virtude, bom e mau, bem e mal, fácil e difícil, verso e reverso, junções e separações, queda e ascensão, estão aí e aqui, estiveram e sempre estarão em toda a parte, quer você goste, quer não, quer lucre ou perca, sofra ou goze. Na obra do Absoluto "tudo é necessário" e em nossa vida "nada é imprescindível" a não ser o amor de Deus. Aprenda a aceitar com equanimidade o que a vida lhe der. Só assim poderá seguir o que o Epíteto ensinou: "Não faça sua felicidade depender daquilo que não depende de você."

Quando a ansiedade lhe impedir o sono ou estiver querendo impacientar-se na fila de atendimento; quando o patrão disser que não lhe vai conceder o aumento ou a chuva estragar seu domingo na praia; quando sua úlcera começar a dar sinais; quando sentir ímpetos de desespero, de desânimo ou outra emoção perniciosa, diga a si mesmo: "Devo aproveitar esta oportunidade que a vida me apresenta e aprender a ser equânime. Vou fazer *tapas,* isto é, austeridade; vou aceitar sem reclamar, sem me sentir vítima da má sorte; vou colocar-me acima das circunstâncias. Não vou perder a paz de Deus dentro de mim por causa desse aborrecimento temporário."

Reflexão: Até ontem eu dividia as coisas e as situações sob o critério estreito de meu egoísmo.

Sem qualquer serenidade, era atirado de um lado para outro, totalmente manobrado por acontecimentos externos a mim. Do extremo da alegria sem sobriedade era quase sempre lançado no vale do amargor sem esperança, em função do julgamento que fazia dos fatos, no ritmo e na alternância dos *opostos* da existência.

Hoje, menos egoísta, nada que ocorra pode desequilibrar-me. Hoje, com *sama bhava*, infenso à dança dos *opostos*, nada me leva aos exageros da alegria, nada me pode deprimir e aborrecer.

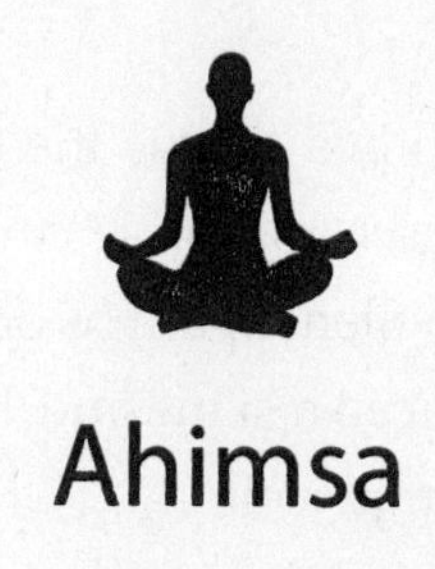

Ahimsa

EVITE SER AGRESSIVO OU VIOLENTO. Aprenda a não reação.

Gandhi, para conquistar a independência da Índia, usou a mais poderosa de todas as armas contra o Império Britânico: a mansidão. Ele acreditou em Jesus, que no "sermão do monte" prometeu que os pacíficos herdarão a terra.

Da próxima vez, quando você tiver ímpeto de ferir seja com gesto, seja com palavras, olhares de ira, com desejos de prejudicar alguém (um empregado, um desconhecido, um parente), procure lembrar-se de que ele é uma expressão de Deus e assim, nem com pensamento, nem com olhar, nem com palavras, nem com os nervos você o ofenderá.

Mais eficiente do que evitar agredir é no entanto passar à atitude de benevolência, isto é, querer bem a todos. Transforme-se em estação emissora de vibrações benevolentes, assim não terá de reprimir nada e não terá de sufocar emoções.

Se o *ahimsa* em relação aos outros lhe traz tanto bem, em relação a você mesmo chega a tornar-se condição indispensável à libertação. Se você é benevolente para os outros, por que há de ser demasiado severo em relação a si mesmo?! Use *ahimsa* para quando se reconhecer fraco e imperfeito.

Digamos que você quer deixar o álcool e não consegue, apesar dos *grandes esforços* que tem feito. Pois bem, não seja drástico. Principalmente não diga coisas negativas de si mesmo a si mesmo. Não se agrida. Isso complica tudo, pois funciona como autossugestão negativa. Diante de suas capitulações ou quedas, use *ahimsa*. Relaxe. Você vai deixar de beber, mas sem violência. "Deixe cair a casca da ferida. Não cometa a imprudência de arrancá-la."

O que foi dito em relação ao alcoolismo é válido em relação a uma recidiva da "*coisa*", aos comportamentos compulsivos, obsessivos, irracionais e tudo quanto você chamaria debilidades.

Tenha *ahimsa* para si até mesmo quando não conseguir ter *ahimsa* para alguém que o ofendeu, quando não puder reprimir ou frustrar um revide à agressão sofrida.

Mantenha os olhos no objetivo que quer alcançar. Mesmo que pareça difícil agora, com paciência e *ahimsa*, você conquistará *ahimsa*.

Outra coisa muito importante. Aprenda a ser benevolente para si mesmo, mas defenda-se de cair no exagero de autocomplacência e de autojustificação.

Ahimsa significa não morder, não impedindo, no entanto, que se mostre os dentes. Jesus, que se deixou mansamente pregar na cruz, no templo, numa demonstração de ira santa, virou as mesas dos imorais. O yoguin sabe que a ira é uma das emoções mais destruidoras, por isso evite-a, mas aprenda a irar-se estrategicamente, por fora, conservando *ahimsa* por dentro.

Dose *ahimsa*. Seja enérgico quando necessário e na medida necessária.

Para chegar a não ferir ninguém aprenda primeiro a *não se deixar ferir por ninguém*. Suba a montanha até não ser alcançado pelas pedradas das crianças e pauladas dos tolos.

Um *ahimsa* ilimitado também é imprudente. Não ofender é uma coisa. Não se defender da agressão é outra.

Ramakrishna lembra que "a ira no sábio dura tanto como um risco que se faz na água".

Reflexão: Já não sou vulnerável. Os outros já não conseguem me ferir. Não ponho minha paz e meu bem-estar ao alcance da agressão que os ignorantes, doentes e infelizes me atiram. Eu aprendi com Jesus: "Perdoai-os, Pai. Eles não sabem o que fazem." Cada vez mais posso dizer que Eu Sou perdão, que Eu Sou compreensão, que Eu Sou mansidão.

Aprendi a vencer sem perder a mansidão. Aprendi a *não reagir* e, assim, vencer. Não agrido. Não luto. Sou tranquilo e paciente. Minha vitória está em não revidar, em não me exaurir no esforço cego e improdutivo. Minha defesa é minha capacidade de não me zangar. Quero o bem para todos os seres.*

---

* O soldado corajoso não é violento (Tao). (*N. do A.*)

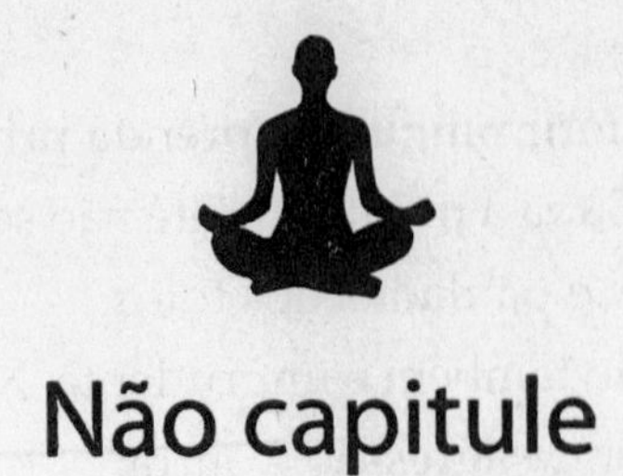

Não capitule

TENHO DE DEIXAR ISTO, que está me matando", dizia ele sob um ataque de tosse brônquica e meio afogado em secreção, mostrando um toco de cigarro entre os dedos amarelados de nicotina.

Ele é o símbolo do homem acorrentado. Seus grilhões são feitos de fumo. De outros, podem ser de álcool. Todos os grilhões são fortíssimos, e o são exatamente na medida da fragilidade dos acorrentados.

A maioria deles quer libertar-se ou necessita libertar-se, porque, seja o fumo, seja o tranquilizante, seja o álcool, o jogo ou alguns maus hábitos, seus tiranos lhe trazem enfermidade, sofrimento e, às vezes, abjeção.

Todos os grilhões causam prejuízos ao psiquismo, mercê de demonstrarem ao próprio homem que ele está vencido, que é escravo, tíbio e sem vontade. Quem quer que chegue a essa condição sofre muito com o reconhecimento de sua servidão, que considera ser sem esperança. Diante de cada frustrada tentativa de resistir, mais infeliz se torna e mais vencido se sente. Seja toxicômano, alcoólatra, tabagista, viciado em jogo ou vítima de comportamentos compulsivos, pensamentos obsessivos e tiques nervosos, o homem é presa de um círculo vicioso que inexoravelmente o domina e o deprecia. O álcool, os tóxicos e o fumo, além do mais, agridem diretamente o próprio organismo. E esse efeito nefando amedronta o viciado.

A situação daquele que, vítima das garras do *pecado* necessita deixá-lo, sentindo a impotência de fazê-lo, Ramakrishna comparou à de uma serpente, que tendo abocanhado um malcheiroso rato almiscarado, quer dele livrar-se, mas não pode, pois em virtude do formato dos dentes, o rato não se desprega. Assim é o viciado que conhece o mal que o vício lhe faz e, no entanto, não consegue deixá-lo.

Nessa situação, é comum o viciado recorrer ao que a psicanálise chama uma *racionalização*, isto é, usar a razão para forjar "razões" consoladoras e explicativas, para com elas "justificar-se" diante de si mesmo e dos outros, pelos atos que é coagido a praticar, que não pode evitar, mercê de compulsões subconscientes.

O ébrio bebe "para esquecer", ou porque "o álcool é vasodilatador", ou "para desinibir-se", ou "porque está fazendo frio".

Tenho sabido até de "professores de yoga" (?!) que, exatamente por não se dedicarem às práticas, não se libertaram do fumo e do álcool e por isso engendram razões tão capciosas que quase chegam a fazer proselitismo de vícios, recorrendo ao argumento de que é preciso se conservar *amor à liberdade*. Só se for a liberdade de continuar fraco e dominado!...

A primeira forma de vencer o vício é não permitir que nasça. A segunda é impedir que cresça. A terceira é a erradicação progressiva e inteligente.

Evitar que a semente daninha caia em seu quintal é a mais eficiente maneira de não precisar arrancar a frondosa árvore depois.

Um vício se forma aos poucos, seguindo estágios.

O primeiro cigarro que se fuma, com certo desprazer, é o início de um processo que poderá vir a tomar conta da vítima.

O meninote acendeu seu primeiro cigarro, por força da sugestão dos de sua idade e também porque o cigarro representava para ele a masculinidade que, ainda imaturo, deseja ter. O início de um vício é quase sempre destituído de prazer e, especialmente no caso do cigarro e do álcool, chega até a ser desagradável. Constitui mesmo um *sacrifício necessário* àquele que deseja "se mesmificar", ficando igual aos outros.

A segunda fase surge quando, imperceptivelmente, o desagrado vai cedendo e já não há sacrifício. Aquilo que era mal recebido pelo organismo, por ser antinatural, começa a ser aceito. Podemos dizer que o fumo ou o álcool, nessa fase, nem dá prazer nem desprazer. São neutros.

Ainda aqui é simples cortar o processamento.

Está-se entrando na terceira fase quando já se fuma ou bebe com certo gosto. Agora mais fortes vão se tornando as correntes, e o indivíduo começa a capitular de sua condição de agente livre, de ser humano dono de si mesmo.

A quarta fase é aquela na qual o organismo, já condicionado, só se sente normal quando é atendido em suas necessidades do agente condicionante. Daí por diante, também o psiquismo só se acalma depois que o viciado cumpre o "ritual". Está a árvore daninha dominando a área. O viciado, embora se sentindo covarde e desgraçado, embora sabendo que está minando o corpo e a alma, não tem como resistir às imposições da necessidade de aplacar seu psiquismo e seu corpo sedentos do objeto do vício: seja o copo, o cigarro, o sexo ou o barbitúrico. É a fase da *dependência* orgânica e psíquica.

No caso do jogo, o processamento é semelhante, atendendo, naturalmente, às peculiaridades. O fascínio pelo risco de perder e a esperança de ganhar ou recuperar o que já perdeu mantém o jogador prisioneiro, que embora veja que está sacrificando tempo, energias, nervos, saúde, dinheiro, família e, às vezes, dignidade, é impotente para afastar-se da mesa do vício.

O bêbado de hoje poderia ser uma pessoa sóbria e com autodomínio se, em certo momento do passado, não tivesse cedido à "iniciação". Ele já não se lembra em que reuniãozinha social, para mostrar-se *igual aos outros,* cretinamente bebeu seu primeiro gole, sentindo abominável o gosto, mas tendo de aparentar que estava gostando (segundo a moda). O tabagista de hoje, baixado ao hospital para operar o pulmão, não se recorda daquele dia na infância em que, para parecer adulto e *igual aos outros,* deu as primeiras baforadas num cigarro que um colega lhe dera. Pode ser dito o mesmo em relação àquele que se degradou com as "bolinhas" ou com os cigarros de maconha. Em todos esses casos, o início é sempre sob a persuasão dos outros; e sob imitação, isto é, filiação à moda. Na origem, todos os "iniciados" já eram pessoas comumente chamadas "fracas de espírito", ou seja, os de personalidade e mente amorfas, vidas inconscientes que buscam segurança, aceitação e prestígio no meio em que vivem, renunciando consequentemente ao *dever de serem autênticas.* O medo de ser diferente leva o fraco a imitar os do grupo. Quando o grupo é de gente viciada, o resultado é viciar-se.

Se você conhecer e sentir a inexpugnável fortaleza e o tesouro de paz e ventura que há em você, nunca buscará sua segurança nos integrantes de seu grupo e terá a sábia *coragem de ser diferente.* Só os que são diferentes têm condições de não apenas se sobrepor, mas de liderar.

Se você quiser continuar senhor de si e ganhar condições de ajudar aos outros, negue-se à vulgarização, tendo a *coragem de ser diferente.*

Na próxima reunião, quando todos, igualados, bem "normaizinhos", bem "mesmificados", estiverem bebericando, fumando e fazendo uso indevido da faculdade da palavra, sem pretender afrontá-los nem parecer melhor do que eles, *não tenha medo de ser diferente*. Quando todos os companheiros de seu grupo o convidarem para uma noitada de pôquer, lembre-se do imenso valor que representam seu equilíbrio, sobriedade, seu tempo e sua saúde, e convide-os para fazer algo melhor. Tenha a *coragem de ser diferente*.

É provável que a vulgaridade não entenda nem perdoe alguém que se nega a vulgarizar-se e agrida você. Mas você deve lembrar-se de que os raros autênticos são indispensáveis para servirem de esteio, de pontos de apoio, de orientação ao homem comum, escorregadiço e amorfo.

Não queira ser igual, em troca de ser aceito. Não ceda ao alcoolismo, ao tabagismo, aos narcóticos, às noitadas de dissipação. Só os psiquicamente adolescentes, por inseguros, o fazem. Revele sua maturidade, recusando-se, sem ofender aos vulgares, a segui-los em suas "normais" reuniões de vício e degradação.

Isso é o que eu quis dizer ao sugerir que você não deixe cair a semente daninha em seu quintal.

Não capitule.

Não esqueça o preceito hindu: "Semeia um ato e colherá um hábito. Semeia um hábito e colherá um caráter. Semeia um caráter e colherá um destino."

Se você deseja libertar-se de um vício, aprenda como proceder lendo "Vitória pela Inteligência" (veja página 233).

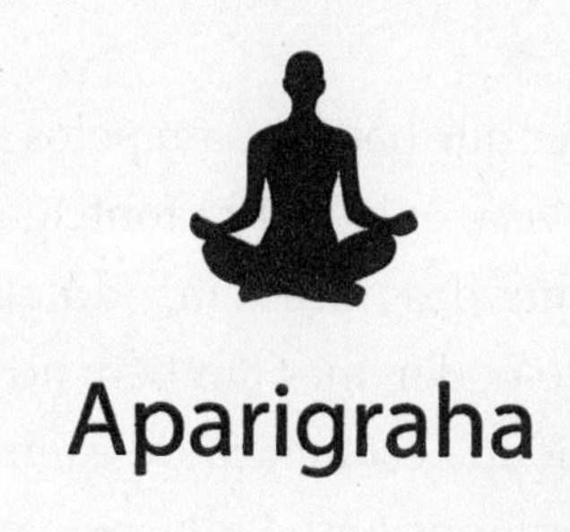

Aparigraha

É UM PRECEITO DO YOGA e significa "não cobice". A cobiça é fonte de ansiedade. Por sua vez se origina da insatisfação. Nasce da frustração e gera frustração.

Dela pode advir muitas atitudes mentais, destruidoras da saúde. Quem cobiça jamais chega a experienciar a doçura do contentamento, desde que está sempre em luta por mais e por melhor.

Se você amarrar sobre as costas de um jabuti um pedaço de pau tendo na ponta um pedaço de alface, teoricamente pelo menos, vai fazê-lo andar até fisicamente exaurir-se. Atraído pelo cheiro apetitoso, andará, sempre a perseguir o inatingível. É o símbolo da cobiça.

Cobiçando maior conta bancária e mais poder econômico, muitos comerciantes, industriais, homens de empresa cometem suicídio trabalhando demais, ou, explorando os outros, se perdem no emaranhado de valores que não passam pelos portões da morte. A cobiça dá origem à inveja, que é outra fonte geradora de desequilíbrios e crimes. Quanta desgraça tem sido gerada por políticos, não só na conquista do poder, mas também no exercício do poder! A história da humanidade está cheia de exemplos de povos que foram dizimados por alguns obsedados pelo poder.

A cobiça, quer pelos cifrões, quer pelo mando, quer pela notoriedade, tem feito imperar na terra a corrupção. Na luta pelo poder, seja econômico, seja político, o homem se destrói, perseguindo o que no final é tremenda decepção.

A morte é certa e não respeita nem rico nem rei.

Se você é político ou deseja fazer vida política precisa lembrar-se de que o poder político é um "talento" que deve ser judiciosa e inegoisticamente usado para o *bem-comum*. Quem o utilizar em proveito próprio, e, consequentemente, prejudicando o bem social, estará desafiando a Lei do Karma que é infalível. O verdadeiro yogue, se tivesse medo de alguma coisa, temeria cometer erros no uso do poder econômico, político ou social *emprestado* por Deus.

O yogue é candidato à saúde e à paz de espírito, e por isso está sempre alerta para não se deixar corromper e, para isso o preventivo é *aparigraha*, a não cobiça.

A cobiça, mesmo que seja pelo céu, nos perturba.

É fato comprovado por poucos homens felizes que, somente depois de aliviados da cobiça, vieram-lhes às mãos as coisas que até então haviam em vão perseguido.

As gemas parece que fogem da bateia do garimpeiro endoidecido pela cobiça.

Aparigraha, a não cobiça, tranquiliza a alma. E quando há tranquilidade, até os pântanos ganham o privilégio de refletir as nuvens.

Não tolde sua alma, amigo, com a agitação da cobiça. Não cobice nem sequer sua cura, para, assim, não a retardar.

Reflexão: Andei inquieto e infeliz na perseguição ansiosa de valores, de interesse, de objetos, de conquistas... Hoje o que mais desejo, mas sem cobiça, é o Reino de Deus. Os "acréscimos" vêm a seguir, em consequência, sem que eu os persiga.

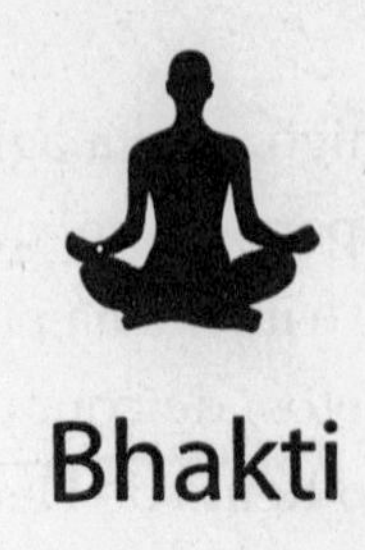

Bhakti

É O CAMINHO DO AMOR devoto a Deus. É a solução mais adequada aos que nasceram dotados de grande sensibilidade (místicos, poetas, artistas), cuja afetividade lhes domina a vida.

Quem, atendendo a Cristo, busca "primeiro o reino de Deus", pelos caminhos do amor, infalivelmente alcançará os "acréscimos", e entre estes a superação de todos os conflitos e ansiedades. "Deixo-vos a paz, a Minha paz vos dou... Não se turbe vosso coração, nem se atemorize" (Jo 14:27).

Efetivamente, é impossível ver-se lágrimas de desespero nos olhos dos que vivem inebriados de amor, se lembrando de Deus. O devoto, vendo-O em tudo, e em tudo O adorando, está isento, longe do desespero. Não há melhor recurso psicoterápico do que amar a Deus acima de tudo e em tudo.

Os homens gastam-se, perdem-se e se destroem na busca dos efêmeros "acréscimos", esquecidos do essencial. Basta mudar de orientação, e amar a Deus com todas as forças da alma, dedicando-Lhe pensamentos, sentimentos e ações; basta inverter, mediante um discernimento superior (*viveka*), o processo de busca, passando a buscar antes o Reino de Deus, e todo sofrimento cessará. E a cruz pesada começará a perder peso. E acabará se transformando em bem-aventurança.

> Mas aqueles que Me devotam todas as ações e a Mim se entregam inteiramente, Me adorando, meditando sobre Mim em uma yoga sem desfalecimentos; aqueles que fixam em Mim sua consciência inteira – Ó *Partha*! – rapidamente Eu os livro da morte, a que está encadeado o oceano da existência. Não duvides que deves pairar em Mim, que estou além desta existência mortal. E se não és capaz de manter a consciência firmemente fixada em Mim, então, pelo yoga da perseverança, busca-Me... (*Gita*).

Eu posso dizer, por experiência própria, que não há dor que não se vá, quando a Divina Presença é por nós convidada a ficar. Não há sofrimento que o amor a Deus não cure.

Não queira no entanto usar *bhakti* como um analgésico ou um tranquilizante ao alcance da mão. De uma hora para outra, quando dentro de uma crise de angústia, não basta voltar-se para Deus e dizer: "Pronto, agora estou precisando. Eu te amo, portanto vem salvar-me deste inferno." Devoção a Deus é coisa séria. É definitiva, ininterrupta e total. Somente sendo assim, serve de remédio infalível contra os padecimentos existenciais. Só assim constitui remédio contra a *coisa*. Deus não atende a toques de campainha.

Experimente. Desenvolva amor à Onipresença e veja como o milagre ocorrerá. A paz reviverá na alma e no corpo. Os espinheiros continuarão a existir, mas se seus espinhos ainda cortam as carnes, as chagas que abrem logo se fecham e a dor, antes insuportável, perde a intensidade e acaba vencida pelo gozo espiritual dominante.

A alma do *bhakta*, reino de Deus, é inexpugnável, absolutamente fora do alcance da dor. Desenvolva *bhakti*, comece agora a amar a Deus acima de todas as coisas, bem como em todas as coisas e pessoas. Ame a Onipresença manifesta em tudo e não somente vença a dor, mais seja um comensal da Suprema Beatitude (*ananda*).

"Extremamente queridos, por mim, são aqueles que me consideram o Fim Supremo e, dotados de fé e devoção, seguem esta religião-néctar" (*Gita*.)

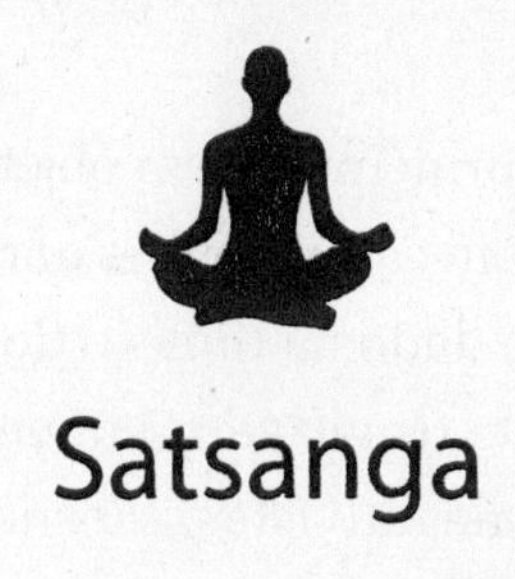

Satsanga

S*ATSANGA* **OU COMPANHIA DOS HOMENS SANTOS** é um outro modo de conquistar a mente, portanto, a saúde e a paz. Dos homens santos e sábios temos não somente palavras e exemplos que nos encaminham para a santidade e a sabedoria, mas também algo imponderável, imaterial, que conforta e nos torna melhores do que somos. Todos eles têm em torno de si uma aura de luz, inteligência, pureza, energia e santidade, que se irradia em todas as direções. Escutá-los, vê-los, estar perto de um deles é bênção. Da mesma forma e na mesma medida em que estar em companhias degradantes é corrupção. A presença de um homem de Deus cura enfermos e transforma pessoas.

Selecione suas companhias. Se não conhece nenhum homem realizado espiritualmente, prefira a companhia pelo menos de quem é física, moral e psiquicamente sadio. Evite as pessoas sem paz, sem bondade, sem princípios, sem objetivo na vida, pelo menos enquanto você não tem *algo* para lhes dar. Estar em companhia de beberrões é um passo dado na direção do alcoolismo. Evite-os. Evite os que jogam. Evite os viciados em entorpecentes. Evite os maldizentes, corruptos negativistas, sensuais, promíscuos intrigantes, perversos, inescrupulosos, egoístas, vazios, vaidosos...

É para fazer *satsanga,* que você deveria comparecer aos cultos públicos de sua igreja, aos concertos, aos centros de estudos, onde se cultiva a vida espiritual.

É sinal de alarme você achar prazer em estar junto de pessoas vulgares, orgulhosas, maledicentes, ignorantes, esnobes, dadas à vida perversa ou vazia. Na mesma medida em que é bom sinal sentir-se feliz em presença de pessoas que se dedicam à busca de Deus e dos valores espirituais.

A bondade e a maldade são mais contagiantes do que os resfriados. Analise os grupos de que você faz parte. Procure assinalar os sentimentos, interesses, as emoções e as conversas dominantes. Exclua-se daqueles que se comprazem com vulgaridades, luxúria, baixezas. Recuse-se a integrar as rodas de maledicência, vícios e hedonismo grosseiro.

Já estou lendo seu pensamento que está indagando, com desalento: "E onde vou encontrar uma turma sadia, espiritualizada, otimista, generosa?!..." Você tem razão. Não é fácil, mas impossível não é. Sua igreja pode ser uma solução.

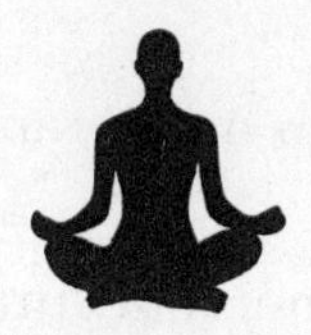

Vitória pela inteligência

VAMOS SUPOR QUE VOCÊ quer largar o cigarro e o álcool e, como tantos outros, não se reconhece bastante forte para consegui-lo. Desejo ajudá-lo a fazer isso.

Sou adepto de um método suave, tranquilo, sem violências, progressivo e fundamentado em vigilância, coragem serena, paciência e persistência.

A prática do estilo de vida e dos exercícios ensinados aqui e em outros livros meus sobre yoga melhora o tom orgânico e psíquico, o que torna muito mais simples vencer o vício. O que se passa é uma transformação nas células nervosas. É uma desintoxicação, não somente orgânica, como também psíquica, que alivia a unidade psicossomática daquela necessidade condicionada, que caracteriza o vício.

Não tenha dúvida de que a vitalização geral pelos exercícios respiratórios, a purificação dos nervos, o tono muscular ideal, a sensação de repouso irão melhorando o organismo, que se liberta.

A alimentação, a cura moral, a cura filosófica, concomitantemente, agem em proveito de vencer o vício.

Costuma-se chamar "remédio heroico" a pretendida interrupção brusca, definitiva, total e imediata do vício. Tal solução tem dado certo em muitos casos, mas em outros, tem criado problemas e mesmo fracassado.

Eu prefiro sugerir a solução suave e sem lutas, onde não cabe esforços e tensões, onde o maior papel cabe à inteligência, à perseverança, à coragem e à firmeza. A tauromaquia pode simbolizar esse processo. O toureiro vence com destreza, que é fruto de coragem e também por seu turno gera mais coragem. Vence com inteligência, pois a tem maior do que o touro. Ele não combate o animal. Evita ser alcançado por ele. O toureiro deixa que seu adversário ataque no vazio, e este, de tanto fazê-lo em vão, de tanto inutilmente esforçar-se por atingi-lo, cai esgotado, vítima de sua própria ira. O homem sabe superar a força bruta, usando sua inteligência superior. A serenidade do homem é a sua principal defesa, enquanto a ira do bicho, sua perdição.

Eu, pessoalmente, condeno as touradas por ser um esporte sangrento, muito à base do sadismo. Se o toureiro se contentasse com o demonstrar-se superior por não se deixar atingir, até a fadiga do animal, daria às multidões uma grande lição, a de como dominar a pseudossuperioridade da matéria.

A lição do toureiro é proveitosa para os que sentem necessidade de vencer adversários da natureza do fumo, do álcool, do entorpecente e, por que não, os maus hábitos ou automatismos patológicos do organismo?!

É preciso que você a reconheça imediatamente armado com a mais possante arma: a inteligência. Sua inteligência lhe dirá quais as atitudes eficazes e a maneira de proteger-se; ajudá-lo a conhecer-se a si mesmo e conhecer também a *coisa*, que você precisa vencer. Sua inteligência lhe dirá: "não se afobe", diante do assalto; "não desanime", durante o assalto; "não se desespere", diante de eventuais vitórias do adversário; "não se irrite"; "não perca seu controle"; "não responda frontalmente ao assalto"; "seja paciente e saiba esperar"; "nada de medo"; "aprenda a desmoralizar a *coisa*" fazendo-a reconhecer que você já não a teme.

Use a inteligência e saiba esperar a vitória certa. Não se deixe dominar pela pressa e pela ansiedade... Sua vitória é certa, se seguir o que este livro sugere. Nada de contra-atacar com violência, ira, medo e descontrole. Nunca se viu toureiro algum vencer o touro retribuindo-lhe as cabeçadas. Não tenha pressa em querer libertar-se de uma compulsão, de um comportamento, de um velho automatismo enraizado.

"Deixe cair a casca da ferida." Não cometa a imprudência de arrancá-la.

Tenha plena certeza de que o vício, vencido graças à sua transformação psíquica, física e ético-filosófica, acabará cansado de tentar inutilmente escravizá-lo. No novo homem que você será não haverá lugar para vícios e fraquezas.

Mantenha seu *sádhana* (disciplina), sem se assustar pelos pequenos e eventuais fracassos. Mantenha-se sereno, firme e esperançoso.

E mais uma vez: não cometa a imprudência de "arrancar a casca da ferida".

Sua vitória se fundamenta em:

- a graça de Deus;
- sua atitude inteligente, com muito *ahimsa* e sem qualquer medo;

- desintoxicação e harmonização orgânica;
- autossugestão.

Ao fazer autossugestão seja inteligente. Não afirme jamais por exemplo: "nunca mais fumarei". Isso constitui uma *oposição* ou ataque frontal, destituído de *ahimsa*, portanto, sem inteligência. Em vez de "*decidi* deixar o álcool" prefira dizer "*escolhi* deixar o álcool". A primeira fórmula é um compromisso pesado, que acarreta grande dose de tensão. A segunda, mais inteligente, tem *ahimsa*. Consiga cumprir a "escolha" por 24 horas, terminadas as quais você repete a opção por deixar de beber e passar mais 24 horas dizendo para si mesmo "*escolhi* deixar o álcool" (e sem tocar em bebida). E, assim, com a graça de Deus e sua inteligente autossugestão, vencem-se mais 24, e muitas outras 24 horas, até a libertação definitiva. Diante de uma tentação maior, ore. Peça forças a Deus. Respire amplamente várias vezes. Continue a contar com Deus.

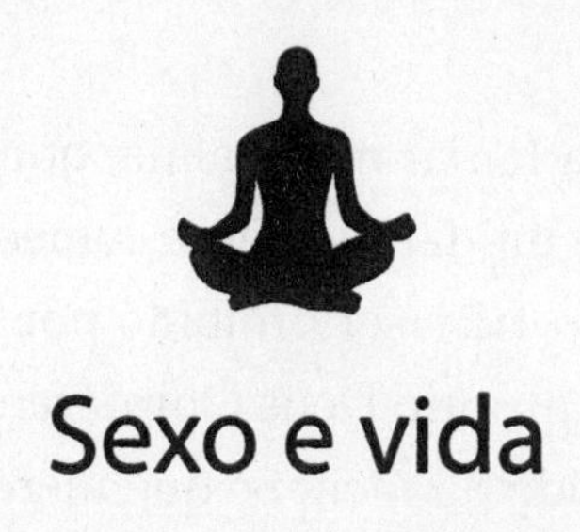

Sexo e vida

Duas atitudes extremas em relação a este relevante problema da vida devem ser evitadas pelos candidatos a uma vida feliz e saudável:

- castração psíquica;
- a desregrada e degradante gratificação.

A primeira é o caso dos que, por ignorância e erro, fazem do sexo um tabu, e por isso o evitam, condenam e até o temem. Quem vê no sexo uma imundície, uma ofensa à moral religiosa, portanto algo a ser temido; quem vê no ato sexual o "pecado original", que nos condenou ao inferno; quem vê no sexo um antideus, uma queda, uma condenação à "vida sem Deus" ou uma vergonha a ser ocultada; quem vê no sexo uma fraqueza ou artimanha engendrada por *belzebu*, para tomar nossa alma; quem vê o sexo assim tão deformado, precisa mudar de ideia e começar a descobrir que, além de não ser pecado, nem ser proibido por Deus, é, ao contrário, uma expressão do próprio Deus Onipresente.

Essa castração nascida da mente é que mereceria ser chamada de *belzebu*. E tem sido tormento e desequilíbrio para muitos seres humanos.

É impossível, em poucas frases, demonstrar que, dentro dos limites da normalidade, o sexo é, não apenas benéfico, mas mesmo uma necessidade biológica, psíquica, moral e espiritual.

O próprio yoga, mal interpretado tem criado dificuldades àqueles que fanática e irracionalmente se decidem a cumprir um preceito chamado *brahmacharya*, que, ao pé da letra, quer dizer, caminho (*charya*) do Absoluto (*Brahman*). Esta palavra tem sido traduzida por quase todos os autores como "castidade" ou "celibato", sendo, portanto, interpretada como um veto ao sexo, uma repressão, que pode ser desastrosa aos homens vulgares.

Pobres daqueles que, sem as condições espirituais necessárias, fazem votos de castidade. Sob o peso das tensões e desequilíbrios de que caem presas, ou ostensivamente renunciam ao voto, ou resolvem a "coisa" na base da moral clandestina (para os outros, são renunciantes, mas, às escondidas, "dão suas voltinhas").

"Quem não pode com o peso não pega na rodilha", diz o refrão popular. Quem não tem condições espirituais para fazer renúncia ao sexo não deve fazê-la. Os verdadeiros yoguis não reprimem por medo ou por considerarem o sexo um empecilho à realização espiritual. Eles o fazem com o fim de transformar as energias sexuais em *ojas*, fulgor e força criadora do espírito e o fazem sem dar publicidade ao fato e sem qualquer violência contra a natureza. Eles não frustram ou recalcam a função sexual que, para eles, já deixou de ser uma necessidade. Sua renúncia é resultado de maturação espiritual e, por seu turno, concorre para maior evolução.

No entanto, pode-se fazer o sexo e gozar de seus prazeres, procriando, em estado de pureza, com castidade. Para os casados, a castidade (*brahmacharya*) consiste em não corromper a cópula, transformando-a em divertimento excitante do qual a luxúria expulsou o amor.

O sexo é um fenômeno holístico, comportando vários patamares ou níveis do ser. O amor conjugal verdadeiro e santo, começa pela união em espírito e termina no nível genital.

Quando somente o último existe, estamos diante da anomalia, que nunca deixou de gerar decepção, desencanto, ciúme e até crimes passionais.

A segunda atitude extremada em relação ao sexo é exatamente o abuso. É expressão de uma forma de primitivismo ou desequilíbrio psíquico, que costumo chamar *genitolatria*, isto é, a busca desenfreada, inconsequente de prazeres apenas genitais, sem qualquer participação dos níveis mais sutis e refinados do amor. O desvirtuamento, a exacerbação, a aberração da função sexual, é doença e requerer tratamento, e, infelizmente, tão frequente, que chega a ser *normal*.

Para terminar, eu diria que seu bem-estar e saúde psicossomática serão muito beneficiados se, sexualmente, você se comportar com pureza e castidade. Seja casto. Para isso, aprenda a amar integralmente, a partir do plano espiritual. Faça do ato sexual apenas uma parte do amor divinizado e divinizante.

Seja natural. Atenda aos impulsos salutares e normais. Evite o artificial, o antinatural. Defenda-se contra a dissipação engendrada pela erotização industrializada de nosso tempo. Não caia na dependência erótica.

Há nos dias atuais uma verdadeira indústria do erótico, em revistas, livros, filmes e teatro. Deixe isso para os outros. Que a vontade de copular seja o natural, concomitante e fruto do amor puro, belo e santificante.

Quando você e o ser amado se extasiarem mutuamente num olhar cheio de divina ternura e apenas com isso se sentirem plenamente satisfeitos, não pensem em impotência. Ao contrário, exultem, pois estão alcançando, na vida sexual, um plano inacessível aos animais e aos imaturos.

Sendo você um praticante de yoga, nem de leve receie impotência.

A impotência ou frieza pode ter causa anatômica ou fisiológica. Quanto à primeira, às vezes só o trabalho cirúrgico. Quanto à segunda, o yoga resolve, quer se trate de anormalidade funcional, quer seja causada por desnutrição ou envelhecimento endócrino, quer seja de origem psíquica.

A prática de yoga proporciona muita energia sexual, mas, ao mesmo tempo, tranquilizando e reequilibrando a mente, vai corrigindo as causas psíquicas da *genitomania*.

O yoguin é rico em potencial, mas tem a tranquilidade sóbria de quem é soberano. A soberania nasce da equanimidade.

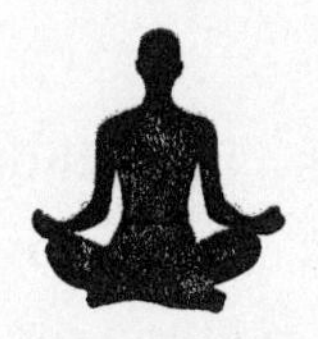

Ishvarapranidhana

FECUNDO PRECEITO DA MORAL TERAPÊUTICA do yoga, *ishvarapranidhana,* considero o número um em capacidade de dar paz, saúde e equanimidade imediatas. Consiste em entregar-se definitiva e incondicionalmente a Deus. Milhões de pessoas dizem diariamente em oração "seja feita a vossa vontade" e desses milhões raríssimos entendem e cumprem o que estão dizendo. O importante não é dizer, não é falar. O que realmente vale é *viver*. É aceitar a sábia vontade de Deus, que é Lei Universal. Não seja você como a imensa maioria que, ao mesmo tempo que diz que fará a viagem ou casará no dia tal, "se Deus quiser", mentalmente diz "se Ele não quiser eu me zango e fico decepcionado com Ele".

Quem se arrependerá de entregar-se todo e entregar tudo ao Onipotente, Onipresente e Onisciente?!

Quase todos cometemos a infantilidade de entristecer-nos com o encontrar fechada a porta que desejávamos aberta. E no entanto, a porta que estava fechada poderia ser a porta de nossa perdição.

Quase todos nós somos incapazes de dar "graças a Deus", com autêntica alegria, por termos perdido o avião. Ao contrário, somos impulsionados a crispar os dedos amaldiçoando o tráfego que nos atrasou a chegada ao aeroporto.

Quem de nós é capaz de receber como graça de Deus a perda de uma propriedade, uma amizade, ou qualquer coisa a que damos muito valor? Sem relutância, no entanto, pagamos uma pequena fortuna para o cirurgião amputar-nos uma perna gangrenada.

Deus – diz o verdadeiro cristão (yoguin) – sabe muito mais do que eu aquilo que convém. "Eu não entendo por que, mas sei que a enchente que me estragou os móveis não é outra coisa que manifestação de Deus."

A vida, de certa forma, parece com a crise de asma. Quando sobrevém, a vítima, sentindo-se meio afogada, desencadeia os maiores esforços no sentido de respirar mais fundo e, quanto mais se esforça, mais cresce a tensão e consequentemente a dificuldade de respirar, pois o esforço redobra desastrosamente a produção de secreção, além de acentuar a necessidade respiratória. Muita gente tem melhorado com um simples truque que tenho ensinando. Consiste em recostar-se frouxamente, imóvel e, sem medo, com a mais perfeita confiança, e mentalmente dizer: "Deus tomará conta de mim." Com isso, a crise vai-se reduzindo até cessar de todo.

Quem sabe fazer *ishvarapranidhana* não se perturba diante de nada. Como filho que confia no pai, acata a resposta que este lhe dá. Aceita o que lhe é concedido. Seja o que for.

O yogue procura afinar sua vontade com a de Deus, e nessa sintonia desconhece drama, angústia e desespero, vencendo todas as crises.

Aqui como em outras partes, uma apreciação viciosa poderá ver neste preceito um conselho à indolência, à indiferença, à irresponsabilidade. Seria realmente estúpida uma atitude de tal comodismo, um viver passivo e inútil, à espera (somente) de Deus. Tal forma de parasitismo não é *ishvarapranidhana*.

Dentro do alcance de minha inteligência, cabe-me deliberar, fazer planos, escolher direções, reunir meios materiais, mobilizar amigos e começar a agir. Sou responsável pela ação. Devo fazer esforço, como se tudo dependesse de mim, mas devo aceitar que, se eu estiver errado, Deus me salvará lançando um obstáculo ou insucesso à minha frente.

Diante das dificuldades e frustrações devo insistir, até poder constatar que Deus tem realmente outros planos para mim. Nesta hora, só me resta aceitar sua sábia vontade, sem permitir qualquer resquício de tristeza, revolta ou autocomiseração.

Portas que se fecham, prejuízos, adversidades e frustrações que destroem os fracos, são quantas vezes declarações inequívocas de amor, partidas da Consciência Suprema para ouvidos e corações sábios.

Não nos cabe decidir que só há ajuda quando Ele responde com uma imediata e espetacular melhora. Às vezes é através de uma piora ou de uma "cirurgia" que Ele age. Confiar-se não é antever ou escolher o que vai acontecer, mas acatar o que é concedido.

Sereno e corajoso, o yoguin toma obstáculos e derrotas como desafios e, só depois de tentar infrutiferamente, aceita-os como decisões de Deus. Assim, não perde a coragem, não se exaure nem se rende, mas, ao contrário, prossegue firme e estimulado em outra direção, na direção nova que Deus apontou.

Reflexão: Entrego-me a Teus cuidados e a Teu amor, Mãe Divina. Entrego-me de tal modo que desejo deixar de ser o que consigo supor que sou, a fim de poder merecer a gloriosa liberdade de realmente tornar-me Tu. Dou-me a Ti, no que penso, no que sinto, no que faço. Se Tu és a brisa da beatitude, que vivifica toda criação, quero tornar-me leve como pluma de passarinho, e assim ser levado na direção que quiseres.

Sou feliz por poder contar com uma Lei infalível e sábia, que me assiste e me conduz. Confio muito em mim e no discernimento que tenho, mas materialmente sou limitado e posso enganar-me nas opções e planos que para mim faço. Confio-me, por isso, à Onisciência que És. Sou forte, mas até à medida que permita Teu poder Onipotente atuar através de mim. Se vier a perder um pedaço de meu corpo ou a saúde, ou algum dinheiro, mesmo assim não me desespero pois estou entregue a Ti, que cuidas de mim.

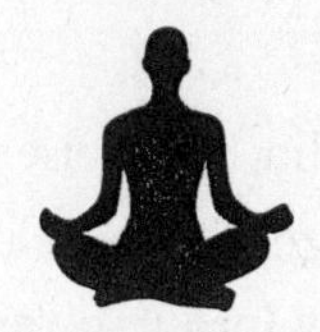

Descondicione-se

FOI UM DAQUELES que se afastaram sem se despedir. Conseguira compensadores melhoras imediatas. Teve a "melhora inicial" a que me referi na página 93. Apesar de responsável por uma grande clientela, não obstante seus conhecimentos científicos, não conseguia tratar de si mesmo. Precisou de yoga, e o yoga o atendeu. Como se fora sem dizer as razões, aceitei a hipótese de que se afastara exatamente porque *melhorara,* o que, inconscientemente, ele teria desejado não acontecesse.

Hipótese errada. Seu afastamento não fora causado por isso, mas sim por outro motivo não menos imaturo. Recentemente vim a saber.

Um amigo perguntou-lhe um dia destes: Por que trocou o prof. Hermógenes por este outro?

"Estou inteiramente de acordo com o que você diz de Hermógenes. Não desconheço a seriedade do seu trabalho. Com ele obtive melhoras. Mas, um dia, resolvi experimentar o atual. Que voz doce!... Que poder sugestivo!... Como me faz bem!... Tem a música, o incenso, a atmosfera calmante de penumbra... Tudo ali concorre para a tranquilidade, a concentração..." – foi o que respondeu.

Não obstante andar tratando dos outros, não obstante os anos vividos e os títulos que tem, meu ex-aluno, com isso, revelou-se um imaturo psicológico. O motivo da troca é de um primarismo de dar pena. O que realmente ele esteve e está procurando não é yoga, mas um agradável condicionamento. O que faz seu bem-estar e sua segurança são os agentes externos, os fatores ambientais; uma voz artificial de galã de novela, a atmosfera de boate, a fumaça e a música entorpecente e sugestão hipnoidal.

Tais elementos podem ser utilizados com finalidades hipnoidais e, efetivamente, conseguem tranquilizar personalidades imaturas, suscetíveis aos efeitos mágicos que as exterioridades bem arrumadas conseguem suscitar. Não é outra a técnica utilizada por todo os pajés de todos os tempos, em todo este mundo. O cerimonialismo para efeitos de magia é de larga utilização também por todos os ditadores, por todos os Estados, cuja grandeza se faz, à medida que conseguem padronizar, uniformizar, massificar os indivíduos. Essa "liturgia", que visa a tornar o ser humano cada vez mais moldável, manobrável e mais condicionável, isto é, menos livre, menos autêntico, consequentemente mais vulnerável, mais frágil, mais dominável, mais vinculado, menos humano, mais distanciado de seu Eu Real... tem servido aos interesses de todos os espertalhões, curandeiros, demagogos e ditadores deste mundo.

Nesse aspecto, o yoga é exatamente o oposto. Tudo que condiciona é antiyoga. Tudo que mesmifica é antiyoga. Tudo quanto frustra a autenticidade é antiyoga. Tudo que limita o homem tornando-o mais dependente é antiyoga. Yoga é um caminhar para uma felicidade incondicionada pelas exterioridades; é um desvencilhar-se do que limita e empobrece a personalidade, yoga é independência. É sentir-se bem e feliz em si mesmo, sem precisar de voz simpática, cheirinho bom, ambiente aconchegante, temperatura amena, dinheiro no bolso, dia de sol, música suave e mesmo silêncio. Meus alunos praticam suas técnicas numa sala de cem metros quadrados, com sete janelas amplas, sem isolamento acústico, sem "alta fidelidade", sem artificialismo, sem liturgia capciosa, sem o professor querer parecer oriental, sem o professor querer impingir que sua personalidade insinuante, sua "vibração", seu "olhar estranho", sua "voz caprichada" como elementos indispensáveis à cura... No que ensino e meus alunos praticam nada existe que: 1º) não tenha cabal explicação científica; e 2º) dependa da presença do professor e dos fatores condicionantes do ambiente da Academia.

Nunca induzimos alunos a pensar que o professor é o autor de melhoras e curas, muito menos os fatores mágicos ambientais. Para nossos alunos, nós professores representamos um fator direcional a ajudá-los a descobrir dentro de si, em si, independentemente de agente externos, o poder imenso, a perfeição, a harmonia, a beleza, a paz, a segurança, pois o Reino de Deus está dentro de nós.

Eu gostaria de que você encontrasse também em si mesmo todo suprimento de bem-aventurança e de paz, que tem andado procurando por aí, pelo mundo externo, em amigos e parentes, nas coisas, nas circunstâncias... Enquanto você fizer sua felicidade, saúde e segurança dependerem da voz macia de um qualquer, das amenidades do clima, da suavidade da música, das carícias da brisa fresca, do sorriso bonito de alguém, do elogio de seus chefes, da correspondência afetiva de outrem, das compensações que tem desejado, enquanto você depender de coisas que você obteve e pode vir a perder, está sendo imaturo, se esvaziando, acumulando frustrações, impedindo a eclosão de sua personalidade mais profunda...

Em certos tratamentos, em certas relações humanas, onde alguém condiciona alguém, assinala-se uma dupla exploração. Um dá (supostamente dá) e outro pede. Um manda; outro obedece. Um tira proveito do outro. Esta relação é de mútua vinculação. Todos os embusteiros dependem de suas vítimas. Todos os engabelados dependem de quem os ilude. O charlatão erra por sadismo. A vítima, por masoquismo.

O que tenho querido para meus alunos e quero para você é crescente independência, um descondicionamento cada vez maior e a libertação progressiva.

O praticante de yoga não fuma, não somente porque o fumo prejudica o organismo, mas principalmente para não ter seu bem-estar e sua tranquilidade condicionados ao canudinho branco recheado de veneno. O yoguin não bebe, não só porque o álcool danifica o corpo, mas principalmente porque o alcoólatra é um semi-homem em sua servidão ao copo, em seu condicionamento psíquico. O aspirante ao yoga recusa os tranquilizantes ou estimulantes químicos porque tem nele mesmo a tranquilização ideal e perfeita. Ele sabe o quanto é trágico a chamada "síndrome de dependência" com que os organismos viciados (condicionados) às drogas reagem, na ausência da dose que deve ser cada vez maior. O yoguin não se apega a coisas, a pessoas, a circunstâncias exteriores porque não é um imaturo, feito uma criancinha que, para dormir, a mãe tem de lhe dar a "pepeta" e um travesseirinho para ficar cheirando, sem o que se põe nervosa e insone.

Um adulto que precisa fumar para poder dormir não é igualzinho à criança que precisa de pepeta? Estão ambos condicionados.

O objeto condicionante é que difere. Ambos são vinculados. Outra diferença está em que o primeiro é vovô e o segundo, netinho.

No tratamento psiquiátrico, certos casos reclamam o uso de medicamento psicotrópico. O terapeuta, no entanto, deve ficar alerta para que esta fase não ultrapasse seu limite e, assim, evitando que aquilo que era remédio se converta em prejuízo para o enfermo. Preenchido seu papel terapêutico, o psicotrópico sempre se torna lesivo, pois começa a condicionar, possibilitando a "síndrome de dependência".

Tenho recebido muitas pessoas viciadas em psicotrópicos. Chegam como verdadeiros escravos da "tranquilização química". Em pouco tempo, progressivamente, conseguem se descondicionar.*

O que desejo para você, neste aspecto, é que substitua a confiança no "vidrinho de pílulas" por uma iluminada fé em Deus, que está em você mesmo; e que troque as pílulas por exercícios psicossomáticos e psicotrópicos, neste livro ensinados.

Por enquanto sugiro que se recuse a qualquer condicionamento. Seja ao cigarro, à dose de uísque, boate, doutrinação de "falsos profetas", silêncio e "tranquilizantes". Não aceite cabrestos químicos, físicos, psíquicos ou de qualquer outra natureza. Aprenda a amar sua independência. Desenvolva confiança em si mesmo, isto é, na chispa divina que você é. Aprenda a encontrar paz, energia, saúde, coragem, bem-estar, equilíbrio, felicidade não nas coisas incontroláveis do mundo de fora, que podem fugir de seu alcance, mas na direção de dentro, onde, segundo a promessa e o ensino de quem não engana, está o Reino de Deus.

---

* Apresentei ao IX Congresso Nacional de Psiquiatria, Neurologia e Higiene Mental (Rio de Janeiro, 1969) um trabalho intitulado "Psicotropismo não químico", no qual indico a yogaterapia psicotrópica como solução. (*N. do A.*)

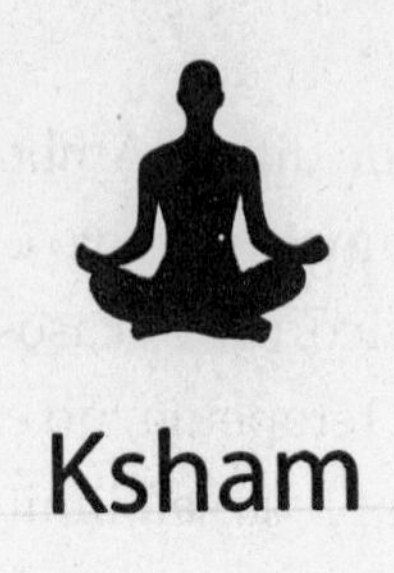

Ksham

ESTE É O NOME de um milagroso remédio. Significa *perdão, misericórdia*.

Quando menino, um dia comi uns bagos de jaca e quase morri de indigestão. O alívio sobreveio quando vomitei o conteúdo maléfico do estômago. Em muitos casos de doenças psicossomáticas, o mesmo pode ocorrer. Basta que consigamos "vomitar o conteúdo maléfico" que está na mente, danificando a vida, criando sintomas.

Esse "conteúdo maléfico que está na mente" é, muitas vezes, a mágoa ou o ressentimento. E consegue-se "vomitá-lo" com o ato de perdoar. Refiro-me a perdoar *mesmo*.

Diz Maxwel Maltz em *Liberte sua personalidade* que a personalidade "tipo fracasso", quando procura uma desculpa ou bode expiatório para seu malogro, quase sempre culpa a sociedade, o "regime", a vida, a sorte. Ele se ressente do êxito e da felicidade dos outros porque constituem para ele uma prova de que a vida o está "defraudando"... Esse é o tipo ressentido, que lê em voz alta uma reclamação em cada página do livro da vida, que tem uma queixa a fazer contra cada um de seus semelhantes. Tive um aluno assim. Seu ressentimento era tão permanente e presente, que se tornava antipático a todos que o conheciam, os quais, como imagem refletida num espelho, tratavam-no também de maneira pouco simpática, tornando-o assim mais ressentido. Tal é a vida do "zangado com os outros". A todos mostra sua carranca magoada e, em troca, recebe também carranca, o que o faz ainda mais franzir a cara. Círculo vicioso completo.

O ressentido é geralmente portador de complexo de superioridade. Está sempre reclamando. Faz como se intimamente dissesse: "Logo eu, tão bom, tão importante, é que sou tratado assim?!" As pessoas contra as quais tem queixa lhe são todas muito inferiores. No fundo, ressentimento é uma desculpa para um autofracasso em qualquer aspecto da vida.

Enquanto alguém fizer de sua mente ou de seu coração um depósito de queixas, ressentimento ou ódio, estará sempre doente. Seus nervos sempre lhe serão tormento. É a mesma coisa que guardar veneno ou esconder dentro de si mau cheiro de carniça.

Neste caso, só o perdão terapêutico resolve.

O verdadeiro perdão – o terapêutico – é tão raro, que muitas pessoas a quem foi ensinado perdoar como quem toma remédio, acabam por dizer: "Perdoei, mas não melhorei!"

O perdão terapêutico não é tíbio, limitado ou parcial. Ao contrário, é generoso, bravo e total. Tão completo que quem perdoa esquece o ato ofensivo e nem mais se lembra que perdoou. Quem diz "eu perdoei, mas não consigo esquecer o que fizeste" realmente não perdoou. Só há perdão quando já não se sabe mais o que foi perdoado. Também não perdoa aquele que diz: "Não se esqueça de quanto fui bom ao te perdoar."

> O perdão que é lembrado, mantido no pensamento, infecciona de novo a ferida que pretendemos cauterizar. Se você se sente orgulhoso de seu perdão ou o relembra frequentemente, é porque com certeza acha que a outra pessoa lhe deve alguma coisa por você lhe ter perdoado. Você perdoa-lhe uma dívida, mas ao fazê-lo impõe outra, mais ou menos como acontece com as pequenas empresas de financiamento, que reformam uma promissória de duas em duas semanas (Maltz, *opus cit.*).

Perdoe também a si mesmo.

Conheço entre meus alunos senhoras e senhores que levaram uma longa vida de austeridade e retidão, impolutos e honrados. Através de tremendos sacrifícios frequentes evitaram cometer os mínimos enganos ou pequenos deslizes. Lá um dia, por invigilância, ou por qualquer outro motivo próprio da natureza humana, erraram o passo, praticando um pequeno desvio do dever, e aí sentiram-se como que arruinados perante si mesmos, caíram em arrasador abatimento, do que resultou sofrimento moral e, consequentemente, distúrbios funcionais orgânicos.

Sem ombridade, sem honradez, sem retidão este mundo será um inferno. É preciso que existam aqueles em quem se pode acreditar. A humanidade sem pessoas de caráter nobre viraria pântano de mau cheiro e traiçoeiro. Abençoados os honrados que dão estrutura e consistência à sociedade. Que a probidade deles, no entanto, não os atormente. Que a retidão não lhes pese como um sacrifício crucial. Que sua inflexibilidade não os arrisque à brusca implosão de seu elevado moral diante de um pequeno pecado. Que sua exagerada autosseveridade não lhes venha a ser prejudicial.

Desde que somos seres humanos e vivemos num mundo muito humano (ou desumano?!), precisamos dosar nossa obsessão pelo dever com a prudência de não sermos demasiadamente rigorosos diante de nossas quase inevitáveis quedas. A linha de equilíbrio e da saúde corre, na vida, equidistante da autosseveridade dos probos e da autocomplacência dos canalhas. Para tanto, é preciso que o austero aprenda a necessidade de perdoar a si mesmo e não somente aos outros. Evite sentir-se culpado. Brandura aperfeiçoa qualquer julgamento.

Remorso, sentimento de culpa ou autocondenação em demasia causam tanto mal como o mal que deveria ter sido evitado.

Parte 6

HIGIENE ESTÉTICA

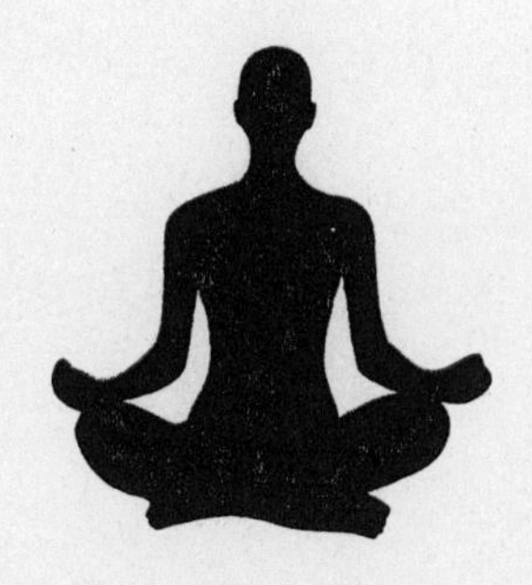

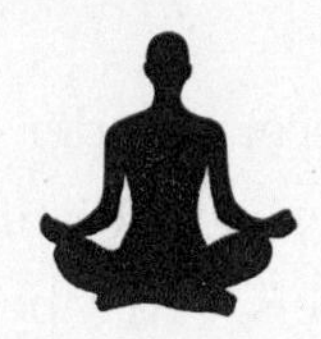

Sensualidade

Devemos combater a emotividade por todos os meios ao nosso alcance, disciplinando o espírito e fortalecendo o tono emocional, com o objetivo de impedir as descargas nervosas responsáveis por grande número de distúrbios...
Pacheco e Silva

As emoções podem também perturbar gravemente o funcionamento cerebral.
Chouchard

O CANDIDATO À SAÚDE MENTAL, à paz e à realização espiritual, não pode descuidar-se de uma higiene estética. Ele deve selecionar a qualidade e controlar a quantidade das impressões exteriores e interiores, a fim de que os sentidos, ávidos eles mesmos de cada vez mais se sentirem atendidos, não o desviem da meta. Aqui, como em todos os campos e aspectos da vida, o homem só terá saúde se souber manter-se senhor e jamais deixar-se dominar. Ser senhor quer dizer ter controle. Ter controle sobre uma ação significa poder, *conscientemente*, começar, acelerar, retardar, parar, recomeçar quando quiser, portanto, dirigir a ação. Desde que perca o controle de seus sentidos, tornando-se um sensual, o homem pode descer aos abismos da infelicidade e da degradação. No controle da sensibilidade, o candidato à felicidade deve: a) saber e poder escolher as impressões que contribuam para isso, e usá-las na medida certa; b) reconhecer e poder obstar as impressões adversas e delas defender-se; c) saber distinguir entre as benéficas e as que são somente agradáveis; e d) saber discernir as que podem vir a se tornar obsessivas, a fim de evitá-las.

Como se já não bastassem os dramas, sofrimentos, apreensões, decepções e mesmo tragédias que o destino semeia em cada vida, e que acarretam enorme desgaste nervoso e, portanto, distúrbios, a indústria das emoções, através do cinema, da telenovela, do teatro, bem como os espetáculos desportivos violentos, como as lutas, as corridas, os campeonatos, diariamente submetem o público a perniciosos impactos. Quanto mais bem elaborados sejam tais espetáculos, tanto mais eficientes e tanto mais capazes de contribuir para desordens nervosas. E o público, fascinado, inconscientemente, se entrega aos forjadores de emoções. Estas tendem a ser cada vez mais excitantes, profundas e dominantes. Na Roma antiga eram os gladiadores que atendiam às necessidades malsãs do sensualismo do público sádico. Hoje são os lutadores de "catch", que se esmeram, por todos os modos – desde os nomes (Carrasco, Drácula...) até o aspecto físico – para infundir terror e ódio em milhões de inadvertidos, imaturos e viciados espectadores. Quanto mais "proibido pela censura", mais preferida é a película de cinema. A fórmula violência, terror e sexo é a mais comercial e portanto a preferida por produtores, diretores e exibidores de filmes. As frases com que tais filmes são anunciados bem demonstram um clamoroso quadro de saúde mental do grande público consumidor. Apregoam o que o povo deseja: violência e erotismo.

Desgraçadamente isso é o "normal", o mais frequente. É o normal patológico do qual já temos falado.

O "normal" é isso, essa busca irracional e insana de cada vez maior prazer, sensações mais perturbadoras e divertimentos com alto poder estressante. Por que as pessoas pagam para se meterem numa montanha-russa? Por que multidões se alinham nas margens de uma pista de corrida de carros, esperando que um deles se despedace? Por que o teatro está cada vez mais explorando o mórbido e o erótico? Por que as músicas da juventude vão se tornando mais barulhentas, mais à base de ritmo e mais carentes de melodia e harmonia? Por que a poesia deu lugar à novela sexo-policial? Por que o carnaval, cada ano, é mais bacanalizado? Por que até crianças uivam de entusiasmo com o estrangulamento que um lutador está fazendo no outro? Por que os jovens roubam carros e com eles suicidamente "voam"? Por que, cada dia, novos divertimentos são inventados para desencadear sensações novas, que "enlouqueçam" seus participantes? Por que o jovem, em todo o mundo, está empenhado na corrida psicodélica?!...

Você que quer ter paz; você que não deseja nem precisa sentir-se ajustado e mesmificado com esta alarmante "normalidade", tome consciência do fato, analise-o, com distância, e se defenda contra a corrupção sensual coletiva, contra a esquizofrenização da sensibilidade. Você não precisa dessas sensações. Deixe-as para os que não têm como desfrutar das suaves e sadias sensações espiritualizadas, patrimônio de quem empreende a vida redentora do yoga.

Se, por acaso, você já está viciado em sensualidade, pode começar a desconfiar de que seu distúrbio nervoso provavelmente tem raízes nessa distorção estética, isto é, nesse estado patológico de sua sensibilidade. Se você tem dado rédeas à sua sensualidade, ou melhor, a seus *jnanaindriyas* (os sentidos), comece já a formular um plano para corrigir-se disso, que o escraviza ao mundo e o afasta de Deus. Resista à alucinofilia crescente que está arruinando os fracos de todo mundo.

Você não ignora que a ansiedade, a tensão e as emoções se expressam no fígado, nas glândulas suprarrenais, na hipófise, na área cardíaca, final e praticamente, em todo o organismo. Você sabe o quanto a ira e o temor danificam a saúde. Não é verdade? Ora, sem você querer, e por serem impostos pela própria vida e forçados pelas pressões sociais, os motivos de apreensão e tensão têm assaltado você e, desejando livrar-se de tais sofrimentos, tem dado muito de seu esforço e também perdido saúde. Não vai me dizer que lhe agrada a ansiedade, enquanto espera a resposta de um negócio que propôs ou o resultado de um exame clínico ou mesmo das provas do concurso. Ninguém se sente bem quando está sentindo medo, ou ira, ou vergonha, ou remorso. A ninguém agrada viver debaixo de privações, ameaças e vicissitudes. Ao contrário, todos almejam tranquilidade, vida suave e espaço social bem desimpedido para expandir-se. Todo mundo sonha com momentos emocionalmente neutros. Os gregos antigos tinham a *ataraxia**, uma completa ausência emocional e mental como um objetivo muito alto da vida do filósofo. Pois bem, você que não gosta das emoções perturbadoras que o destino espalha em seus dias; você que estimaria desfrutar horas de tranquilidade e quietude, por que vai meter-se num cinema para assistir a um filme do estilo suspense?! Pode ser um grande tédio o motivo de buscar excitação em divertimentos ou como torcedor apaixonado de qualquer esporte. É possível que você esteja praticando essa forma de fuga. Há quanto tempo? Divertindo-se, você tem conseguido livrar-se do tédio?

Seja sincero. Seja inteligente ao responder. Se você já se livrou do tédio, do sentimento de vazio graças a tantos entretenimentos excitantes, seu exemplo vai ajudar a resolver o problema de milhões de pessoas. Seu caso será de alto interesse para a psiquiatria,

---

* Ataráxicos são drogas psicotrópicas que visam a criar o estado de completa quietude (ataraxia). (*N. do A.*)

para a medicina psicossomática, para os educadores, para os líderes religiosos, para todos que procuram o caminho contra o tédio, que atormenta todo ser humano. Se no entanto, continua precisando "divertir-se" e cada vez mais, se ainda não pode passar sem contorcer-se de emoção nas arquibancadas enquanto seu time está jogando, saiba que o que supunha "remédio" falhou. Escapismo nunca salvou ninguém. Na verdade, cada vez que o espetáculo termina, os sentidos que estiveram sendo gratificados começam a pedir mais alimento, mais excitação. Há um vício de excitar-se, uma necessidade de ocupar os sentidos, de emocionar-se, de características semelhantes ao tabagismo, alcoolismo, psicodelismo e outros. Todos estes vícios se caracterizam por uma vinculação obsessiva a seu objeto particular, seja à tragadinha, ao traguinho, à cheirada, aos comprimidos, "às picadas", ao vídeo, à tela de cinema, ao alto-falante do rádio. Outra característica de tais vícios é a de que nunca se consegue quietude a não ser enquanto se está atendendo às imposições do tirânico objeto obsidente.

Relativamente à sensibilidade, desde o berço começamos a ser viciados, quando, com chocalhos, bonequinhos de apito, enfeites coloridos, somos ensinados a distrair-nos. É com ajuda deste ou daquele tipo de espetáculo doméstico, provido pelo pai, ou pela mãe ou titia, que o bebê concede receber a alimentação. Pela vida afora – infância, adolescência e vida adulta – os entretenimentos "indispensáveis" vão frustrando um acontecimento que "normalmente" todos evitam: um encontro a sós consigo mesmo, em silêncio.

> Suponhamos que, em nossa cultura ocidental, os cinemas, as emissoras de rádio, as televisoras e os acontecimentos esportivos deixam de existir por apenas quatro semanas. Fechados esses principais canais de fuga, quais seriam as consequências

> para as criaturas, reduzidas repentinamente aos seus próprios recursos? Não tenho dúvida alguma quanto a que mesmo nesse curto período de tempo ocorressem milhares de perturbações nervosas, e muitos milhares de criaturas fossem lançadas em um estado de ansiedade aguda que não diferiria do quadro diagnosticado clinicamente como neurose. (Erich Fromm, *Psicanálise da sociedade contemporânea*)

Vejo nessa educação para o esvaziamento, para a saída de si mesmo, para a alienação de si mesmo um dos fatores causativos do quadro que o mesmo Fromm assim descreve:

> Hoje em dia encontramo-nos com criaturas que agem e sentem como autômatos; que jamais experimentam algo realmente seu; que sentem o seu eu inteiramente como pensam que supostamente seja; cujo sorriso artificial substituiu o sorriso espontâneo; cuja tagarelice vazia substituiu a palestra comunicativa; cujo surdo desespero substituiu a dor autêntica. (*opus cit.*)

Se não fosse por outros motivos, bastaria saber que os divertimentos e esportes, por outro lado, salvam tantos da neurose, para que eu não alimentasse a ideia de combatê-los. "Tudo é necessário", ensina *Suddha Dharma*. É necessário que continuem existindo "esses canais de fuga", e que poderiam também ser veículos sadios de cultura e instrumentos de educação.

Cinemas, esportes, literatura, teatro, televisão e rádio não constituem fatores de desordens nervosas a não ser pela forma irracional, inconsequente e amoral em que hoje em dia são "explorados". Na mesma tela em que, na semana passada, milhares de adolescentes "aprenderam" com os olhos, com o cérebro, com o organismo inteiro, como assassinar ou estuprar uma jovem, nesta semana as crianças recebem uma daquelas maravilhosas mensagens de

Walt Disney e saem do cinema felizes e enriquecidas, depois de terem degustado, pelos sentidos, momentos de poesia. O mesmo aparelho televisor que exibe as brutalidades de "catch" ou as banalidades do humorismo calhorda apresenta outros espetáculos ética e esteticamente admiráveis.

Num cardápio você escolhe os pratos que lhe convêm e não liga para os outros. Faça o mesmo quanto a programas de divertimento. Eduque-se esteticamente. Desenvolva, não somente o bom gosto, mas o discernimento. Não escolha somente o agradável, mas o que lhe proporcione mais equilíbrio, paz e segurança psíquica e saúde orgânica.

Você já sabe das alterações profundas que se processam no organismo em consequência das emoções. Você conhece como o simpático e as glândulas endócrinas sob os impactos ou estresses emocionais provocam rebuliço nos órgãos e em suas funções. Não ignora também que emoções suaves, delicadas, belas repercutem convenientemente em nossa felicidade, na mesma medida em que as emoções violentas, alarmantes negativas minam a saúde e o equilíbrio. Então, como é que você ainda vai entrar numa fila, pagar caro, para assistir a um filme cheio de atrocidades, suspense e aflição? Você está se intoxicando com as más emoções dos personagens do filme, com os quais você se identifica. Vá ao cinema, previamente tendo escolhido, com inteligência, o tema da película. Não vá somente porque não "posso perder meu filmezinho sábado à tarde"... Seja dono de si mesmo. Vá ao cinema, sabendo que se a fila estiver grande, e você desistir, não se sentirá incompleto e descontente.

Digo-lhe ainda mais. Use o cinema, a música, os programas de entrevista, o bom teatro, a literatura inteligente, com fins educativos e artísticos, mas também terapêuticos. Os mesmos veículos que tanto mal têm feito têm o enorme poder de construir, de enriquecer a personalidade e melhorar a saúde.

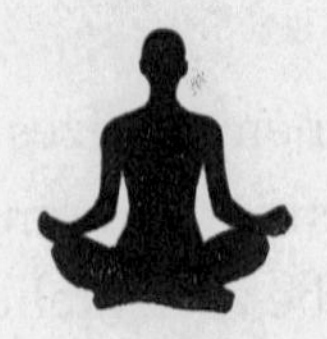

Arte dramática

INFELIZMENTE, graças a uma compreensão talvez de índole mercenária, a arte dramática (cinema, televisão e teatro) está orientada para um "realismo" suspeito, no qual o "real" é somente patológico, impuro, baixo e negativo. O Real, ensina a *Vedanta*, está além dos opostos, isto é, transcendente a bom-mau, mal-bem, moral-imoral, sadio-doentio, positivo-negativo... Os opostos existem como expressões d'Ele, mas sendo tão somente aparências jogando no tempo-espaço. O "realismo" de certos escritores e dramaturgos é caolho e muito conveniente do ponto de vista comercial. Aumenta o número de autores venais que sabem explorar a deturpação do gosto que, infelizmente, está sendo o "normal" patológico de nossa era.

Graças a Deus, há ainda vestígios de poesia e lirismo em raras peças, filmes, livros e novelas, que, embora não sejam aplaudidos pela crítica (também "normalizada"), guardam valor terapêutico de que tanto os que já estão se sentindo doentes dos nervos bem como os sadios necessitam.

Seria desejável que o mundo artístico conhecesse uma nesguinha de higiene mental e levasse em conta que o mal que tem sido feito, em nome da arte "realística", poderia vir a ser compensado com a produção de obras que contribuíssem para o bem-estar psicossomático de milhões de pessoas necessitadas. Os produtores poderiam visar menos ao valor comercial das obras degradantes e teratológicas que vêm encenando, e orientar a produção no sentido de, pelo menos, fazer menor dano. Esta de "arte pela arte" precisa ser repensada.

Cheios de orgulho, artistas recalcitrantes racionalizando argúem, num intelectualismo já muito gasto, dizendo que a estética nada tem a ver com a ética e que a arte é livre ou não é arte. Deles não se pode esperar contribuição à higiene mental. A tais "eminências artísticas" eu lembraria os sofrimentos de milhões de seres humanos nervosos, o esvaziamento espiritual de tantos, a perplexidade, os crimes, os desvios de conduta e transtornos de caráter que suas "obras-primas de erotismo e violência" têm agravado ou mesmo, em alguns casos, gerado. Esse é também um aspecto da "realidade". Não é impossível que os "autores realistas", os forjadores de emoções mórbidas, eles mesmos, sem o saberem, já sejam vítimas de sua própria criação "artística", ou então que nela apenas expressam o conteúdo teratológico de sua própria condição mental. Oxalá descubram que eles mesmos precisam de tratamento, mais do que de liberdade de criação e faturamento polpudo.

Oxalá as autoridades sanitárias e educacionais comecem a agir profilaticamente. Há uma juventude sendo corrompida.

Em *Canção universal* escrevi: "A mosca, desditosa: será que neste jardim não vou achar um pouco de esterco onde pousar?!... E a abelha: embora imenso e fétido, ainda não perdi a esperança de achar uma simples florzinha neste pântano!..."

A parábola sugere ao autor ou artista do "pseudorrealismo contemporâneo" que mude de gosto, que não despreze as flores do jardim, que não seja tão apegado à "antiflor" que as moscas preferem. O verdadeiro realismo sabe que há pântanos e jardins, que há esterco no jardim e flores no pântano, que há mal e bem, fora e dentro de nós.

A você que está querendo não somente melhorar a saúde psicossomática, mas também aspira por vivências transcendentes, eu lembro que, sem negar a existência de esterco, pois "tudo é necessário" (empregue-o na fertilização do solo), procure orientar seu gosto para os muitos jardins que se podem encontrar no mundo das artes, do entretenimento e do esporte. Procure os espetáculos, as manifestações de arte que divinizem sua sensibilidade, mesmo que isso não seja o que faz a maioria dos "normais", mesmo que venha parecer *careta* e pouco "realista" a presunçosos artistas ou críticos da arte.

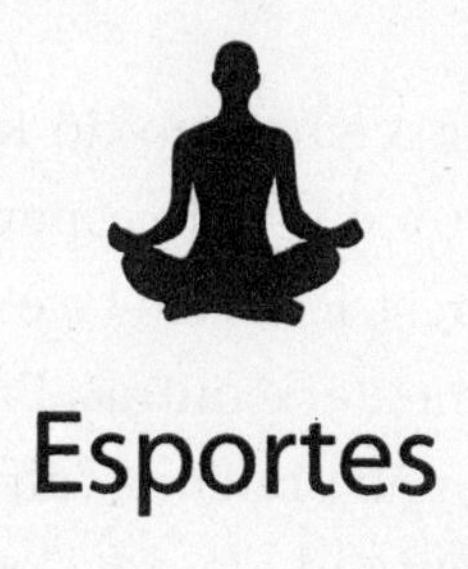

Esportes

Nos esportes prefira, se puder, o papel de jogador ao de torcedor. Pratique as formas que empreguem racionalmente os músculos; estimulem a circulação; deem prazer; eduquem o espírito; treinem a coragem; que não sejam interessantes somente pela índole competitiva; que o levem ao ar livre, à luz do sol, finalmente à utilização inteligente de suas energias; que contribuam para aliviar tensões e inibições; que lhe ensinem a controlar a agressividade com o respeito às regras convencionadas; que o façam – sem que isso concorra para gerar ansiedade – ultrapassar-se a si mesmo; que não lhe esgotem os nervos e descontrolem o coração e a respiração; que não transformem você num bruto; que não lhe acentuem o sentido de rivalidade; que não o deprimam nas chamadas "derrotas" nem lhe alimentem orgulho e vaidade nas chamadas "vitórias"; que não lhe absorvam tanto a ponto de desequilibrar o emprego do tempo que a família, a comunidade, a profissão, e o Estado esperam de você. A prática esportiva sofre algumas restrições em face da idade, do estado de saúde, clima, regime alimentar e outras. Procure conhecer tais limitações e as respeite, se não pretende cair em enrascadas. Tenha cautela com a insana modalidade dos "esportes radicais", que geram imenso estresse e total desprezo à vida dos que têm sede de adrenalina. Cuidado com o vício do exibicionismo!

A pesca, a não ser o aspecto malsão de, por prazer, matar formas de vida, é uma atividade esportiva altamente indicada para os ansiosos. Os deprimidos, no entanto, devem praticar outra modalidade esportiva, que requeira entusiasmo e muito movimento. Passeios a pé, montanhismo, remo e natação devem fazer parte do tratamento de pessoas nervosas, sejam deprimidas ou ansiosas.

Agora vamos considerar o esporte como fonte de emoção para quem está de fora. O torcedor é aquele sujeito encarapitado na arquibancada ou pregado junto ao transmissor (rádio ou televisão) a acompanhar os lances de seu time ou de seu competidor preferido. Identifica-se inteiramente com um ou outro e goza ou sofre intensamente com o que se passa. Já alguém disse que a competição desportiva é uma guerra "de faz de conta", envolvendo milhões de seres humanos, não somente os contendores na arena. O torcedor é um combatente, que, empenhado na conquista da vitória, se deixa tomar de profunda ansiedade e, na perspectiva da derrota, cai presa de raiva, ansiedade ou medo. Ansiedade, prazer, raiva, medo e desgosto se sucedem no psiquismo e nas vísceras de quem, como torcedor, assiste a uma partida. Enquanto os contendores, travando o combate na quadra ou no ringue, expressam-se fisicamente e exercitam-se no plano muscular, o infeliz do torcedor somente com os nervos e glândulas o faz. Sua condição é deplorável: exercício físico, nenhum; desgaste nervoso, tremendo. Imagine o que resulta daí... Haja estresse!

Em muitos casos, até a morte por um ataque cardíaco tem acontecido. O Brasil estava disputando o campeonato mundial de futebol de 1958, na Suécia, e era sua última partida. Um velho amigo, já aposentado, escutava emocionado com a irradiação da peleja. Terminada esta com a vitória brasileira, levantou-se da cadeira, sob profunda comoção, deu um "Viva o Brasil" e caiu fulminado. No Rio de Janeiro, depois de o time mais popular – o Flamengo – perder uma partida, muitos milhares de pessoas perdem a calma, o gosto pela vida e até o autocontrole, pois tem havido casos de assassinatos por torcedores em pleno "sofrimento" da derrota de seu quadro. É de supor que milhares de úlceras tenham origem nos "sofrimentos" dos torcedores esportivos. Futebol até já desencadeou uma guerra internacional.

Há uma infinidade de razões para que se desenvolvam as competições esportivas. Elas são eminentemente humanas. Os homens primitivos competiam. Os gregos criaram as olimpíadas, que, parece, se eternizaram. As disputas internacionais, se bem que acentuem sentimentos nacionalistas às vezes desmedidos, estabelecem vínculos de convivência, unindo os homens de todas as nações.

As lutas futebolísticas no Brasil, por exemplo, preenchem relevante papel social. O homem pobre, que passa a semana em trabalho monótono e mal remunerado, cheio de problemas e dificuldades várias, na partida de domingo esquece as mágoas e ameniza algumas preocupações. No entanto, as pessoas excitadas, os ansiosos, os chamados nervosos agitados, os muito sensíveis, o do tipo hipertiroideu (apressado, inquieto e tenso), aqueles portadores de síndromes psicossomáticas, os que já tiveram enfartes do miocárdio, os de fígado sensível, devem evitar as emoções do torcedor. Devem ficar à margem das lides desportivas. Também aos candidatos às vivências mais profundas e compensadoras do yoga, a emocionalização industrializada é nociva. O praticante de yoga tem ao seu alcance emoções de alta sublimidade, onde o gozo é sereno e confortante. Não resta dúvida que os tipos portadores de monoideísmo e introspecção patológicos, isto é, as pessoas centradas em si mesmas, autistas, doentiamente ensimesmadas, lucrariam se comparecessem a tais espetáculos e se integrassem na atmosfera competitiva, se saíssem de si mesmas e compartilhassem do entusiasmo dos outros. Tais tipos, no entanto, são raros e recalcitrantes. A maioria dos que lotam as arquibancadas no dia de jogo e, ainda nos dias subsequentes, se desgastam em discussões iracundas, improdutivas e ruidosas, é constituída de pessoas a quem essa excitação ainda mais desarranja os nervos e agrava a ansiedade. A essa maioria, em nome de seu necessário abrandamento e consequente libertação de perturbações psicossomáticas, sugiro que não se percam em estresse de torcedor e prefiram divertimentos menos excitantes.

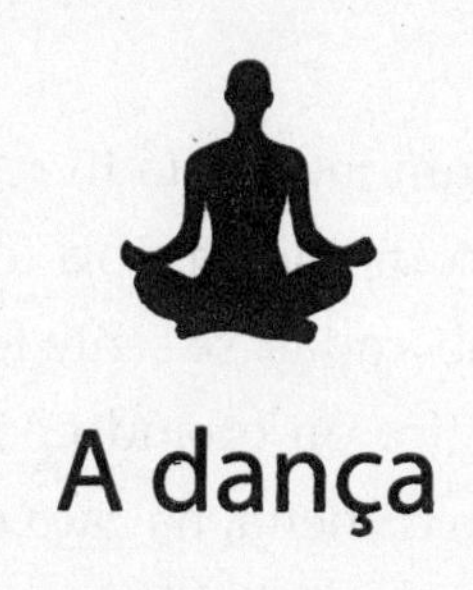

A dança

MISTO DE GINÁSTICA E ARTE, em sua origem, a dança era essencialmente mística, não somente pelos efeitos psíquicos profundos, mas também pelo significado e pela intenção. A dança indiana é um ritual religioso, no qual cada gesto do dançarino, cada movimento dos dedos – *mudrás* – provoca um estado psíquico e evoca um fenômeno cósmico. Pela dança, o Deus *Shiva* ensina aos homens sobre a cosmogênese. O próprio universo do espírito (*Purusha*) e matéria (*Prakriti*), em seu processo de *criação, manutenção* e *destruição,* é a dança fenomênica do Absoluto, é a expressão da Mente Cósmica.

Dança é coisa séria. Mesmo que não se trate de dança mística ou dança clássica, mesmo a dança despretensiosa dos jovens, do ponto de vista de propiciadora de saúde mental, dança é coisa séria. Quando o homem de mente primitiva, em meneios e evoluções, no terreiro da comunidade, está livre e conscientemente expressando seu psiquismo, dando vazão a certas cargas energético-afetivas que devem ser liberadas, se sente feliz. Quando não conta algo da tradição mitológica ou quando não propicia aos deuses para serem benfazejos na colheita, na caça e na pesca, a dança folclórica é uma forma de gozar felicidade momentânea. Os jovens, em suas festinhas, exibindo virtuose na última novidade na moda de dançar, também estão expressando alegria e canalizando, de maneira socialmente aceita, certos impulsos que seriam nocivos se não expressos.

A fim de manter uma "respeitabilidade própria da idade", é provável que você negue a si mesmo a alegria sadia que seu filho desfruta com suas danças jovens. Você não sabe o que está perdendo. Deixe essa carranca e essa mania de condenar os sacolejos graciosos da gente moça. Você não sabe o que está perdendo. Posso assegurar-lhe que, com essa mania de "se dar ao respeito", você está se privando de uma excelente válvula de escape às suas tensões psíquicas e, consequentemente, um alívio para o seu nervosismo, um meio de gozar de alegria vitalizante. A "respeitabilidade", que é manter um padrão de comportamento convencional, veste a gente com um camisolão frio, pesado e indeformável, que tolhe os movimentos e frustra comportamentos que seriam naturais, se não fossem assim sistematicamente reprimidos.

Os adultos não querem ser chamados de velhos enxeridos e, por medo ao ridículo, aceitam vestir o frustrador camisolão da "respeitabilidade" (às vezes só de aparência) e reprimem sua autenticidade. É mais uma das manifestações da conveniência de "ser igual" aos outros adultos. É mais uma forma do "medo de ser diferente" do comum, que empobrece a vida mental e liquida a livre expressão de nossa personalidade total. Ao que chamo "camisolão da respeitabilidade", Wilhelm Reich denomina "couraça do caráter" e denuncia como a causa dos sofrimentos, carências, tristezas e limitações dos seres humanos.

Dance, meu amigo de meia-idade. Dance, meu velho. Dance, vovô. Dance, imite seu netinho. Livre-se do camisolão frustrador. Só não se exceda, pois seu coração não está para exageros, mas, respeitadas as condições de saúde e idade biológica, dance.

Ogamissama era uma senhora que milhares de sectários reverenciavam como deusa viva. Vivia em Tabuse, no Japão, e pregava o *shinko* (o caminho para Deus), através de *Mioshie* (ensino de Deus a seus filhos). Da ascese, consta a dança chamada *muga*. É o balé sem ego. O dançarino move-se em estado de não ego, condição que vem, muito naturalmente, depois que se pratica a oração. Este estado de não ego suscita um êxtase espiritual que, paulatinamente, expande a consciência. Milhares de *doshis* (seguidores) em todo o Japão, Estados Unidos, Índia e outros países, juntam-se em templos e lares para orar e dançar.

Conheci pessoalmente Ogamissama, quando fez conferências na Academia de Yoga que dirijo. Assisti a um baile *muga*. Eu mesmo não o experienciei, mas creio em seus resultados, diante de um estudo à luz da psicossomática. Acho que os resultados só podem ser bons. Você pode experimentar. É uma espécie de relaxamento em movimento, um deixar sair o que está dentro, um afrouxar-se, um desinibir-se, uma catarse, um strip-tease em que se despe o camisolão forjado da "respeitabilidade", forjada pelo "mesmismo" cultural a que nos condicionamos. Eis as instruções, conforme *Recetas para la felicidad* (Tensho Jingu Kyo; Tabuse, Japão): "Feche os olhos e deixe-se levar em movimentos que sinta ao compasso de cantos improvisados. Qualquer pessoa pode fazer isso. Ver jovens e velho fazê-lo de uma forma tão simples é comovedor e se sente que se lhe vêm lágrimas. Esse *muga* em movimento não é como o bailado comum, no qual há esforços e a pessoa se fatiga. Também não requer habilidade e treinamento, e por isso tanto os jovens como os velhos podem dançar. *Muga* é como se estivéssemos nascendo nos braços maternos. É uma terapêutica para o saneamento da alma. Melhor é gozá-lo do que descrevê-lo." A mesma publicação afirma que as orações e o *muga* nos fazem olvidar penas e afrouxar as tensões nervosas e é remédio para enfermidades físicas, mentais e espirituais.

Na prática de *ásanas do yoga psicofísica*, o que se quer é isso também, expressar com o corpo, os estados e conteúdo da mente. *Ásana* unifica a mente em si, o corpo em si, o corpo com a mente, visando, com isso, a um aprimoramento, uma sensibilização, uma purificação global que abra as portas do infinito. *Ásana* é um balé de saúde e paz.

Só se pode fazer restrições à dança quando ela, ou por excesso ou degradação, conduza à fadiga ou à excitação erótica. Nesse caso, não é a dança em si o mal. O mal é o uso desvirtuado.

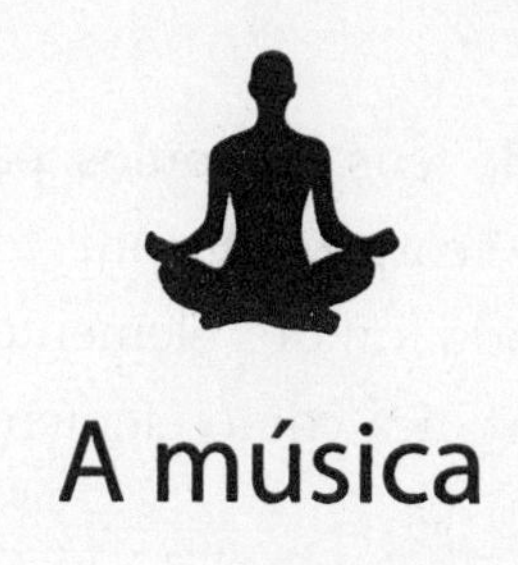

A música

VOCÊ QUE ESTÁ PRECISANDO melhorar dos nervos não pode ignorar o que se chama musicoterapia, ou seja, a terapêutica curtindo música.

Não é apenas a nós que a música tem o poder de comover. Na Índia, experiências revelaram que as plantas, tratadas com música, mostraram mais vigor, maior crescimento e produtividade. Conta a mitologia grega que Orfeu, músico e poeta da velha Trácia, fascinava com seus cânticos à lira, não somente as pessoas, mas os animais, as plantas e até as pedras.

A musicoterapia, apenas em nome, é recente. Conta a Bíblia que, quando o espírito mau tomava o rei Saul, era David, que com sua harpa, praticava o exorcismo e, o espírito mau, tendo se afastado, dava lugar à saúde e à paz do rei. Já no século VI antes de Cristo, o sábio e misterioso Pitágoras, para alguns, o Divino Pitágoras, aos olhos felizes de seus discípulos, para quem "a alma era tida como a harmonia do corpo, a virtude, a harmonia da alma; a saúde, a harmonia de cada um dos elementos da vida corpórea", prescrevia música e ginástica como elementos propiciadores da felicidade.

Segundo narração de Boethius, um dia um jovem, sob forte ataque de ira, tentou atear fogo na casa. Por um amigo foi levado, ainda encolerizado, à presença de Pitágoras. Este fez com que se mudasse o tom de certa canção que estava sendo cantada e isso foi o bastante para fazer o colérico readquirir a sobriedade. Pitágoras curava ira, medo, ambição, vaidade, violência, depressão, usando música, pois com ela conseguia rearmonizar o ânimo. Era formado um círculo com pessoas a cantar e, no centro, um tocador de lira. Aí se processava o milagre da rearmonização das almas e, consequentemente, a melhora de sintomas físicos.

Desde os tempos mais recuados até hoje, os mestres de yoga, na Índia, ensinam *mantrans* (vibrações sonoras) e *bhajans* (cânticos devocionais) a seus discípulos, os quais, devidamente emitidos, produzem efeitos em diversos planos da criação, dada a onipresença da vibração sonora.

São muito variados os propósitos dos *mantrans*. Vão desde a adoração da divindade à obtenção de poderes paranormais; ao afastamento dos maus espíritos, à preparação de águas curativas; à influência sobre o pensamento e a ação de terceiros; ao controle sobre homens, animais... até a purificação do corpo humano e cura de doenças. Os *bhajans* aprimoram a adoração do Divino.

Voltemos ao conceito de musicoterapia.

> "A crença nas forças mágicas da música foi manifestada de modo curioso entre os gregos antigos. Os sacerdotes, que exerciam também a medicina, incluíram a música em seu processo

de tratamento, desenvolvendo-se então a doutrina ético-musical. *Etos* – significa estilo de música, no seu caráter tonal, na sua faculdade de influir no equilíbrio corporal e psíquico do homem. O *etos* deu origem ao *diastáltico*, que induzia a ações heroicas; ao *hesicástico*, que objetivava à conservação do estado de equilíbrio espiritual; e ao *sistáltico*, que suprimia a vontade consciente, e abria caminho livre às paixões violentas. Associados em um só grupo, destinavam-se à musicoterapia, e, nas especulações pitagóricas, eles foram relacionados com corpos celestes, com as nove musas, com o temperamento e com entidades cósmicas e místicas..." (Hebe Machado Brasil, *Musicoterapia* – Bahia)

A doutrina *ética* foi continuada pelos povos do Islã. Os árabes curavam temperamentos sanguíneos, linfáticos e fleumáticos com as vibrações do alaúde de quatro cordas.

Na atualidade, destaca-se o trabalho do Instituto de Terapia Musical, dirigido por Aleks Pontvick, na Suécia. O mesmo médico aproveitou uma igreja velha que os metodistas haviam abandonado e instituiu um repouso de fim de dia para os homens fatigados. Ao crepúsculo, um organista executa Bach, somente Bach, que o magnânimo Pontvick considera o melhor remédio para o relaxamento do nervoso.

No Instituto de Terapia Musical, os internados têm todo o conforto. Em quartos individuais acusticamente isolados, ouvem música através de alto-falantes disfarçados, pois faz parte do tratamento não identificar a fonte musical. O "medicamento" mais usado é Bach. No entanto, em casos especiais, também são administrados "doses" de Mozart, Beethoven e Haydn.

O Pilgrin State Hospital de Nova York, com capacidade para mais de 14 mil enfermos, é o maior centro mundial onde se faz musicoterapia. Nele, a música pode ter como propósitos: acalmar e descansar, aliviando tensões; uma oportunidade satisfatória para a autoexpressão, além de oportunidade para o desenvolvimento de um interesse ativo e construtivo; eliminar preocupações do paciente consigo mesmo e levar sua mente a realidades mais ativas; estimular a capacidade de concentração; criar uma influência socializadora em uma atmosfera agradável para ajudar o desenvolvimento da cordialidade e de reações aceitáveis, assim como para eliminar o procedimento antissocial; contribuir para o controle e coordenação muscular, e em certos casos, para o estímulo de atividade física, através do ritmo; tornar possível a eliminação de um isolamento imposto pela doença e ajudar o paciente a recuperar confiança e segurança, trabalhando com outros e ajudando outros, adquirindo assim orgulho pelo grupo e por si próprio; procurar constantemente firmar a música como uma animadora de experiência e de inspiração.

Os americanos têm usado a música para anodizar. O paciente, com a cabeça coberta por um capacete receptor, através de música que vai ouvindo, despercebe-se da dor. Os sons de baixa frequência ou "sons brancos" têm efeito de bloqueio nervoso e, consequentemente, são sedativos. O OM dos yoguis é por excelência um "som branco".

O Hospital da Ordem Terceira do Carmo, de Lisboa, fez pioneirismo (1953), em Portugal, na utilização de música durante pequenas intervenções.

Em Barcelona (Espanha) um grupo de generosos médicos organizou um coral para levar a musicoterapia aos muitos pacientes hospitalizados. Ao visitar o Vaticano, o papa Pio XII assim o saudou:

> Bem-vindo, mil vezes bem-vindo o Coral Polifônico, do Corpo Oficial dos Médicos de Barcelona e que o Senhor lhes re-

> compense a caridade como Ele o sabe fazer e como nós lhe pedimos. Sois médicos e sabeis perfeitamente que existem outros remédios além dos apresentados em frascos e ampolas; existe no homem algo de mais precioso, de mais eficiente. E se existem muitos meios de o reconfortar, de o apoiar, de reanimar e de o sanar, um deles é a música. E quem sabe se mais de uma vez uma doce melodia, um acorde harmonioso, uma música cheia de alegria e de movimento, mais contribuiriam para a saúde de vossos doentes que os remédios da farmácia? (Cit. por Hebe Machado Brasil)

O canto coral, pelo seu alto valor educativo e terapêutico, está se desenvolvendo em instituições com regime de internato, inclusive entre os detentos. No Hospital Juliano Moreira, o professor Wasson Aranha vem aplicando música no tratamento de doentes mentais.

Como você pode ver, a música, agindo pelo ritmo, ou pela melodia ou pela harmonia, ou por tudo junto e mais algum outro elemento impalpável, pode realizar verdadeiros milagres na preservação e na recuperação do equilíbrio mental e na rearmonização dos sistemas nervoso e endócrino. As divinas vibrações da lira de Orfeu que acalmava as feras e dava placidez ao mar por onde singravam os argonautas; as repercussões cósmicas do canto do *mantra* sagrado (OM); a tranquilização profunda produzida pelo som branco da ciência eletrônica; finalmente os poderes infinitos do Verbo Onipresente se juntam numa divina musicoterapia, que não podemos ignorar.

As vibrações sonoras que tão beneficamente repercutem em nossa mente, em nossos nervos, em nosso mundo moral, podem também, infelizmente, se dirigidos noutra direção, acarretar prejuízos sérios ao organismo e ao psiquismo. A música também pode irritar, fatigar, entediar, excitar e desequilibrar. A flauta do Deus *Krishna* levava o bem às almas, mas as trombetas sopradas diante da cidade de Jericó derrubaram-lhe as muralhas. Enquanto a execução de uma sonata de Beethoven deu alívio a uma tísica com hemoptise e febre, uma charanga militar acende o ardor combativo de soldados; enquanto Mozart acalma, pacifica e eleva uma alma em exaltação doentia, a repetição da música rítmica dos jovens, o funk, acaba excitando, fatigando, instalando na mente um estado desagradável de exaustão e inquietude, podendo destruir o nervo auditivo por excesso de decibéis.

A música dançante dos jovens, quase toda à base de ritmo e indigente de melodia e harmonia, fala muito mais às pernas do que à alma. É boa para estimular um deprimido, mas, mesmo este, acaba cansando com o sensualismo primitivo e monótono de que é feita. Na música atual dos jovens, psicólogos têm assinalado um processo de regressão à mentalidade primitiva. As letras das canções são pobres, e se são expressivas, o são de um nível mental muito rudimentar. Nelas, as palavras são substituídas por gritos guturais, próprios de uma era muito recuada, antes de o homem ter inventado a linguagem articulada. Repetem muito "ui", "ei", "ai", "hip", "hip"...

Aprenda, meu amigo, a tirar da música alívio, saúde, paz e nutrição para a alma. Defenda-se dos malefícios da música nefasta aos nervos e a seu psiquismo, que estimulam a "coisa", o estresse.

Os jovens precisam experimentar música adulta. Lucrariam muito aqueles que resolvessem tomar coragem de parecerem diferentes da maioria dos de sua idade e, sem que abandonassem os ritmos de seu tempo, também aprendessem a (silentes, atentos, em relaxamento) se deixar tocar pela música santa dos grandes e inspiradores compositores e, com ela, vivenciar as emoções mais ternas, mais suaves e mais repousantes.

Pode-se ler de Hebe Machado Brasil: "... a eficácia da musicoterapia é indiscutível, não só nas doenças emocionais, como também na pressão arterial, que, segundo Thompson e Vicente, sofre influência da música. Se repetimos uma mesma melodia, temos a estabilidade da pressão arterial. O que não sucederá se alterarmos bruscamente o andamento de uma peça musical – dar-se-á, então, uma queda brusca, tão grande que poderá ser fatal para o organismo humano".

Os instrumentos causam efeitos específicos no ser humano e, por isso mesmo, segundo conclusões de Arosta: os melancólicos e linfáticos deveriam escutar solos de violino; os nervosos se beneficiariam com solo de contrabaixo ou de clarineta; a harpa seria indicada nos casos de histeria; os maníacos de perseguição se beneficiariam com a trompa; a flauta consolaria os apaixonados incorrespondidos; os excitados encontrariam calma com o violoncelo e os neurastênicos seriam estimulados pelo contrabaixo; o piano ajudaria a extravasão psíquica.

Mitcheli e Zanger, médicos londrinos, acham que os diferentes estilos também atuam de modo específico. Utilizando-nos de suas conclusões é que fazemos as sugestões seguintes: Escute o estilo clássico, a fim de enriquecer-se da sensação de segurança. Se pretende libertação emocional, escute peças românticas. O estilo impressionista, embora não tendo valor terapêutico nitidamente específico, estimula o interesse dos mais apáticos. A música contemporânea é irritante, mas consegue sacudir o esquizofrênico de seu autismo, de seu isolamento, fazendo-o sair de dentro de si.

Você pode utilizar-se do valor terapêutico da música: a) compondo-a; b) executando-a; c) cantando-a; d) ouvindo-a.

Quanto ao primeiro caso, deixo de comentar, pois se trata de algo muito especial e privilégio de poucos.

Um instrumento musical tocado por nós mesmos, seja um pandeiro, uma guitarra, uma gaita de boca, seja um piano, violino ou harpa, e, na pior das hipóteses, mesmo um assobio, é algo que nos alegra, nos faz esquecer por um momento alguma vicissitude, portanto nos retempera, refresca e areja. Quando é o caso de um verdadeiro instrumentista, as horas de estudo se comparam em intensidade e concentração espiritual a uma eucaristia. Mas, no final, não importa se o instrumento é um órgão e a obra é de Bach ou se é um simples cavaquinho nas mãos de um trabalhador tocando música popular junto à fogueira. O efeito da expressão musical de seu estado d'alma é o que importa. Se puser amor na execução, está fazendo musicoterapia.

Cante, meu amigo. Isso lhe fará muito bem aos nervos. Quem foi que disse que é preciso fazer um curso de canto para ter o direito de cantar? Se você é naturalmente desafinado, cante assim mesmo. Cante baixo para não amolar os outros. Mas cante. Se estiver só, cante alto, mesmo que venha a espantar os pássaros. Se puder se incorporar a um coral, não deixe passar a oportunidade. Vai ver como isso lhe vai ser proveitoso em relação a seu estado nervoso. Vá aprender a cantar em cooperação e ver como seu pianíssimo num instante, seu canto monótono noutro e mesmo seu silêncio enquanto os outros cantam criam beleza para si e para os que vierem a escutar

Para efeitos terapêuticos, a melhor forma de escutar música é sentar-se em recolhimento, comodamente, fechar os olhos, aquietar-se, afrouxar o corpo e entregar-se à música. Se conseguir manter atenção ininterrupta, melhor. Isso nem todos conseguem. O que você deve evitar é fatigar-se lutando por concentrar-se. Pode deixar sua mente vagar. De quando em quando, sem luta, volte à música. Música faz bem até quando você presta atenção a outra coisa. Suas vibrações, de qualquer maneira, estão influenciando seu mundo interior e até mesmo o tom vibratório de suas células.

Sempre que puder ouvir música suave e calmante, prefira-a à rítmica e agitada. Se, por qualquer circunstância, se sentir aborrecido e mentalmente fatigado, vá para a sua música.

Alguns me perguntam se eu associo música às aulas de yoga. A resposta é "não". Principalmente nos exercícios de meditação e no relaxamento procuro não depender de música, a fim de escutar o mundo interior, que é também sonoro. Refiro-me ao som *nada*, provindo de vibrações de níveis universais muito quintessenciados. Ao praticar yoga, procuro silêncio. Mas em todas as minhas classes os alunos e eu cantamos a sílaba *OM*, que, misticamente entendida, é o som fundamental do universo e o símbolo sonoro do Absoluto, enquanto que, para quem entende de eletrônica, é um "som branco", isto é, de baixa freqüência e consequentemente calmante. É induzente à vida interior. Na Índia, qualquer cerimônia religiosa se inicia com a vibração do *OM*.

Noutra parte, tratando de *mantras*, vamos voltar ao assunto de vibração sonora, dando beleza à vida e conduzindo à conquista da mente.

Resta-me sugerir um excelente calmante para os nervos, que são as vozes da natureza. Os pássaros, livres nas matas, cantando; o balido de ovelhas; o mugido das vacas; o vento soprando nas árvores; as ondas batendo na praia; o pio de uma gaivota vagabunda; as clarinadas dos galos dentro da madrugada; a disritmia sedativa dos chocalhos no pasto; a cantiga do regato nas pedras da encosta; finalmente toda uma sinfonia gostosa, calmante, enlanguecedora, pode ser buscada para serenar os nervos, numa forma de musicoterapia que existiu desde os primórdios da criação. Se não fosse por outros motivos, os fins de semana no campo se justificariam somente por essa musicoterapia oferenda da natureza.

Mas agora vem você e me critica: É muito fácil dizer que eu evite os espetáculos excitantes; que não escute música ruidosa de gente moça; e que, ao contrário, escute Bach, Beethoven, Chopin...; é muito simples aconselhar fins de semana na casa de campo... Acontece que sou pobre; meu apartamento é pequeno e não me permite isolamento e, mesmo profundamente irritado, passo os dias saturado da música horrível que meus filhos curtem; não tenho casa de campo e vivo mesmo é em cidade barulhenta...

Não pretendo resolver casos particulares de ninguém, mas, felizmente, o yoga tem como atender os casos da generalidade. Seu caso, por exemplo, é o da maioria. Aos que não têm casa de campo e, portanto, estão impossibilitados de aproveitar os valores terapêuticos das manifestações sonoras dos lugares onde os ruídos industriais ainda não chegaram, o recurso é a excelente prática sedativa e quase hipnótica do *nispanda bhava* (página 414). Aos que não têm como se defender da ação arrasadora das músicas selvagens dos moços, assim como toda a cacofonia dos ruídos de uma grande cidade e mesmo às vozes irritantes de pessoas com quem vivem, o yoga ensina a prática de *tapas* (página 215) e lembra: a) "receba as coisas como lhe vêm"; e b) "tudo é necessário". Cultive uma atitude subjetiva, que pode pelo menos anodizar ou reduzir a repercussão dos sons maus ou mesmo realizam uma alquimia divina, que consiste em dar doçura ao amargo, claridade à treva, fazer do mau bom e do mal, bem.

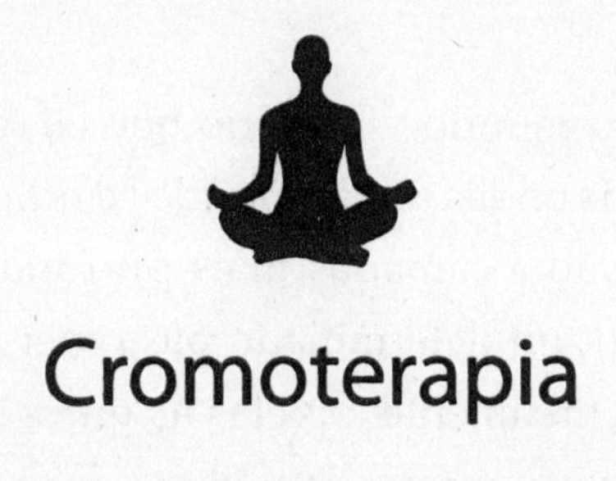

Cromoterapia

NINGUÉM PODE NEGAR que a cor de um ambiente afeta o ânimo, que o torna mais ou menos agradável, calmante, desagradável, excitante... Poucos, a não ser os que tenham dedicado um pouco de atenção ao estudo da cromoterapia, poderão no entanto avaliar o quanto somos influenciados pelas das várias taxas de vibrações que nos envolve a cada instante.

A luz solar é formada por ondas vibratórias de variados comprimentos, cada uma das quais preenche seu papel na manutenção do equilíbrio energético do planeta e, conseqüentemente, da vida. Dessas ondas, as que têm comprimento acima de 410 e abaixo de 718, são captadas por nossos olhos e as chamamos de cores. Elas constituem, portanto, a parte visível do espectro e se dispõem na seguinte sequência: violeta, anil, azul, verde, amarelo, laranja e vermelho. São as cores principais do arco-íris. Além dessa parte visível, um outro mundo vibratório que os olhos não captam atinge-nos. Algumas ondas são absorvidas e utilizadas na própria epiderme, outras vão a camadas mais profundas da pele; para outras, o sangue ou um determinado plexo nervoso são receptores específicos. Há finalmente aquelas às quais somos como que transparentes, pois nos atravessam como se fôssemos de vidro. Existem raios que liquidam com bactérias patogênicas. Outros, como os raios ultravioleta, incidindo sobre gorduras naturais da pele, produzem agentes antirraquíticos (vitamina D). Outros tostam a epiderme, enquanto alguns são apenas térmicos, como os infravermelhos.

As radiações visíveis ou cores são as que nos interessam, assim mesmo tanto quanto contribuam para a saúde mental e psicossomática. A cromoterapia é a ciência, que, se aproveitando das técnicas de decomposição da luz branca solar, toma uma ou mais delas como agentes terapêuticos específicos. As cores são utilizadas segundo várias técnicas tais como: a) banhos de cores puras (com auxílio de lâmpadas ou emprego de vidros coloridos, panos estendidos ou prismas); b) água irradiada (seja utilizando garrafas coloridas, irradiação com vidros...); e c) pintura de ambientes e uso na indumentária. Por motivos óbvios restringir-nos-emos apenas aos últimos recursos.

É pouco dizer que o vermelho é cor "quente e excitante", que o azul é "frio e calmante", que o amarelo é "alegre"... Vamos nos aproveitar de um estudo de Iglesias Janeiro (*Autosuperacion Integral*) e ganharmos um pouco mais de conhecimento sobre a influência do mundo colorido sobre o organismo, sobre a mente, bem como sobre nossos níveis espirituais.

Do que aprendermos podemos tomar providência no sentido de evitar a cor malfazeja ou procurar aquela que nos convém, segundo nosso caso particular, segundo o que desejamos que ela faça em nosso benefício. Nessa magia das cores, portanto, é indispensável que conheçamos o que cada uma vale para o organismo e para o plano psíquico-espiritual.

Vejamos o valor e efeito das cores.

Vermelho

Efeitos orgânicos: É estimulante por excelência. É dilatante, expansivo, acentuando o impulso ortossimpático. Atua principalmente sobre a circulação sanguínea e sobre o sistema nervoso, sempre no sentido de amplificar as funções. Sua presença gera vigor físico e resistência. É indicado aos debilitados, neurastênicos tamásicos, deprimidos e anêmicos. É preciso ter cuidado para que o excesso ou a carência não perturbe o organismo. Seu excesso pode ser equilibrado pela cor de efeito antagônico: o verde. É neuroanaléptico. Vale por um anfetamínico, portanto rajasifica o corpo.

Efeitos psicoespirituais: Estimula o desejo. Em excesso, desperta a ira. Inspira imagens veementes e excitantes; inspira ideias de otimismo, entusiasmo, virilidade, autoconfiança. Gera pensamentos animosos e sentimentos fogosos. Administrado com parcimônia, desperta paciência. Atua através do plexo coronário. Está relacionado com desejo, dinamismo, conquista, domínio. É, aliás, a cor simbólica da *guna rajas*. É, como se vê, um psicoanaléptico, antidepressivo, um rajasificante psíquico.

Laranja

Efeitos orgânicos: Age diretamente sobre as funções cerebrais e endócrinas. Estimula os processos de nutrição. Dá vitalidade. Sendo também indicado nos estados de desnutrição. Um pouco menos rajasificante do que o vermelho.

Efeitos psicoespirituais: Dá exuberância às atividades mentais, onde se levantam imagens gasosas. Tende a equilibrar as faculdades de percepção. Atua através do plexo cardíaco. Desperta pensamentos positivos em relação à saúde, portanto é indicada a hipocondríacos e histéricos. Tem sido reconhecido como o símbolo da sabedoria. Em excesso, favorece o orgulho. Sua escassez, naturalmente, favorece a modéstia e a humildade, dando lugar às qualidades negativas do azul. Psicanaléptico.

Amarelo

Efeitos orgânicos: Sua atuação mais enérgica é sobre o processo de evacuação, como laxante. Toda substância amarela do organismo lhe é muito sensível, em especial os intestinos, o fígado e o cerebelo.

Efeitos psicoespirituais: Pode despertar paixões negativas, tais como o rancor, o ressentimento, inveja, ciúme, ostentação, finalmente uma gama considerável de sentimentos egoísticos. Em boas proporções, dá claridade à mente, desenvolve o espírito lógico e, concomitantemente, a intuição. É símbolo do conhecimento. Favorece a prudência. Em escassez, dá lugar à preguiça e à inconstância, qualidades negativas do anil. Atua através do plexo solar. É cor alegre e levanta o ânimo deprimido. Antidepressiva.

Verde

Efeitos orgânicos: Associado ao cálcio, é o elemento mais sedante de todo o espectro, portanto muito indicado aos agitados, insones e ansiosos. É de natureza refrescante e calmante, favorece a ação do corpo pituitário na ativação do crescimento. É dos mais neurolépticos. Tem efeito de um barbitúrico. Indicado, portanto, para os excitados ou rajásicos.

Efeitos psicoespirituais: Otimismo, confiança, serenidade são estados que suscita. Inspira ideias de progresso, de abundância de meios materiais, de vitória. É a cor que simboliza a fecundidade, a prosperidade e o ganho. Favorece o automatismo relacionado com o trabalho. O excesso dá nascimento à caridade. A falta, à inveja. Atua através do plexo esplênico. Deve ser usado para sativizar a personalidade e o comportamento.

Azul

Efeitos orgânicos: É tônico, suavizante, sativizante, confortador, refrescante. Tem a maior afinidade com os ácidos do corpo e com os processos bioquímicos. Tal como o verde, é indicado no tratamento dos aflitos, ansiosos, rajásicos ou agitados.

Efeitos psicoespirituais: Inspira ideias de fé e lealdade. Conforta. Reduz a irritação nervosa, os desvarios passionais e emoções violentas. Inspira emoções profundas e indizíveis de fé nos poderes ocultos. Suscita a devoção. Simboliza a piedade. Em excesso, faz surgir a fecundidade, bem como a castidade. Sua carência leva à esterilidade e à luxúria. Tranquiliza e dá fé nas forças do bem, com a esperança de que nos tornemos dispensadores do bem. Facilita os automatismos mentais relacionados com o amor. Atua através do plexo sacro. Indicado para todos que desejam mais sabedoria, pureza, amor e santidade.

Anil

Efeitos orgânicos: Interfere com a sensibilidade geral, com os corpúsculos do sangue e com o fluxo nervoso. Atua nos processos vitais celulares. Sua influência é mais forte nas pessoas idosas. Desenvolve a resistência da pele contra as inclemências ambientais.

Efeitos psicoespirituais: É apaziguante e sativizante. É inspirador de simplicidade, modéstia, grandeza moral, respeito e dignidade. Estimula as funções do intelecto. Agindo através do plexo frontal, é "a cor que tem maior influência no "mecanismo" cerebral nas coisas do espírito". Simboliza o respeito e a reverência. Seu excesso dá lugar à gula. Sua falta, à concupiscência.

Violeta

Efeitos orgânicos: Sua influência é maior sobre os líquidos da coluna vertebral. Está diretamente ligado ao simpático, regulando suas funções. Conveniente, portanto, às vítimas de distonias neurovegetativas. Estimula a combustão e o desdobramento químico das substâncias. É marcadamente benéfico na digestão e assimilação. Uma de suas franjas – a ultravioleta – ativa o metabolismo do cálcio e à produção de hormônios.

Efeitos psicoespirituais: Age mediante o plexo laríngeo. Sativizante. É inspirador de pensamentos místicos, sentimentos de ternura, de liberdade, amabilidade e tolerância. Favorece a expressão da vida interior e a produção artística. É sumamente magnético. Desenvolve emoção estética e sensibilidade para o belo. Inspira êxito e consagração. Desenvolve o entendimento e conduz à adoração e à ânsia pela comunhão com o transcendente. Desperta o apelo ao que está além do mundo fenomênico. Simboliza o entendimento. Seu excesso leva à generosidade e à esperança. Sua carência, à avareza, à possessividade e ao ciúme.

Negro e branco não são cores do espectro. Negro é ausência. Branco, uma síntese das sete cores. Eles também interferem.

Branco

Atua como mau condutor de calor. É esta a principal razão pela qual, nos climas quentes esta cor é indicada para a vestimenta. Inspira pensamentos de pureza e inocência.

Negro

Bom condutor de energia térmica. Exantema e outras enfermidades da pele podem ser curadas com a simples obscuridade. Mental e espiritualmente, age no sentido de entristecer, deprimir e reduzir a vitalidade. Simboliza o universo.

Os conhecimentos sobre a influência das cores em nossa vida, não os encontrei na literatura propriamente ligada ao yoga ou aos Vedas. Eu, particularmente, não os encontrei, se bem que muito os procurei. Sei, por exemplo, que a veste dos *swamis*, isto é, dos *sanyassins* (os que renunciaram ao mundo e vivem em busca de comunhão com o Absoluto) é de cor alaranjada. Mas enquanto Maharishi Maheshi Yogi usava um *dhoti*, branco, Sri, Janardana (instrutor mundial do *Sudha Dharma*), um autêntico líder espiritual e filosófico, usava normalmente trajes europeus, onde predominavam o negro e o branco. Este mesmo mestre, respondendo a uma pergunta minha sobre a alegada negatividade do negro, respondeu-me apenas – *nonsense* – (tolice). Minha conclusão é a de que, os mestres da Índia, muitos dos quais, por extrema pobreza e indiferença pelos aspectos exteriores, usam vestes sumárias, despreocupados com seu matiz.

Não podemos nós, já que estamos pretendendo, por todos os meios, evitar ou corrigir distúrbios nervosos, desprezar as experiências feitas pela ciência ocidental. Não devemos também desconhecer que a ritualística religiosa de qualquer tempo e em todos os templos explorou a sensibilidade psíquica às cores. Os prédios, os altares, os paramentos sacerdotais, através das cores e das formas, ao lado de outros estímulos, como a música e as essências aromáticas, atuam magicamente sobre as emoções e sentimentos dos crentes.

Iglesias faz referências a uma técnica psiquiátrica, que, segundo ele, foi usada na reedificação mental de soldados vítimas de choque emocional nos campos de batalha desta última guerra. Chama-se *aurorátono* e consiste num "influxo da maravilha das cores e sons que comovem o ânimo do paciente", com o que "sua psique revive as noções primárias vinculadas ao poder criador de quem vê e ouve, e pouco a pouco se sobrepõe à conturbação sofrida, terminando por olvidar o deprimente e os efeitos físicos e mentais que o acompanham".

O que proponho a você, para melhorar seu estado psíquico, espiritual ou mesmo orgânico, é uma espécie de "*aurorátono a domicílio*". Desejo que saiba tirar proveitos sedativos do verde quando se sentir irritado, inquieto, agressivo, ou do efeito estimulante do vermelho nos dias em que se sentir deprimido, tamásico, astênico, desanimado... Desejo que saiba escolher cores suaves e calmantes, cores como o roxo, que induzem aos voos espirituais para seu ambiente de meditação. Desejo que saiba escolher inteligentemente a decoração de seus ambientes, de forma que não venha agravar ou criar alguns males. Tenho visto cada barbaridade em matéria de ambiente onde vivem nervosos! Cores há que fatigam e irritam até mesmo quem é normal. O ambiente, seja de trabalho, de recreação ou nosso lar, precisa ser planejado, para promover a saúde dos nervos, tanto que, neles, nos sintamos bem, alegres, felizes, repousados e convidados a permanecer.

É possível ficarmos nervosos, quando sentados diante do mar, escutando sua monótona e repousante música? É possível continuar instáveis, irritados, cheios de medo ou fatigados, quando, sentados na grama, deixamo-nos abertos à carícia da brisa, à contemplação da planície, do serro, do rio, enquanto bebemos a sonoridade da mata? Pode haver um tratamento tão *auroratônico* como este?! – O azul do mar, o verde da floresta, o vermelhão do dia que se levanta, o anil de um céu de primavera, o matiz do canteiro de flores roxas, tudo isso deve ser incluído em nossa cromoterapia natural.

O principal dessa cromoterapia despretensiosa que desejo que você aprenda é a sensibilidade para a beleza. Há beleza em tudo. Descubra-a e desfrute-a. Há Deus em tudo. Descubra-O e O adore.

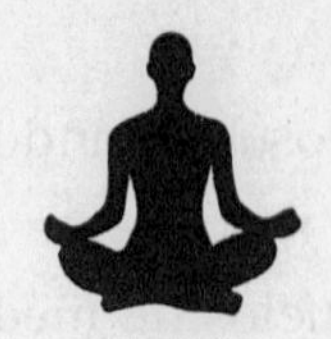

Risoterapia

Quase todos os veículos da imprensa dedicam espaço ao bom humor, defendendo a ideia de que "Rir é o melhor remédio". Será mesmo? É. Você próprio pode recordar-se de alguma vez em que uma boa gargalhada restaurou sua boa disposição, elevou seu moral, suavizou uma aflição, revigorou o organismo, melhorou uma amizade que capengava. Se não aconteceu com você mesmo, pode ter acontecido com alguém que você conhece.

Ao atender alguém deprimido, distressado, nervoso, aflito, angustiado, tenso, presa de fobia, enfim, vítima da "coisa", procuro dizer ou fazer uma palhaçada qualquer, que possa lhe desafivelar a carranca sombria, enfermiça e apavorada, alguma brincadeira engraçada que possa levá-lo a, pelo menos timidamente, sorrir. O primeiro sorriso que desabrocha me permite acreditar já ter começado o processo de transformação libertadora.

A tensão, pesada e doída que, há meses e até há anos, vem sendo nutrida por tensas mágoas e densas trevas, não resiste a um sorriso descontraido. Sorrir derruba paredes e serra grossas correntes, solta, ilumina, descongestiona, desengatilha, cura. É como o raiar do sol dando um chega pra lá na escuridão da madrugada. Deus abençoe todos os palhaços deste mundo.

Norman Cousins, primeiro editor de "Saturday Review", foi hospitalizado como doente terminal,* com cinco afecções graves. No leito de moribundo, foi tomado por uma intuição, e, para darlhe curso, pediu um projetor de cinema e velhos filmes das palhaçadas dos Irmãos Marx. A curtição hilariante produziu efeito tão surpreendente que convenceu os médicos a lhe darem alta. A experiência tornou-se mundialmente famosa através de seu livro *Anatomy of an Illness*.

Modernas pesquisas indicam que uma gargalhada mexe terapeuticamente não só com toda musculatura da face, mas também com as cordas vocais, nervos, músculos e glândulas; massageia o diafragma; age bem sobre o tórax, o abdômen, o fígado, os pulmões. Finalmente, vale como um remédio eficaz. Nada custa. Não intoxica.

Para o sistema imunológico o riso é muito especial, segundo estudos pelo Western College of Springfield. Uma risada estimula as atividades das células especializadas no combate a vírus e bactérias. O nome delas é bem significativo – células assassinas. A concentração da imunoglobina, que age contra vermes e infecções respiratórias, segundo uma pesquisa, é bem maior numa plateia assistindo uma comédia que numa que assiste um documentário. Tudo leva a crer que nos indivíduos que assistem fitas ou filmes

* Norman sofria de rara doença do colagéno, da qual somente um em cinco mil conseguia curar-se. (*N. do A.*)

de monstruosidades, catástrofes, horror, crueldade e violência máxima, a imunologia é jogada lá embaixo.

O riso influencia diretamente o hipotálamo, centro cerebral que governa a reação do corpo ao estresse, também promove vasodilatação cerebral, melhorando assim o fluxo sanguíneo, e sabemos, que uma abundante vascularização cérebro protege e melhora a lucidez mental dos idosos. É por isto que alguns medicamentos geriátricos de grande consumo visam exatamente isto.

Não existe ação e reação exclusivamente físicas, portanto a risoterapia não favorece somente ao organismo material. Os efeitos salutares são também energéticos, psicológicos e intelectuais. Em outras palavras, quem ri melhora por inteiro, o sistema todo.

Uma das mais eficazes e gostosas metodologias de nosso trabalho yogaterápico tem sido a "grande gargalhada". Nos *satsangs* (reuniões de descontração, catarse, cântico, louvor a Deus, meditação e amorização, praticadas na Academia Hermógenes) bem como nas aulas do curso "Saúde na Terceira Idade", proponho que todos, juntos, gargalhemos. Dando o exemplo, saio na frente. A turma me imita, e logo a gargalhada gostosa e desrepressora contamina todos. É alegria infantil, espontânea, inocente, gostosa, puríssima, descondicionada. Cada um acaba rindo da gargalhada espalhafatosa do outro. Os alunos adoram. Sentem-se eufóricos e tranquilos depois de tal mutirão de alegria. Gozo imaculado e ingênuo. A "couraça do caráter", denunciada como a grande culpada por limitação e padecimentos, que tanto maltratam e empobrecem, cerceiam e adoecem a espécie humana, conforme a denúncia de W. Reich, não resiste ao impacto do riso euforizante, e racha. O relaxamento é seguro e imediato. Dentro da blindagem de cada adulto, há sempre uma criança que lhe proibiram ser alegre, ansiando por liberdade. O riso espontâneo, "deseducado" e esfuziante arrebenta a velha "blindagem", rasga o "camisolão da austeridade" e liberta a "criança", até então encolhida, escondida, sumida e reprimida pelo cinzento formalismo imposto pela vida "educada".

É uma terapia de desrepressão, de catarse. Com a continuação, aflições, depressões, zangas, tristezas, "engatilhamentos", repressões, tensões, contenções crônicas e fatigantes começam a dar o fora. Adeus drogas para os nervos! Vejo a gargalhada como um eficiente redutor da estressibilidade pessoal de cada um.

Os risonhos não vivem bisonhos. Mal-estares e fadigas, abatimentos e medos, adeus!

Com a mesma intensidade que a tensão debilita o sistema imunológico, engendra radicais livres e tumultua a homeostase, a distensão, provocada pelo riso espontâneo, melhora as defesas, reduz a oxidação e restaura o meio interno orgânico. Bom humor, moral elevado e euforia juntos instantaneamente lançam no sangue hormônios, neurotransmissores, enzimas e neuropeptídeos, geradores e defensores da saúde, fantásticos remédios que realmente curam. O centro que gerencia o sistema imunológico é o *timo*. A hilaridade estimula o *timo*. A pessoa risonha não anda curtindo uma gripe depois de outra. A pessoa bisonha, sim.

Se o riso não chega a ser o melhor, seguramente é um excelente remédio. Sorria e viva mais e melhor!

Parte 7
ALIMENTAÇÃO SADIA

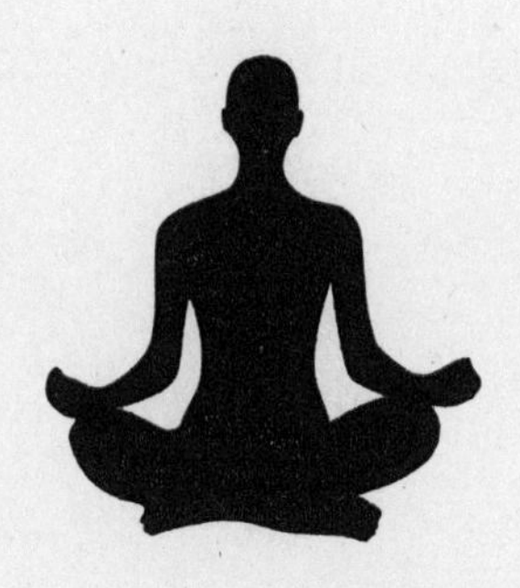

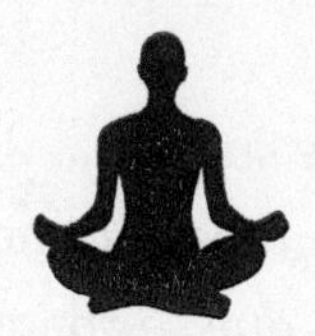

Nutrição sadia, saúde para os nervos

EM OUTRAS OBRAS, faço estudo mais minudente sobre nutrição. Nesta, apenas cuido do essencial.

Os alimentos são constituídos de: *proteínas*; *gorduras*; *sais minerais*; *hidratos de carbono*; e *vitaminas*.

a) As *proteínas*, além de constituírem o "material de construção" das células, exercem grande influência sobre o metabolismo. Em cálculo impreciso, um adulto necessita diariamente de 50 a 60 g de proteínas, sob pena de os órgãos, para continuar funcionando, passarem a fazer saque das proteínas dos tecidos, determinando entre outros distúrbios um emagrecimento acentuado. O excesso de proteínas, igualmente, deve-se evitar. A carne é tida como a maior fonte de proteínas, mas, em virtude de sua toxicidade, o vegetariano a evita.* Nem por isso sofre sua falta. Recorre ao leite, manteiga, queijo, sementes oleaginosas (amendoim), mas a principal fonte é essa maravilha que se chama soja, tão merecidamente apelidada de "carne vegetal". Até mesmo o prosaico feijão tem sua proteinazinha.

b) As *gorduras*, que dão calor ao corpo, combustíveis que são, devem ser usadas com parcimônia pelos obesos e os de vida sedentária. A falta de exercício determina que grande parte da gordura consumida, não sendo queimada, vá acumular-se em forma de banha, enfeiando e prejudicando o corpo.

c) Os *sais minerais* regulam a nutrição celular e têm grande responsabilidade na excitabilidade nervosa, hormonal e muscular. Vejamos alguns dos minerais mais atuantes sobre os nervos:

- Sobre o *cálcio*, fala o Dr. A. A. de Miranda (*opus cit.*): "Faltando cálcio no organismo, os nervos começam a sentir-se mal. Ficam irritáveis, transmitem mal os impulsos que recebem. Muitas vezes, manifestações de mau gênio, irritabilidade, nervosismo, principalmente nas crianças, advêm da pobreza de cálcio na economia humana. O fato de roer unhas, os tiques nervosos, tais como estar sempre balançando ou tremulando as pernas num movimento oscilatório rápido, a tensão exagerada dos músculos, tudo isso, na maioria das vezes, denuncia falta de cálcio. A insônia pode ser causada pela deficiência desse mineral. Nesse caso, não há melhor remédio para conciliar o sono do que um copo de leite morno antes de deitar. Fornece

* Se você é um carnívoro não crie uma nova fonte de tensão obrigando a tornar-se vegetariano. Mudanças como essa só devem ser feitas lenta e suavemente, sem tensões. (*N. do A.*)

ao organismo boa cota de cálcio, remédio superior a qualquer dos hipnóticos barbitúricos que apenas são tóxicos para o sistema nervoso, ao passo que o cálcio constitui um de seus melhores tônicos e calmantes".

Nem todo cálcio ingerido é aproveitado pelo organismo. A absorção e a assimilação do cálcio dependem da presença da vitamina D (vitamina antirraquítica elaborada pelos raios ultravioleta dos banhos de sol agindo sobre gorduras naturais da pele), da vitamina C, da atividade sadia das glândulas paratireoides, da presença de gorduras (da alimentação) e do fósforo.

São fontes de cálcio: o leite e o queijo, principalmente. É também encontrado no espinafre, repolho, alface, folhas de nabo. O leite o tem em maior quantidade e em condições de melhor assimilação.

- *Fósforo*: O corpo pede, por dia, aproximadamente, 1,5 grama. Sem fósforo não há nervos sadios e fortes. Acha-se na proporção de 2,5% na substância cinzenta e na de 4,5% no tecido nervoso branco. Deve ser irmão gêmeo do cálcio em sua dieta. Um ajuda o aproveitamento do outro. "O cérebro é tão rico em fósforo que foi nele que este foi primeiro descoberto (em 1669) e no século XIX vulgarizou-se o aforismo: 'Sem fósforo não há pensamento.' Aos que sofrem de esgotamento nervoso receita-se lecitina ou os alimentos que a contêm" (F. Kahn, *O corpo humano*). Eis os alimentos onde se encontra: amêndoas, amendoim, trigo integral, leite, aveia, lentilha, ovos... Destes, prefira o leite, a lentilha e a aveia... Não é aconselhável, porém, indigestar de amendoim somente porque precisa de fósforo na alimentação.

- *Iodo*. É o alimento fundamental da glândula tireoide. A tireoide é a de maior ação sobre o sistema nervoso. A excessiva produção de tiroxina (hormônio produzido pela tireoide) cria um quadro alarmante de nervosismo, inquietude, excitação, agitação, magreza, um quadro rajásico, portanto. Ao contrário, a falta de trabalho pela tireoide degenera em doença tamásica, isto é, apatia, desânimo, astenia, depressão, fraqueza e obesidade. Até a inteligência está na dependência de uma tireoide ativa ou preguiçosa. "O organismo de uma pessoa de 70 quilos de peso encerra uns 50 miligramas de iodo. Quantidade infinitamente pequena! Em peso, é um milhão e quatrocentas mil vezes menor que o organismo humano, em que exerce ação tão importante e essencial" (A. A. de Miranda).

  Onde encontrar o iodo? O de farmácia, que se usa em ferimentos, não é assimilável e é impróprio para a alimentação. Encontra-se em: vegetais cultivados em solo de praia; água proveniente de regiões onde ele existe; alimentos extraídos do mar. As algas marinhas (sargaços) são as mais ricas fontes. Infelizmente, o Brasil, tão rico desses vegetais, não imita outros países, como o Japão, que as cultiva e industrializa. Não aconselho alguém a comer indiscriminadamente as algas que dão em nossas praias, pois não têm o tratamento adequado nem se conhece quais as espécies comestíveis.

  Fritz Kahn diz ser o alho a maior fonte de iodo, vindo depois a cebola, o rábano e o limão. Os alimentos de origem animal a serem preferidos são os ovos, leite e manteiga.

d) Os *hidratos de carbono* são essenciais porque fornecem energia e calor ao organismo. Apresentam-se sob a forma de *amidos, féculas* e *açúcares*.

Neste setor, o que indico como conveniente aos que desejam boa saúde, portanto bons nervos, em resumo, é:

- Evite as farinhas brancas, se puder. Prefira os cereais integrais. Assim, pão, macarrão, massas devem ser preferidos quando de farinha integral. O arroz branco, quanto mais polido, pior. Não é alimento. O arroz integral (chamado, no interior, arroz da terra) é não somente um excelente alimento, mas milagroso remédio.
- Das raízes e caules comestíveis, o cará e o inhame são as melhores.
- Se puder fazer uso de mel de abelhas, faça. Se puder abolir o açúcar refinado, que é bonitinho, branquinho, mas ruinzinho para a saúde, faça-o também. O açúcar mascavo, que não é "beneficiado" (?!), é melhor. Prefira-o.

e) *Vitaminas*. Sem elas é impossível ter saúde e mesmo viver. Sem elas o organismo é incapaz de realizar a difícil operação de transformar o alimento que consumimos em elementos vivos do corpo. Algumas são especialmente indispensáveis na cura de nervosos, principalmente as da família B (vinte membros, generosos benfeitores).

Beribéri é um termo proveniente de um dos idiomas falados no Ceilão e quer dizer *extrema fraqueza*. A forma nervosa do beribéri é uma inflamação nos nervos, também conhecida como beribéri paralítico. O doente se sente extenuado, cansando-se facilmente. Aparecem sensações de formigamento, câimbras, dormências, peso e dor nas pernas. O quadro é de polineurite. Com o agravamento, vem a atrofia dos músculos dos membros inferiores. Andar torna-se impossível pela dor e pela fraqueza. Em alguns casos aparece a cinta *beribérica*, uma constrição no tórax, dificultando a respiração. Esta terrível doença é uma avitaminose, isto é, carência de *tiamina,* ou seja vitamina B1. Para evitar ou curar tal enfermidade recomenda-se o consumo dos seguintes alimentos: levedura de cerveja, cereais integrais (não "beneficiados"), feijão soja, lentilha, ervilha, amendoim, couve-flor, repolho-roxo, legumes em geral, leite e frutas. A fonte por excelência é a levedura de cerveja. Não se deve lançar fora a água onde estiveram imersos alimentos ricos de vitamina B1 em virtude de sua grande solubilidade na água. É como se jogássemos fora a própria vitamina. Com a mesma água ou se cozinham os alimentos ou se faz a sopa.

Assim como o beribéri, a pelagra (significa pele áspera) é outra avitaminose que afeta profundamente o sistema nervoso. Os sintomas parecem com os de polineurite (inflamação geral nos nervos), semelhantes portanto aos do beribéri. Às vezes lembram a "doença de São Vito" ou o "mal de Parkinson". Os doentes mostram-se agitados e insones. Outros dão para chorar sem qualquer motivo, ficam caídos, ensimesmados, abatidos e até, em certos casos, com mania de suicídio. Podem aparecer delírios, alucinações, pesadelos... E tudo isso é causado pela carência de *niacina* ou *ácido nicotínico,* ou melhor, de uma das vitaminas B. Onde achar esse elemento? Em abundância na levedura de cerveja. Encontra-se também nos germes de cereais principalmente no trigo, mas também na soja, no ovo e no amendoim.

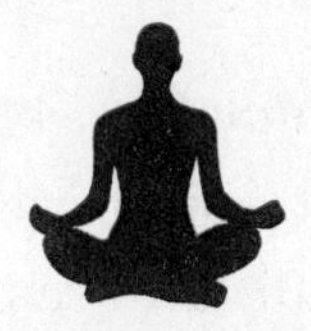

O que devemos comer

A ALIMENTAÇÃO IDEAL para o ser humano em geral, especialmente para os nervosos é a ovo-lactovegetariana. Em outras obras pude demonstrá-lo, recorrendo à argumentação puramente científica. Aqui não posso. Apenas posso dizer que a carne não é indispensável, mas é nociva, principalmente se usada em excesso e na ausência de legumes, verduras e frutas que lhe contrabalançam a toxidez e outros malefícios.*

Os alimentos mais aconselhados e que devem portanto fazer parte da alimentação diária são:

a) *Levedo de cerveja* – Encerra 17 diferentes vitaminas, inclusive toda a família B. Praticamente não tem gordura, açúcar e

* Ver *Autoperfeição com Hatha Yoga*. (*N. do A.*)

amido. Tem 46% de proteínas. Puro, é um pó de cor creme, amargo e quase intragável. Misturando-o em pratos que levem mel de abelha, disfarça-se o gosto. Pode-se misturar com leite, recorrendo ao liquidificador. Deve-se começar com uma pequena dose – uma colherinha de chá. Vende-se também em comprimidos.

b) *Leite* – Tem uma grande cota de cálcio, do qual se aproveitam 86%, tendo ainda ferro, fósforo, as melhores proteínas e mais vitaminas A, B1, B2 e outras.

c) *Iogurte* – Uma coalhada especial. É rico em B2, fósforo, carboidratos, cálcio e proteínas. No intestino, com seus fermentos, combate a flora patogênica, gerando ali mesmo consideráveis doses de vitamina B, que é assimilada pelas vilosidades intestinais.

d) *Germe de trigo* – Germe quer dizer embrião. É a parte essencial do grão, onde se encontram as melhores proteínas. O germe de trigo é rico em vitamina E e todas da família B. Pode ser usado em pães, bolos... Substitui com vantagem a farinha de mesa.

e) *Melado e açúcar mascavo* – São os substitutos inteligentes para o desprezível açúcar empobrecido pelo "beneficiamento" e embranquecido por aditivos químicos alguns cancerígenos. Cuidado com os edulcorantes químicos. O único natural é a estévia, uma planta brasileira. Os alimentos "diets" e "lights" precisam ser analisados, pesquisados.

f) *Mel de abelha* – Não é um açúcar, como o melado, mas glicose, isto é, açúcar natural, assimilável facilmente. É o único açúcar natural fabricado pela natureza e não pelo homem. Rico em cálcio, ferro, fósforo, vitaminas A, B1 e C. Excelente para o cérebro. Contém grande dose de hormônios das flores de que é feito. Comece a usá-lo com cautela. De início, apenas uma colherinha de chá diariamente. Vá, depois, aumentando.

g) *Feijão soja* – Das vitaminas, só não tem a D, que é exclusiva do reino animal. Todas as outras, porém, nos oferece. É o único tipo de feijão que tem todos os aminoácidos indispensáveis à nutrição humana, merecendo por isso o nome de "carne vegetal". Quem sabe preparar soja consegue: leite, coalhada, queijo, bife, bolos, biscoitos, saladas... Em outros livros, apresento um bom receituário de soja. As mulheres encontram na soja o mais eficiente auxiliar na menopausa, evitando a osteoporose, bem como a já denunciada reposição hormonal.

Tenho esperança de que os governos de todos os países, inclusive o brasileiro, resolvam combater a falta de proteínas das populações e incentivem o cultivo e o uso desse abençoado feijão. Segundo a Secretaria de Agricultura de São Paulo, a proteína contida num simples quilograma de soja em grão vale por 2,2 kg de carne bovina; 5 dúzias de ovos, 2 litros de leite, 1,5 kg de queijo...

O feijão *macassa* é também riquíssimo em soja.

h) *Arroz integral* – É o alimento mais doador de vida e saúde. Não é apenas um alimento. É remédio capaz de salvar vidas. Tão completo é que os macrobióticos fazem dele 60% de seu regime. É o arroz bruto, do qual somente foi tirada a dura casca de celulose. Conserva, pois a pardacenta cutícula, onde estão todas as suas virtudes. O arroz "beneficiado" (?!), bonitinho, polidinho, é execrável mistificação. Já não é alimento. Sua riqueza vitamínica foi despojada pelo "beneficiamento" (?!). Suas vitaminas depois podem ser compradas como produtos farmacêuticos. Arroz integral, no interior chamado "arroz da terra", "arroz de pilão", não obstante seu aspecto menos aristocrático, deve fazer parte de sua alimentação.

i) *Alho* – É a planta mais rica de iodo. A Bíblia já falava dele. Equivale ao óleo de fígado de bacalhau, por sua riqueza em hormônios e vitaminas. Preventivo das infecções, limpa os intestinos e fortalece os ossos; "deve conter preventivos contra a formação de cânceres, pois estes são extraordinariamente raros nos povos comedores de alho" (F. Kahn). "Médicos alopatas, naturopatas e fisioterapeutas o têm preconizado em todo o mundo como estimulante, carminativo, antisséptico, diurético, vermífugo, diaforético [sudorífero], expectorante, hipotensor, antiescorbútico, afrodisíaco, antiasmático, em doenças pulmonares (tuberculoses, bronquiectasias, grangrena do pulmão, coqueluche), difteria, e em aplicação externa como rubefaciente [que provoca rubor na pele], vesicante [que produz vesículas na pele] e antirreumático... Na Índia, o alho é também considerado estimulante do sistema nervoso..." (João Shenton, *Vida e Saúde*, Ano XXIX – nº 4).

j) *Alimentos de origem brasileira* – A flora brasileira fornece excelentes alimentos para um regime de saúde e vigor. Distinguimos entre eles: o *mate*, por vitalizante e estimulante;* o *caju amarelo*, por sua riqueza em vitamina C; *guaraná* como euforizante, estimulante, rejuvenescedor e afrodisíaco; *acerola*, incomparável fonte de vitamina C; *estévia*, o melhor adoçante natural.

* Contraindicado para os hipersensíveis, *rajásicos* e hiperexcitados. (*N. do A.*)

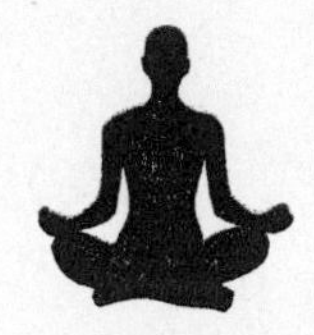

O que não devemos comer

VIMOS ALGUMA COISA sobre o que é aconselhável como alimento. Chegou a hora de falar sobre o que deve ser evitado. Infelizmente é impossível dar detalhes e esmiuçar as razões científicas das interdições que vou sugerir. Em outros livros já o fiz.

a) *A carne,* reconhecida erroneamente como indispensável e alimento natural do ser humano é, não só dispensável, mas chega até mesmo a ser nociva, porque é "rica em colesterol e purinas, causa eczemas, moléstias hepáticas e enfartes do miocárdio; alimento pobre em vitaminas; alimento antinatural, pois o homem não fabrica o amoníaco que neutraliza os ácidos que ela produz; alimento acidificante, perturba a vida psíquica; produz ou acelera os processos de degeneração orgânica, responsável portanto pelo envelhecimento precoce, desde que também provoca apendicite, arteriosclerose, eczema, enterite, gastrite, reumatismo, úlcera péptica, vegetações adenoides..." (Hermógenes, *Autoperfeição com Hatha Yoga*). Quem deixa esse alimento excitante, reduz a rajasidade de seu temperamento.

Certo dia, diante de uma pequena multidão num dos enormes salões do Copacabana Palace (Rio), conhecido professor de equitação desentendeu-se com um interlocutor. Sua ira transcendeu certos limites e ele virou fera. Deu um lastimável espetáculo de descontrole nervoso e agressividade. Uma senhora, sua amiga, dirigindo-se a mim, fez o seguinte comentário: "Como os comedores de carne são explosivos!" Realmente são. Compare a força explosiva e violenta de um carnívoro como o leão com a resistência, prolongada e serena de um herbívoro como o elefante.

Se você quiser ingressar no clube dos tranquilos e longevos vegetarianos, faça-o *lenta e prudentemente*. As mudanças bruscas prejudicam. Não se descuide de suprir-se de proteínas do leite, manteiga, queijo, soja, feijão, amendoim...

b) *Alguns enlatados* são altamente danosos à saúde. Se puder comer um alimento fresco e vivo, prefira-o. Os processos de industrialização recorrem a tratamentos químicos, alguns deles até capazes de produzir câncer. Alguns enlatados e embutidos têm tanta vitamina como cobra tem ombros.

c) *Fumo*. Embora não sendo alimento, é um hábito relacionado com a alimentação, demasiadamente conhecido como nocivo, a ponto de uma lei, em quase todos os países, obrigar os fabricantes a estampar nos maços de cigarro a autodenúncia, como inimigos da saúde. O fumo danifica os nervos, pois tóxico que é, envenena a célula nervosa. O pior do fumo é sobre o psiquismo, pois sua toxidez condiciona o organismo, fazendo-o *dependente*, viciado. Assim, o fumo liquida a vontade e entorpece a inteligência. Há nervosos que dizem ser-lhes o cigarro um calmante. Costumam dizer que só se tranquilizam acendendo um cigarro. Supõem que o cigarro lhes dê calma. O que acontece é diferente; a ausência do cigarro provoca mal-estar (*síndrome de dependência*), que só a nefasta presença do cigarro reduz.

Se você quer se libertar do fumo, meus parabéns. Leia as páginas 233 a 236 e terá sugestões sobre como fazê-lo de maneira segura e sem traumatismos. Se você pratica *ásanas* e outros exercícios do yoga, não terá de temer engordar depois de largar o cigarro. A quase totalidade de meus alunos, dentro de alguns meses, deixa o vício e se alegra com o novo tipo de vida.

d) *O álcool*. Pior do que o cigarro, é ainda mais tóxico, mais destruidor dos nervos, mais devastador da personalidade, e por isso deveria ser altamente controlado pelos governos do mundo. O veneno que se oculta sob tantos anúncios convincentes e rótulos tão belos vai para o sangue. Quando está a 5%, quem bebeu ainda não se denuncia influenciado, mas já em condições de provocar acidentes de veículos, no volante, no trabalho, na oficina. Atingindo 15%, demonstra-se alegre, eufórico, extrovertido (por isso é procurado pelos tímidos, introvertidos e acanhados). O bêbado é, então, um palhaço. Aos 20% transforma-se o homem numa fera ridícula, querendo brigar com todo mundo, com uma coragem emprestada. Nessa condição de desordeiro, pode matar ou ferir. Chegando a 30%, cai, machuca-se, não consegue se manter de pé. A insensibilidade e a inconsciência sobrevém aos 40%. A paralisia e mesmo a morte podem vir depois dos 50%. É preciso dizer mais?!

Se você ainda não bebe, continue assim. Não plante a árvore daninha em seu quintal. Se já o faz, deixe de fazê-lo em seu próprio bem e para o bem de seus parentes e da própria comunidade. Deixe o álcool antes de tornar-se escravo dele. Proceda segundo o método suave, indicado nas páginas 233 a 236.

e) *O açúcar*. O tão inocente açúcar branquinho e gostoso que desde criança comemos em doces, bolinhos, mingaus, refrescos, licores etc. começa a ser denunciado como "inimigo público número um da humanidade".

A doença das coronárias, das artérias que suprem de sangue o próprio coração, até há pouco era explicada com o colesterol, o que fazia com que todos criassem uma espécie de medo de comer gorduras animais. Ao homem de meia-idade, sem tempo para fazer exercícios sobrecarregado de responsabilidades e apreensões, sempre o médico alertava: cuidado com o colesterol! Hoje uma grande corrente de pesquisadores começa a responsabilizar pelos enfartes, não só o colesterol, mas o açúcar. Por este e outros motivos, entre os quais o de ser um ladrão de sais minerais e vitaminas B, portanto, um *desalimento*, o açúcar "beneficiado" (?!) deve desaparecer do regime para saúde. O açúcar bruto é alimento energético e menos perigoso. O mel de abelhas é bom, mas o mais indicado é a estévia.

Reduza as guloseimas, os bolinhos, as compotas, os doces em calda, principalmente se você já é de meia-idade e tem vida sedentária. Cuidado com os adoçantes ou edulcorantes industriais. Cautela com os "diets" e os "lights".

f) *Fritura, condimentos excitantes, chocolate, produtos de salsicharia, sorvetes, farinhas brancas, vinagre, colorantes artificiais,* tudo isso é de jogar no lixo. Tudo isso tem de ser excluído de um método de vida saudável, jovem e feliz.

g) *Café e chá preto*, somente para uso terapêutico para deprimidos e astênicos têm seu lugar. Fazer do café um hábito, tomá-lo, quase automaticamente, várias vezes por dia tem arrebentado a saúde dos nervos de muitos. A *cafeína* é um excitante que convém ser controlado profilaticamente pela pessoa comum, que ainda não é doente dos nervos. O nervoso excitado, *rajásico*, inquieto, angustiado, principalmente o insone, deve abandoná-lo. No chá preto se encontra a *teína*, um excitante ainda pior do que a cafeína. É outro inimigo. Em muitos casos, somente o abandono do café e do chá preto tem praticamente resolvido casos de insônia rebelde. A seguir você poderá aprender sobre chás convenientes no para os nervosos.

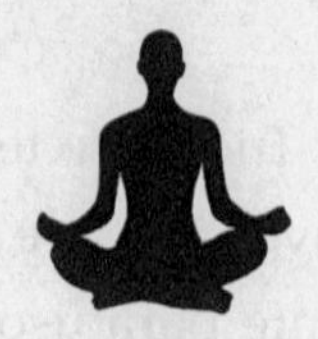

O remédio nas plantas

E o seu fruto servirá de alimento
e sua folha, de remédio.
Ez 47:12

NAS HORTAS, nos pomares, nas plantações, nos prados, nas matas, você pode encontrar remédio para seus nervos. Fitoterapia é o tratamento com remédios da flora. Felizmente temos no Brasil uma das fitofarmácias mais ricas do mundo. O que é preciso é saber a indicação certa.

Quando você, antes de deitar-se, para assegurar um sono calmo e profundo, come uma deliciosa maçã, está ao mesmo tempo se alimentando e fazendo fitoterapia. É difícil também dizer se é alimento ou tratamento, a substituição do café por chá de folha de laranjeira. O que importa é que o resultado calmante é extraordinário.

Contido pelos limites desta obra, infelizmente, tenho de me restringir ao essencial sobre o que as plantas podem fazer por você. Se quiser conhecer mais, procure o livro *As plantas curam*, de A. Balbach (Ed. Missionária, São Paulo).

Das formas de preparar chás de ervas as mais práticas são a *tisana* e a *infusão*.

Tisana. Quando a água estiver fervendo, jogue dentro da vasilha as ervas. Tampe. Deixe ferver mais uns cinco minutos. Tire do fogo e deixe repousar, bem tampado, por algum tempo. Coe, e pronto.

Infusão. Despeje água fervendo sobre as ervas e deixe repousar. Em jejum ou à noite antes de deitar ou tomado em colheres durante o dia, os chás não devem levar açúcar. Se muito amargo, adoce de preferência com gotas de estévia ou mel de abelhas. Use utensílios de barro, louça ou esmaltados. Os metais devem ser evitados, principalmente as colheres de alpaca, esquecidas dentro da vasilha.

Algumas plantas produzem excitação, vitalização, estímulo. Outras, euforia. Outras, efeitos calmantes, tranquilizantes, relaxantes e até hipnóticos. Não podemos esquecer que a maconha ou marijuana, o ópio, mas também este flagelo maior, o ácido lisérgico – terríveis alucinógenos a perturbar milhares de pessoas em todo o mundo – são produtos da flora.

As plantas que ajudam o astênico e deprimido devem ser evitadas pelos nervosos excitados. As que são hipotensoras como o alho devem ser usadas pelos que têm pressão alta e evitadas pelos hipotensos.

As seguintes plantas são estimulantes (rajasizantes do sistema nervoso): alecrim, espinheiro-branco, hissopo, tomilho, noz-decola (em extrato), absinto, centáurea, angélica, salva, erva-doce (funcho), genciana. São indicadas em caso de esgotamento nervoso, depressão, falta de ânimo, indolência, apatia.

Dr. Vander (*Nervos*; Ed. Mestre Jou, São Paulo) indica as seguintes plantas calmantes: violetas, valeriana, lúpulo, camomila (macela), maracujá, agárico, papoula, tília e arnica.

Dr. Cláudio Cecil Polland, brasileiro, mestre de botânica, que me distingue com sua amizade e dá-me a honra de ser meu aluno de yoga, escreveu especialmente para este livro o estudo que transcrevo na íntegra, com gratidão:

"O Brasil possui uma flora variada e abundante de tipos de plantas de um grande valor terapêutico que se deve propagar, a fim de tornar conhecidos seus preciosos recursos naturais. É bom ter em mente a frase célebre do grande homem de ciência que foi Martius: 'As plantas brasileiras não curam, fazem milagres.' E nós pobres habitantes das cidades inquietas e desumanas do que precisamos senão de um milagre?

Toda floresta, desde as praias marítimas até as altas montanhas, possui plantas medicinais, umas já cientificamente conhecidas em medicina e as outras, em grande número, ainda desconhecidas ou empregadas apenas pela medicina popular. O emprego das plantas constitui a base da medicina e quando são bem aplicadas, seus efeitos são evidentes e garantidos.

A farmácia da Natureza contém substâncias mais puras tendo virtudes curativas mais perfeitas. O homem é o filho dileto da Natureza e, no ar, nas ervas, nas plantas, encontrará o remédio para curar seus males. A medicina natural cura todas as doenças. A Natureza é a maior e mais rica farmácia do mundo. Descrevemos abaixo as plantas mais comuns, ou melhor, as mais consagradas por seus efeitos terapêuticos calmantes, sua ação sedativa sobre o sistema nervoso.

a) *Maracujá-grande* (*Passiflora, alata, Ait*). A decocção* das folhas é muito empregada nas moléstias e como calmante nas

* Cozimento prolongado que possibilita extrair os princípios ativos da planta (*N. do A.*)

bronquites. As propriedades medicinais das passifloráceas residem nas folhas e nas raízes; as primeiras contêm um princípio ativo igual à morfina e as raízes são ligeiramente narcóticas. De modo que as folhas são a parte de maior atividade nas passifloráceas.

Dosagem: Infusão de 10 gramas de folhas.

b) *Mulungu* (*Erythrina mulungu, Benth*). Calmante eficaz e excelente hipnótico, dando um sono reparador. É uma bonita árvore ornamental com flores vermelhas cujas cascas são empregadas nas moléstias nervosas sem o inconveniente de criar hábitos.

Dosagem: 2 colherinhas com água ao dia de extrato fluído.

c) *Melissa* (*Melissa officinalis, L.*). É uma planta herbácea, de folhas ovais de superfície áspera, enrugada, dentadas as margens, flores brancas, pequeninas e numerosas. Quando macerada emite ativo odor de limão. Esta planta entra na composição da famosa "Água das Carmelitas", vulgarmente chamada de erva-cidreira verdadeira.

Tem ação estimulante que se reflete sobre todo o organismo e especialmente no sistema nervoso. É versão popular que dissipa a hipocondria* e as tristezas. Muito empregada em todas as afecções nervosas como a histeria, espasmos, palpitações, dores de cabeça, tremores etc.

Pode ser usada em tintura ou infusão de folhas (chá). Se tintura, de 5 a 10 gramas em água açucarada dividida em três doses diárias. A infusão deve ser feita com 5 gramas de folhas para 500 gramas de água e bebida em quatro porções diárias.

---

* Preocupação mórbida com o funcionamento orgânico. (*N. do A.*)

d) *Tília* (*Tília europaea, L.*). É planta arbórea de belo aspecto, folhas pontudas com margens serrilhadas, flores pequenas abundantes amarelo-esverdeadas. Todas as partes da planta são usadas em medicina, cada qual com seu uso específico. No tempo do Império, o chá de flores de tília era servido às moças, à noite, como fonte de um sono reparador.
A infusão, a tintura de flores de tília é empregada com ótimos resultados como antiespasmódico, calmante etc. Poderíamos portanto afirmar que a infusão destas preciosas plantas (flores) encontra indicação segura nas enfermidades nervosas, na hipocondria, dores de cabeça, perturbações cardíacas, vômitos nervosos, indigestões etc. As flores devem ser guardadas em vidro escuro para preservá-las da luz e usadas somente as que não tiverem as brácteas* maduras.
A infusão de tília de sabor agradável e perfumado é preparada com 5 gramas de flores por ½ litro de água e tomada quatro vezes ao dia.

e) *Capim-cidreira* (*Killinga adorata, Vahl*). Planta muito conhecida, vegetando quase em todo o Brasil, em solos sílico-argilosos, em climas quentes e temperados. O sabor e o aroma são idênticos aos da erva-cidreira. Pela destilação das folhas frescas extrai-se um óleo essencial para perfumaria. Planta de grande valor medicinal, pois além de indicado como antiespamódico, carminativo** (dispepsia flatulenta) etc., é útil no histerismo e outras afecções nervosas como poderoso sedativo. Usa-se em infusão (chá) na proporção de 5 gramas de folhas para 500 gramas de água, tomada em quatro porções diárias.

---

* Folha modificada disposta junto à flor ou protegendo uma inflorescência (*N. do A.*)
** Remédio antiflatulento, contra excesso de gases no trato digestivo. (*N. do A.*)

f) *Valeriana* (*Valeriana officinalis. L.*). Erva muito comum nos jardins, perene, com raízes rizomáticas, folhas pequenas, opostas, flores de um branco rosado, cheiro agradável. A raiz desta planta é um medicamento antiespasmódico e sedativo de ação sobre o sistema nervoso cérebro-espinhal. É indicada em afecções nervosas como enxaqueca, epilepsia, histerismo etc.
Administra-se em pó na dose de 2 a 4 gramas por dia ou em infusão de 10 gramas de raiz de Valeriana e 500 gramas de água fervente, em quatro porções diárias. Em tintura de 10 a 15 gotas, três vezes ao dia.

g) *Hortelã-pimenta* (*Menta piperita, L.*). Erva muito cultivada nos nossos quintais com folhas pecioladas, pequenas e de margens serrilhadas, com flores lilases, cheiro muito ativo de mentol. Hebreus, gregos e romanos usavam largamente esta planta como condimento, perfume e medicamento. É indiscutivelmente um antiespasmódico sedativo do sistema nervoso. Prescrito também em palpitações, tremores, vômitos nervosos etc. Usa-se em infusão e tintura. Em infusão colocar 10 gramas de folhas secas em ½ litro de água fervente (açucarada) e tomar quatro vezes ao dia. Em tintura a dose recomendada é de 2 a 10 gramas diárias repartidos em cinco vezes.
Como base em experiência, tenho recomendado uma xícara de tisana de hortelã após as refeições. De sabor refinado, é excelente como digestivo.

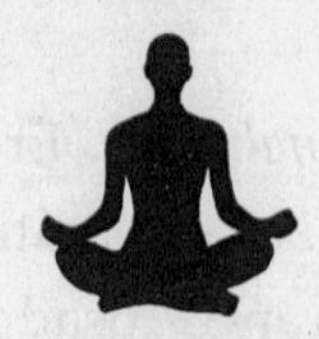

Outros aspectos importantes da alimentação

NA BOA ALIMENTAÇÃO não é relevante somente a inteligência do regime, mas alguns outros cuidados, sem a observação dos quais não se consegue os resultados terápicos e nutricionais compensadores.

a) A *mastigação*: deve ser prolongada, paciente, permitindo a suficiente ensalivação, sem o que a digestão, a assimilação e a eliminação se prejudicam. O hábito de engolir sofregamente, de olho no relógio ou de mente apreensiva, é responsável por desagradáveis perturbações do aparelho digestivo. Se você faz mesmo questão de saúde em geral e em especial para os nervos e o psiquismo, mastigue, mastigue... até que o bocado seja reduzido a uma pasta úmida podendo deslizar livremente goela abaixo. Vale como um curso prático de paciência.

b) *Cuidado à mesa*: beleza e limpeza, finalmente, um ambiente convidativo, favorecem o apetite.
Parcimônia com líquidos, principalmente se alcoólicos, gelados e açucarados. Eles favorecem o hábito de "engolir inteiro" e, portanto, dificultam a digestão. Os gelados, resfriando o estômago, retardam muito o trabalho desse órgão.
Conversas, só as agradáveis, positivas, sábias, alegres. Jamais a maledicência, a ira, o ciúme, o medo, o ressentimento, a apreensão, o pessimismo devem sentar-se conosco à mesa de refeição.
Atitude mental de reverência, pois a refeição deve ser valorizada como um verdadeiro ritual de agradecimento a Deus, pelo que temos em nossos pratos. Habitue-se a orar ao começar e ao findar a refeição.
Parcimônia com temperos picantes e irritantes das mucosas.

c) *Cuidados na cozinha*: não devem se restringir só ao paladar, que é importante, mas não o único a reclamar cuidados. A maneira de preparar os alimentos pode, se errada, enfraquecer o valor nutritivo indicado nas tabelas. Por exemplo, fazer laranjada e deixar na geladeira durante meia hora mata toda a vitamina C, que é pouco estável. Se partirmos um limão ou uma laranja, devemos logo consumir. Dez minutos depois, já temos só o "cadáver da vitamina C". Da mesma forma, a atitude psicológica e espiritual de quem prepara o alimento é imensamente mais importante do que podemos avaliar.

Parte 8

TÉCNICAS

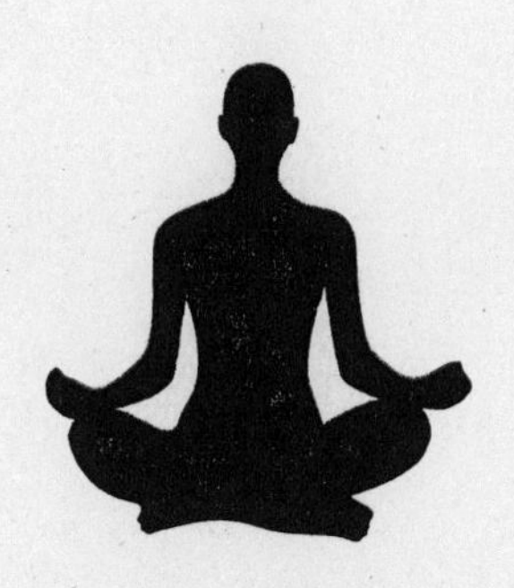

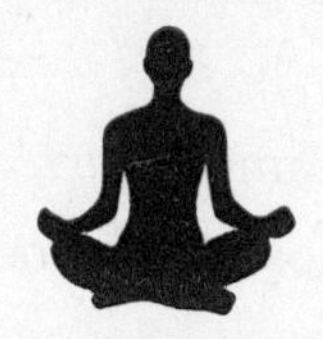

Instruções gerais

PASSO AGORA A DESCREVER algumas técnicas que venho aplicando na Academia na ajuda a estressados e neuróticos, que postas em experimentação confirmarão os resultados que tenho observado. São quase todas dos velhos mestres yoguis. Algumas porém foram engendradas e submetidas a provas na Academia. Outras vêm de outras fontes, como a *dança do elefantinho*, que fui aprendê-la de autores ocidentais, se bem que usadas com finalidade diferente da que fui encontrar. Não poderia fazer uma exposição de todas. Seria demais para os limites desta obra. Posso dizer no entanto que algumas delas são aqui pela primeira vez ensinadas ao público.

Classificando-as pelos efeitos que produzem, poderia agrupá-las em:

a) *vitalizantes*, aquelas como o *carregamento do plexo solar* que armazenam energia nos centros nervosos ou nos centros sutis (*chakras*);
b) *fisioterapêuticas*, aquelas como o *peixe*, atuando diretamente sobre a tireoide, ativa o psiquismo ou como *viparitâkarani*, que implicando numa inversão da posição normal do corpo irriga abundantemente a massa encefálica, produzindo as melhoras psíquicas decorrentes de uma vascularização e uma oxigenação mais ricas, por isso mesmo, um preventivo contra as doenças cerebrais;
c) *psicotrópicas*, aquelas que podem substituir as drogas na *tranquilização* ou *levantamento do tono psíquico*, para a *psicolépsia* ou para a *psicanalépsia*, para quando se precisa atingir os mesmos estados a que levam os *barbitúricos* ou *anfetamínicos*;
d) *variadas*, as que como a *árvore*, de efeito *equilibrante*; como *talásana*, que promove *coordenação psicomotora*;
e) *psicoterapêuticas*, como a *purgação mental*, que favorece *autoconhecimento* e *catarse*, ou como *nispanda bhava*, que propicia o melhor dos remédios contra a *dispersão mental*, isto é, contra a desconcentração.

Se prevalecesse o critério da predominância do nível mais exercitado, classificá-las-ia em:

a) *psicossomáticas*, como *a conscientização respiratória*, na qual a mente atenta é quem tem a primazia, ficando o corpo (*soma*) em sossego profundo;
b) *somatopsíquicas*, aquelas como *pashimotanásana*, nas quais os proveitos psíquicos são indiretos, pois é o corpo que mais atua.

A respiração é de muita relevância na execução dos *ásanas* (posturas). Sob este aspecto, dividimo-los em:

a) *Ásanas* onde os pulmões ficam cheios (*kumbhaka*), representados, nos desenhos, por um pequeno triângulo ▲;
b) *Ásanas*, sem ar nos pulmões (*suniyaka*), representadas por um pequeno círculo ●;
c) *Ásanas*, de respiração livre, passiva, espontânea, natural, representados por duas setinhas de sentidos opostos ↑↓.

A esta altura eu pediria ao leitor, principalmente aos médicos, que somente recorressem às drogas em casos de absoluta necessidade e isso mesmo depois que tentassem as técnicas aqui ensinadas, que são totalmente destituídas de toxidez e perigo e, de forma alguma, criam dependência. Que pratiquem também esta terapêutica tão natural mesmo aqueles que, já vítimas de produtos de farmácia, desejam sua liberdade e a restauração de seu equilíbrio.

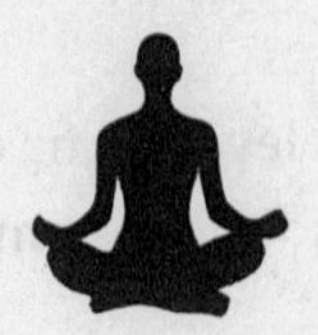

Relaxamento

PODE-SE RELAXAR SEMPRE. Mesmo em atividade, pode-se fazer um relaxamento parcial. No entanto, é mais fácil, mais eficaz, mais repousante fazê-lo estando o corpo todo inerte, até o ponto de deixar-se de senti-lo. É possível entretanto sacar proveitos terapêuticos e até repouso do relaxamento, mesmo que estejamos andando, trabalhando, comendo, divertindo-nos. Para isso, é preciso treinar, manter a lassidão relativa das partes do corpo não comprometidas com o que se está fazendo. Se você está lendo, por que ficar sapateando o chão com o calcanhar? Porque a contração do semblante? Por que ou para que os dedos não param? Aprenda, na página 70, como observar a si mesmo e, consequentemente, a evitar esforços e tensões sem proveito.

Agora você vai aprender sobre o relaxamento inativo ou profundo, para quando estiver sem nada fazer ou puder deixar de lado os múltiplos afazeres exatamente para gozar uns instantes de repouso, de afrouxamento de tensões, de assimilação energética, de calma e de busca da saúde.

Em várias posturas se pode relaxar. Umas mais propícias que outras. Ei-las em ordem de preferência:

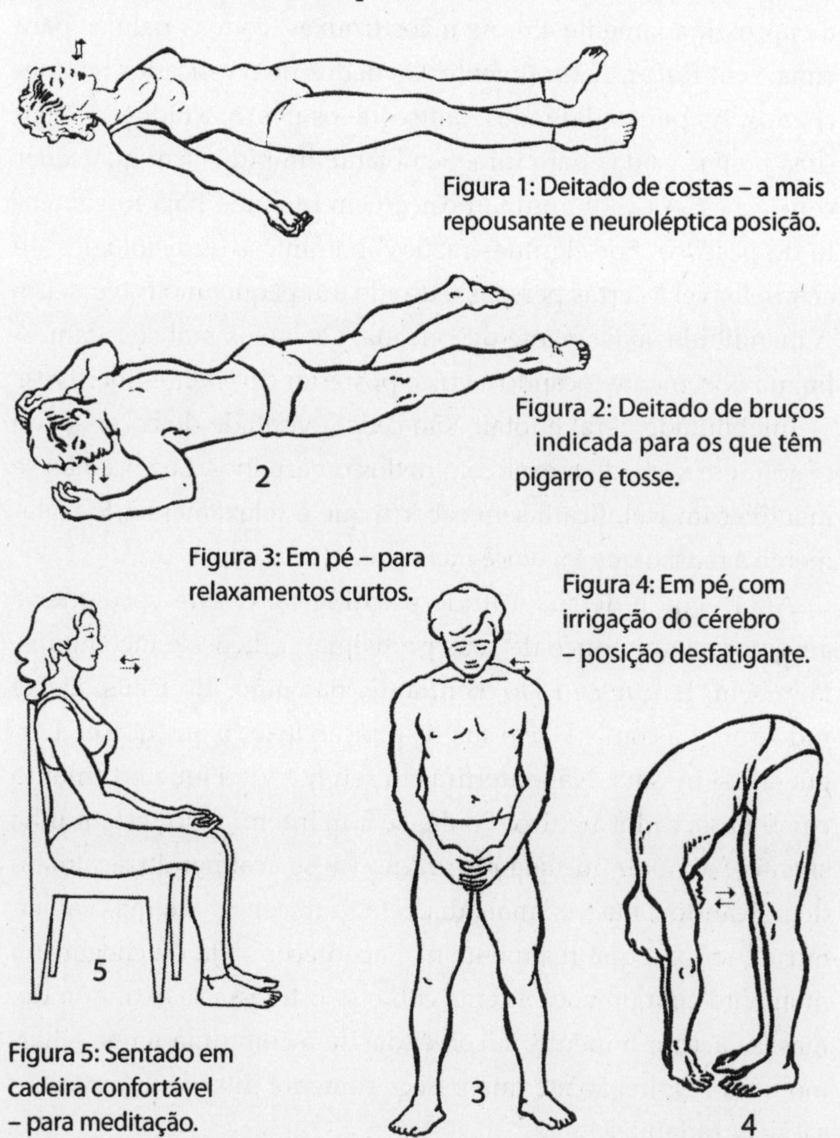

Figura 1: Deitado de costas – a mais repousante e neuroléptica posição.

Figura 2: Deitado de bruços indicada para os que têm pigarro e tosse.

Figura 3: Em pé – para relaxamentos curtos.

Figura 4: Em pé, com irrigação do cérebro – posição desfatigante.

Figura 5: Sentado em cadeira confortável – para meditação.

Tratemos de relaxamento em *shavásana* (postura do cadáver) (Figura 1).

Deitado sobre as costas, os membros despejados no chão, como se fossem mortos. Feche os olhos seguindo as instruções da página 418. Os braços devem ficar formando com o corpo um ângulo de aproximadamente 45º. As mãos frouxas, com as palmas para cima, sem forçar, naturalmente. Os dedos nem esticados nem fechados. As pernas largadas, tanto que os pés, afastados, deixem suas pontas caídas para fora. Semblante límpido, sem quaisquer contrações. A cabeça numa posição em que não haja forçamento do pescoço. Por algumas razões anatômicas ou fisiológicas, é aconselhável a certas pessoas o uso de um pequenino travesseiro. A mandíbula suavemente descerrada. Os lábios mal se tocam. A língua docemente tocando a crista posterior dos dentes incisivos.

Imobilidade geral e total. Não ceda à vontade de coçar-se, de engolir em seco, de mexer com dedos ou artelhos. Se você não se mantiver imóvel, ficará sem saber o que é relaxamento. É exatamente a tensão que faz você mexer-se.

Agora cuide de sua atitude psicológica. O que você quer é ausentar-se um pouco de seus problemas, aflições e incômodos. Pois bem, largue-se todo, confiante, nas mãos de Deus. Deixe tudo por Sua conta. Deixe sua respiração fazer o que quiser. Largue-a a si mesma. Não interfira em seu ir e vir. Fique no entanto como observador neutro. Ponha-se à margem, feito testemunha silente. Vai notar que sua respiração vai se acalmando, acalmando... ficando cada vez mais discreta, parecendo até que vai sumir de todo, o que realmente não acontecerá. Há de chegar um momento em que você a sente como se estivesse se extinguindo, mas, se acurar a mente, surpreender-se-á com uma tênue e harmoniosa respiração até que parece somente interna. É uma sensação agradabilíssima.

Agora centralize a atenção nas várias partes de seu corpo, a começar pelas pernas. Procure senti-las, como que a tomar consciência delas, procurando verificar se ainda restam áreas tensas. Aproveitando o ritmo da expiração, comece a comandar: Relaxem! Afrouxem! Fiquem muito pesadas! Amoleçam! Fiquem por aí largadas, desligadas!

O que fez com as pernas, siga fazendo com as demais partes anatômicas, inclusive, com muito carinho e empenho, nos seguintes pontos: epigástrico (boca do estômago, visando ao plexo solar), coração, pulmões, braços, pescoço, queixo, bochechas, lábios, nariz, olhos, testa, couro cabeludo e estruturas cerebrais, especialmente as da zona que lhe parece mais central da cabeça (visando a relaxar o tálamo, o hipotálamo e a hipófise).

Depois de ter afrouxado o corpo, parte após parte, aprofundá-lo ainda mais no estado de relaxamento, usando o método de Sri Mishra, vamos levar ao estado de yoganidra (letargia dos tecidos) as pernas, o tronco, os braços e a cabeça. Para isso, imagine que está conseguindo esvaziar a energia nervosa das pernas, por exemplo, ao mesmo tempo em que vai sugerindo a si mesmo: Não estou podendo mover minhas pernas. Elas estão pesadíssimas e fogem ao meu mando! Não estou mais sentindo minhas pernas! Onde estarão elas, que não as sinto?!... Segue-se o mesmo trabalho com os braços, troncos e cabeça. Assim, você está induzindo um estado de anestesia cada uma dessas partes, por fim ao corpo todo.

Quando deixar de sentir o corpo, terá realizado o mais profundo repouso e terá, em profundidade e efetivamente, permitido que o Onipresente tome conta de você. Você gozará então a paz da criancinha que, sem problemas, sem medos e conflitos, se entrega aos braços protetores da mãe. Nesse estado, estará igualmente aninhado nos cósmicos braços da Mãe Divina, de onde ninguém sai levando tristeza na alma, feridas nas carnes e lágrimas de dissabor nos olhos.

Não há palavras para descrever essa bem-aventurada experiência no reino da Paz Onipotente.

A ausência do fardo do corpo agora permite voltar-nos para assistir ao cinemascópio da mente, os movimentos da própria substância mental (chitta). Isso é possível porque as sensações externas se calaram. E é por isso que o relaxamento deve anteceder a prática da purgação mental (página 426).

O comando do relaxamento é o mesmo para as demais posições (ásanas), com exceção das posições em pé.

Para a posição sentada, use uma poltrona confortável, mas não uma dessas que obriga a pessoa a ficar quase deitada, com o corpo dobrado feito uma trouxa. Nada de poltronas que afundam demais. É preciso conservar uma postura que lembra um egípcio. Os pés assentados no solo. As pernas verticais e paralelas. As costas verticais (sem constrangimento, é claro). A cabeça no alinhamento da coluna. As mãos, naturalmente abertas, de palmas para cima. Olhos fechados segundo a técnica na página 418. No mais, tudo igual. Essa é a postura para exercícios espirituais e psíquicos.

Essa é a melhor postura para quem quer aproveitar uns minutinhos em seu escritório de trabalho ou na viagem de avião ou ônibus.

A postura deitada sobre a lateral pode ser melhorada por um travesseiro na cabeça e outro para apoio da perna encolhida.

Efeitos psicossomáticos: Recupera-nos rápida e completamente de fadiga de qualquer natureza. Cura transtornos funcionais produzidos pelo excesso de trabalho e pelo estresse. Harmoniza os processos mentais. Limpa os entraves psíquicos de origem tensional. Desfaz com presteza os obstáculos derivados de contrações musculares permanentes. Harmoniza a economia energética do corpo e da mente. Enriquece e aprofunda a vida afetiva. Possibilita a vivência de paz e aprofundamento da consciência.

Observações:

1) Não se preocupem os neófitos se lhes ocorrerem uma ou outra sacudidela num dos membros, bem como certas imagens (caras, cenas, paisagens, vozes...). Não tomem isso como algo misterioso e hierático. Continuem, e tais manifestações os deixarão em paz.
2) Ao atingir certa profundidade de relaxamento, algumas pessoas sentem a fuga do corpo. Não é muito frequente. Raramente ocorre com pessoas comuns, que não têm andado a "desenvolver poderes". Se você sentir que está indo longe demais, apenas respire forte e, acentuando a respiração, será muito simples mexer-se e suspender o processo. Ninguém deve temer riscos maiores de "não voltar". Quem se entrega a Deus Pai jamais será traído. Aconselho porém aos que têm se metido, mal orientados e apenas curiosos, com práticas esotéricas suspeitas, aconselhados por ainda mais suspeitas "fraternidades iniciáticas e místicas", que deixem essas práticas espúrias de "aprendiz de feiticeiro". Não estou, com isso, condenando as práticas espirituais sabiamente conduzidas.
3) É importantíssimo saber que quando se deseja relaxar em estado de vigília, isto é, sem "apagar", sem perder a consciência, sem dormir, sem os efeitos narcóticos, que é caso da meditação e de outros exercícios espirituais em que devemos ficar despertos,o comando do relaxamento deve ser feito a partir da cabeça para os pés. Ao contrário, quando se deseja vencer uma insônia, o comando é o que foi ensinado.

As pessoas que temem o "desligamento" ou "desdobramento" podem também preferir o comando de cima para baixo.

4) Se você é uma personalidade rajásica e leva uma vida agitada, procure relaxar sempre. Deixe as decisões mais importantes para depois de um bom relaxamento. Ao sentir-se nervoso, irritado, cabeça fervendo, ameaçado por um assalto da "coisa", isole-se num lugar e, mesmo sentado, comande o seu relaxamento.

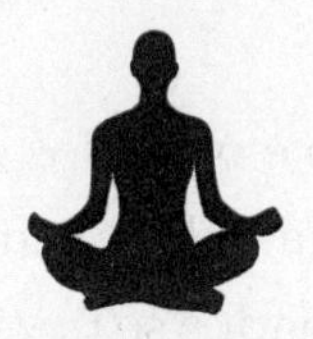

Relaxamento em pé

EM VÁRIAS OCASIÕES, seja em nossos exercícios, seja em nossas atividades profissionais, seja na fila do cinema ou da condução, precisamos manter-nos relaxados, estando em pé.

Naturalmente se trata de um relaxamento regional, mas buscando atingir o maior número de partes do corpo. As pernas, evidentemente, não podem relaxar por completo. Há outros músculos posturais que também não podem ser aliviados a não ser parcialmente (músculos posturais são os que mantêm a postura). Mas existem muitos outros dos quais independe a manutenção da pose. E eles podem ficar inertes e frouxos. E isso é da maior conveniência, tanto do ponto de vista da economia de esforço, como do ponto de vista da educação e terapêutica psicossomáticas.

Execução: Mantenha-se com a coluna e o pescoço na mesma linha, os pés ligeiramente afastados e sem rigidez. As mãos ficam pendentes à frente do corpo e os dedos entrelaçados. Braços, costas, ventre inteiramente relaxados. Semblante limpo de contrações. Olhos suavemente fechados se possível, ou abertos, mas descontraídos. Descontração total também do rosto, principalmente dos lábios e da testa. Respiração livre, mas, se possível, consciente. É também aconselhável um exame introspectivo para ver se há qualquer ponto onde ainda reste esforço posturalmente desnecessário. Deve seguir-se a isso o comando mental da afrouxamento generalizado (Figura 3).

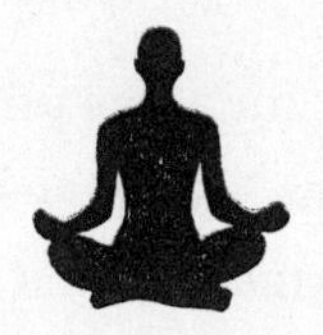

Relaxamento com irrigação cerebral

QUANDO VOCÊ ESTIVER FATIGADO, mental e nervosamente cansado, quando se concentrar no que faz é quase impossível, quando se sentir meio zonzo com seu trabalho mental, seja cálculo, desenho, observação microscópica... não acenda um cigarro nem vá tomar mais um cafezinho. O que lhe trará verdadeiro refrigério, o que o desfatigará e fará sentir-se disposto e refeito é uma coisa muito simples – relaxamento com irrigação cerebral.

Execução: Bem firmado nas pernas, os pés afastados de aproximadamente um palmo, afrouxe o tronco, amoleça-se, deixando a cabeça ir caindo para o chão até o ponto que puder. Mantenha-se aí por dois ou três minutos, irrigando a cabeça pendente entre os braços igualmente largados e pesados. Levante-se com muita lentidão. É preciso conseguir um relaxamento geral (Figura 4).

Claro que se puder fazer uma das posições invertidas do yoga o resultado será melhor. Mas, está no escritório ou na repartição, entre colegas, esta técnica é muito mais discreta do que se pôr de cabeça para baixo, "plantando bananeiras".

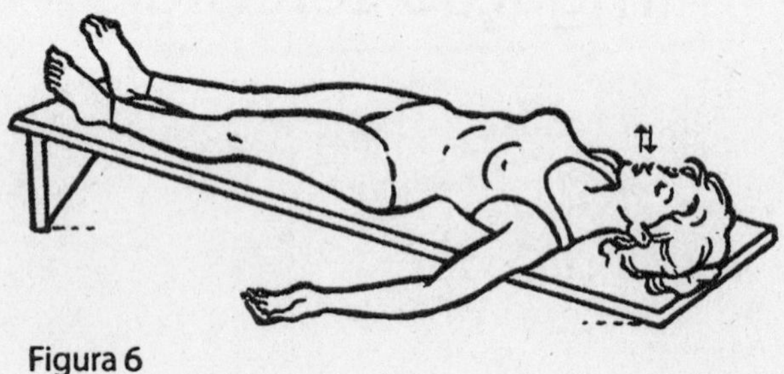

Figura 6

Uma forma excelente e fácil de relaxar e simultaneamente irrigar os centros cerebrais está sugerida na Figura 6, usando a prancha inclinada (prânali). Aos idosos e suspeitos de danos cardíacos aconselhamos começar com uma pequeníssima inclinação e ir aumentando-a progressiva e lentamente.

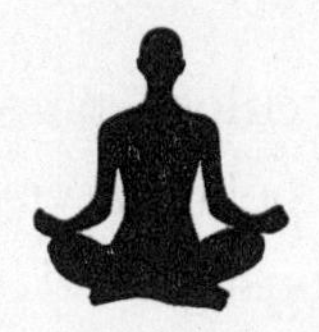

Dança do elefantinho

É UM PROCESSO de relaxamento geral do corpo em movimento. Embora não nos leve ao agradável estado de relaxamento de *shavásana*, atende a uma necessidade. Para relaxar não é imprescindível a completa imobilidade. É bom que trabalhemos, nos divirtamos, andemos, façamos as coisas que temos de fazer, utilizando só os músculos indispensáveis e empregando apenas o esforço necessário à realização de cada ato. No agir sob tensão, desgastamo-nos, fastigamo-nos muito além do que deveríamos. Assim, é útil aprender:

- a descobrir *quanto*, *como* e *onde* estamos tensos;
- a aliviar ou desfazer as tensões.

Este exercício é muito útil exatamente porque nos ajuda nisso. Foi inventado por um oftalmologista – Dr. Bates, aquele que ensina a "ver melhor sem óculos", para quem o estado de tensão dos olhos é o responsável pela má visão. A "dança do elefantinho" – assim o batizivel – consegue relaxar todo o corpo, inclusive as delicadas estruturas detrás dos olhos. Submeti-o à prova com muitas turmas e os resultados foram flagrantes. Por isso inclui-o em minha yogaterapia.

Para o Dr. Bates, aquela rítmica e graciosa oscilação que os elefantes imprimem ao corpo tem grande papel na tranquilidade costumeira do animal. Os elefantes fazem seu relaxamento com aquela dança gingada de um lado para outro. Ora, se nós o imitarmos, vamos obter o mesmo resultado: relaxamento, calma, fleuma de paquiderme.

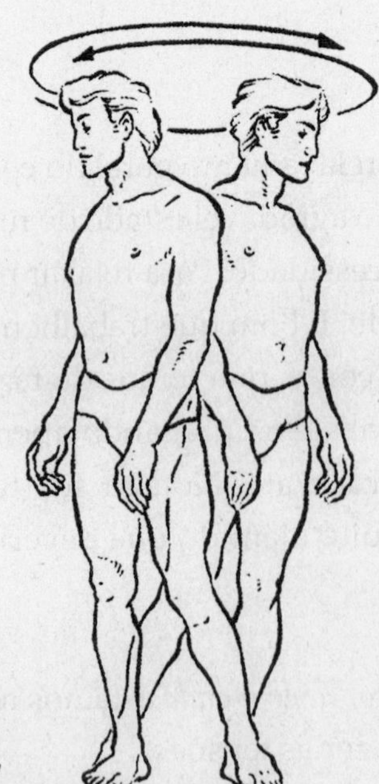

Figura 7

De minha parte, acredito que o sistema nervoso muito grande, onde o impulso nervoso deve percorrer grandes distâncias, o grande peso do corpo e mais sua dieta vegetariana explicam também aqueles movimentos calmos, aquele estado de serenidade. O pardal, pequenino, leve, com um sistemazinho nervoso muito pequeno, mesmo que imite o elefante na dança, jamais será tranquilo; será sempre apressado, inquieto, saltitante.

O homem, porém, que é bem diferente de um pardal, pode tirar grande proveito de tranquilização e relaxamento, ao fazer a "dança do elefantinho".

Postura: Em pé, com um palmo e meio de distância entre os pés. Braços caídos aos lados do corpo, moles e abandonados como se fossem mangas vazias de um casaco. Olhar sereno.

Execução: Inicie uma semitorção do tronco para a direita. Notará que a perna esquerda fará uma suave flexão espontânea no joelho enquanto o calcanhar se levantará um pouco do chão. Os braços, pendurados dos ombros, acompanharão o movimento. Ao chegar ao fim deste, não o force, não acentue. Aproveite a embalagem e comece a torcer-se para a esquerda. Agora será o joelho direito que se vai dobrar e o calcanhar levantar. Aproveite o embalo e deixe-se oscilar novamente para a direita. Depois para a esquerda, ganhando ritmo e graciosidade, à medida que o relaxamento vai se alastrando e se aprofundando. Mantenha os olhos abertos, vendo o mundo rodar, vendo tudo que fica à altura de seus olhos. Isso é o que contribuirá para o relaxamento dos olhos e de todo o corpo também. Se o que mais se quer é efeito sedativo, sonolência, feche os olhos e faça *trikuti tratak* (convergência ocular, Figura 34). Em poucos instantes sobrevirá a necessidade de dormir.

Observe-se e veja se não está com os braços endurecidos, com os ombros desnecessariamente erguidos, ou se os braços não se dobram demasiadamente levando muito alto as mãos. Verifique se quando atinge o ponto máximo de torção em cada lado não está fazendo uma curta parada. Procure descobrir se a expressão de seu rosto não está contraída. Sinta se suas pernas não estão endurecidas. Elimine todos esses sinais de tensão. Só assim o exercício fará efeito. Só assim conseguirá o afrouxamento geral de todo o corpo.

Substitui vantajosamente as drogas hipnóticas. Não há insônia que resista.

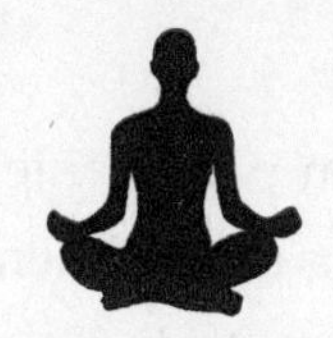

Sukhásana (postura fácil)

Execução: Sente-se no chão com as pernas juntas e estendidas para a frente. Com o auxílio das mãos, flexionando a perna, leve o pé esquerdo para baixo da perna direita. Da mesma forma, o pé direito vai servir de pouso para a perna esquerda. Mantenha os joelhos bem baixos e no mesmo nível. Evite que um fique mais alto do que o outro. Coluna vertebral em verticalidade perfeita.

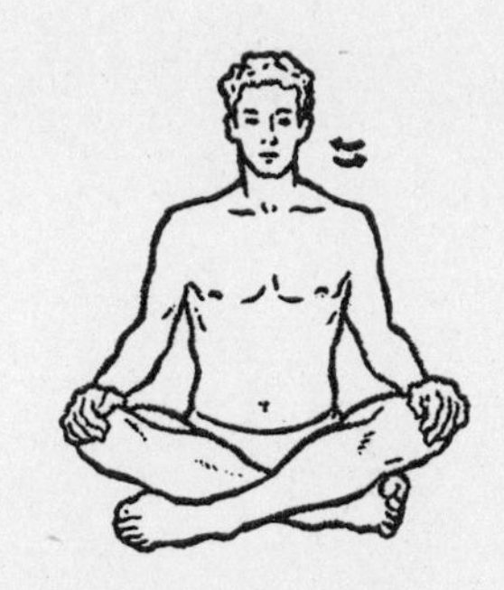

Figura 8

A cabeça não se inclina nem para frente nem para trás. Todos os músculos frouxos. Cotovelos naturalmente caídos. Os ombros não devem ficar alçados. Verifique tudo isso. As mãos, largadas, pousam relaxadas sobre os joelhos. Semblante sereno. Nenhum vestígio de inquietude, de conflito ou ansiedade (Figura 8).

Observação: Se os joelhos estiverem desnivelados, nivele-os, deslizando o pé que sustenta o que está mais levantado, até conseguir abaixá-lo.

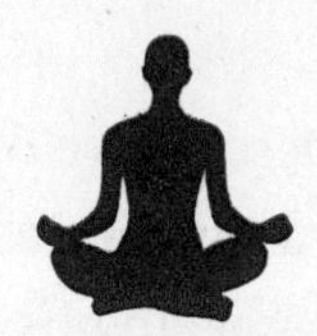

Yoga-Mudrá (símbolo do yoga)

Execução: Em *sukhásana* (Figura 8), braços para trás, a mão direita segurando o punho esquerdo: (a) juntamente com inspiração ampla, dê tensão aos braços e mantenha os pulmões alimentados e os braços em esforço; (b) simultaneamente com a expiração, vá afrouxando a tensão dos braços e fazendo a cabeça inclinar-se até o joelho direito; (c) mantenha o tronco frouxo, a cabeça pousada no joelho, o ventre recuado e os pulmões vazios. Reinicie o movimento segundo as fases (a), (b) e (c), agora para a frente do corpo. Repita tudo para o joelho esquerdo. Depois recomece: joelho direito, frente e joelho esquerdo. Procure ritmar. Para isso, conte mentalmente a duração da primeira inspiração. A contagem que fizer deve regular a duração das outras, exceto em (c), que é o dobro (Figura 9).

Efeitos fisioterapêuticos: Desenvolve os músculos lombares, dorsais e abdominais. Reduz a queda das vísceras. Cura prisão de ventre, graças à intensa massagem nos intestinos.

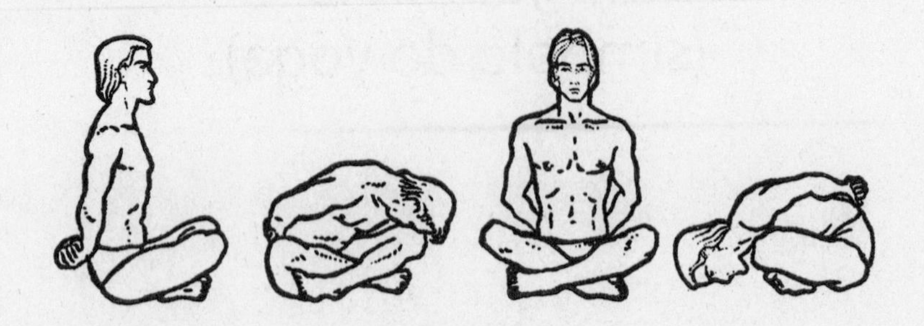

Figura 9

Beneficia o estômago, o fígado, o baço, os intestinos, a vesícula, finalmente todos os órgãos sujeitos à degenerescência causada pelo enfraquecimento da parede abdominal. Dá elasticidade aos músculos das costas. Vitaliza a coluna vertebral. Estimula a medula. Aumenta a capacidade vital. Trabalha os alvéolos pulmonares. Contribui para a cura da asma.

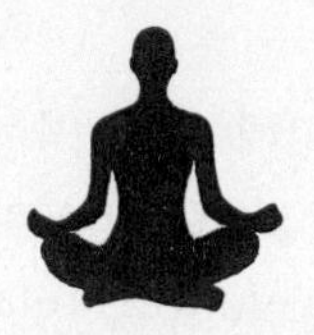

Ardha-Matsyásana (meia pose do peixe)

Execução: Deitado sobre as costas relaxadas. Junte os pés esticados, bem como as pernas. Com auxílio das mãos, erga o tórax, dobrando simultaneamente a cabeça, procurando apoiá-la no solo sobre o cocuruto, impondo assim alongamento e pressão sobre a tireoide e compressão sobre a nuca. As mãos vêm pousar naturalmente no solo, com os braços ao longo do corpo, sem qualquer tensão ou esforço (Figura 10).

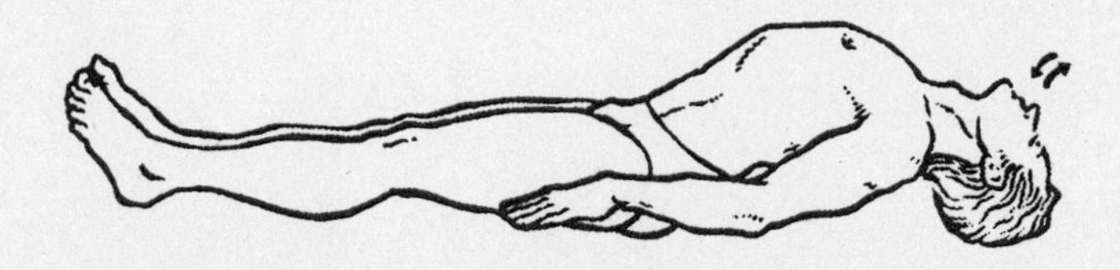

Figura 10

Permaneça assim, respirando à vontade. Não é *ásana* dinâmica, mas sim estática, isto é, sem preocupação com ritmo. Desfaça, entregando-se a um curto e proveitoso relaxamento.

Efeitos fisioterapêuticos: É especialmente benéfica para a tireoide e paratireoides devido à abundante irrigação que provoca no pescoço. Desenvolve a musculatura torácica e contribui para melhorar a respiração. Age sobre as glândulas mais nobres: hipófise e epífise. As suprarrenais também são energicamente estimuladas. A ação estimulante é maior sobre a tireoide o que faz desta técnica uma bênção aos hipotireoideos bem como aos gordos, hipotensos e abatidos por causa da carência de tiroxina. Assim, promove emagrecimento, eleva a pressão, ativa o deprimido. Pelas mesmas razões, deve ser evitada pelos agitados, hipersensíveis, rajásicos, magros, instáveis e hipertensos. Em linguagem psicotrópica, diríamos que é uma técnica antidepressiva ou neuroanaléptica. Corrige prisão de ventre, asma e bronquite.

Efeitos psíquicos: Otimismo, autoconfiança, euforia, vivacidade mental e resistência à fadiga psíquica. Dá ânimo e vibração à vida. É indicada contra a psicastenia.

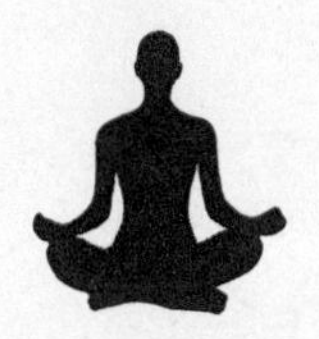

Chandrásana (pose da lua)

Execução: Em pé, com os pés paralelos a quatro palmos de distância e as mãos abandonadas à altura das coxas. Erga braço esquerdo para a posição vertical. Sem se preocupar com a respiração, vá inclinando o tronco, molemente, para o lado direito (rigorosamente para o lado), procurando fazer com que a mão direita atinja o ponto mais baixo na perna. O braço esquerdo, em relaxamento, fica por cima da cabeça, aumentando o peso do tronco. Embora de olhos fechados, a cabeça fica como se estivesse olhando para a mão direita. Um pequeno deslocamento dos quadris ajuda a acentuar a prega do corpo. Mantenha a posição o tempo que puder, enquanto não sentir desconforto. A respiração fica livre. Desfaça lentamente e, de olhos fechados, em relaxamento, procure sentir os efeitos agradáveis no corpo. A seguir repita o movimento para o lado esquerdo (Figura 11).

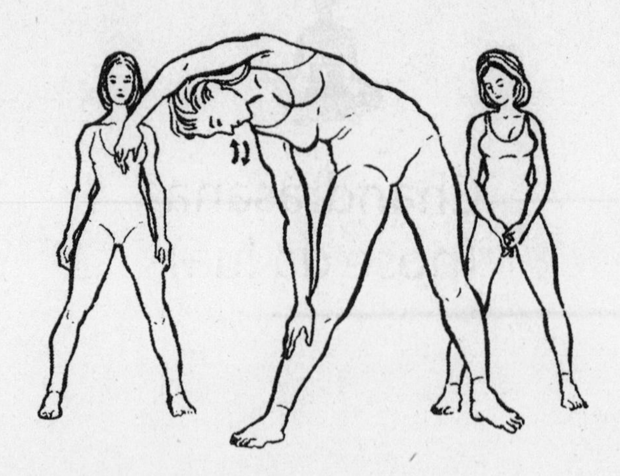

Figura 11

Efeitos fisioterapêuticos: Melhora o funcionamento do baço, pâncreas, cólon (ascendente e descendente), graças à massagem natural que lhes propicia.

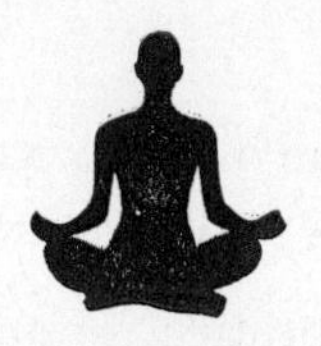

Pashimotanásana (pose da pinça)

Execução: Deitado sobre as costas, pés unidos, braços estendidos ao longo do corpo, palmas das mãos para baixo, pulmões vazios e ventre recuado. Comece a inspirar e vá, simultaneamente, sentando. Quando chegar à posição, sentada, os pulmões estarão cheios. Comece a expirar e, ao mesmo tempo, incline o tronco para a frente, enquanto as mãos, deslizando no solo, vão segurar os pés (tornozelos para os neófitos de pouca elasticidade). Mantenha a posição: pernas esticadas, cabeça tocando os joelhos, ventre recuado. Inspirando, volte a sentar-se. Expirando, retorne à posição deitada. Relaxe, deixando que pernas e braços, entregues a si mesmos, abram para os lados. Enquanto na posição, emita ordens mentais de saúde, energia, harmonia para o plexo solar (boca do estômago). Para ritmar, conte mentalmente a primeira inspiração. Todos os outros movimentos e posturas devem ter a mesma duração, exceto a postura em que o corpo parece uma pinça, que deve durar o dobro (Figura 12), e o relaxamento que dura o quanto necessário. Depois de muita prática, se puder, experimente ficar na posição longo tempo, mantendo uma respiração natural.

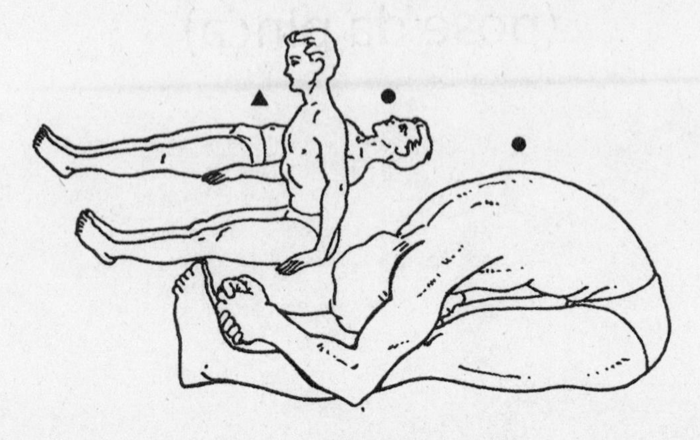

Figura 12

Proveitos psicossomáticos: A pressão muito forte na área abdominal estimula as funções das vísceras. Reduz gordura. Beneficia: baço, rins, pâncreas, estômago, vesícula e fígado. Melhora o estado e as funções dos centros nervosos sacrolombares e, consequentemente, de todos os órgãos por eles controlados: sexuais, bexiga, reto e próstata. Estimulando a produção do suco gástrico, é remédio contra os distúrbios digestivos. Varre dos intestinos o catarro e cura prisão de ventre, graças à ativação do peristaltismo. É indicado no tratamento do diabete. Corrige poluções noturnas, graças à ação vitalizante sobre as gônadas. Equilibra o apetite. Para emagrecimento e redução da cintura, é uma das melhores técnicas yóguicas. É rejuvenescedora. Tem considerável efeito desfatigante e estimulante. Sri Yogendra considera-a a mais capaz de vitalizar o sistema nervoso, mercê da grande distensão sobre a coluna, com o consequente estímulo à medula. Mestres yoguis denominam-na *fonte da energia vital*, sendo por isso indicada a neurastênicos e em todos os casos de desgaste e surmenage. Ativa os psicastênicos por seu papel psicoanaléptico. Desenvolve autoconfiança e autodomínio. Combate a depressão e o pessimismo. Aumenta-se seu efeito energizante com a prática simultânea de *aswini-mudrá* (página 376).

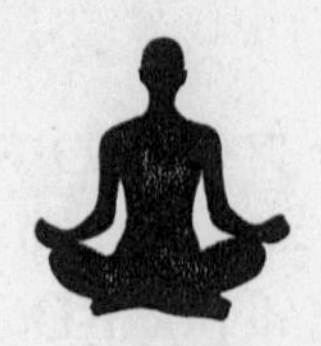

Bhujangásana (pose da cobra)

A PRIMEIRA VERSÃO é para os principiantes.

Execução: Deitado de barriga para baixo é que se começa: (a) junte os pés esticados para trás, braços dobrados, cotovelos junto ao corpo, palmas das mãos pousadas no solo, com os dedos ligeiramente avançados em relação à testa, que também deve estar no solo (pulmões vazios); (b) enquanto vai enchendo os pulmões em ampla inspiração, vá dobrando para trás a cabeça, conservando o peso sobre os antebraços, erguendo o tórax até atingir uma posição de esfinge; (c) enquanto expira totalmente (não deixe ar residual nos pulmões), faça com que o tronco e a cabeça retornem ao chão; (d) relaxe, em *makarásana* (Figura 2) deixando o corpo mole, cabeça rolada para um dos lados, braços e pernas em abandono. Conte mentalmente a duração da fase (a) que deve ser a mesma da fase (c). A duração da fase (b) é o dobro e a da fase (d) é livre, pois se trata de um relaxamento curto.

Se sua condição física permitir, prefira a pose completa, que vai descrita a seguir.

Execução: Deite-se de barriga para baixo. Assente as palmas das mãos no chão à altura do rosto. Testa também no chão. Una os pés e esvazie os pulmões. Siga as fases do exercício descrito antes. Aqui, a flexão da coluna é mais forte, graças a um maior esforço dos braços. No início do movimento, levante a cabeça e o tórax sem a ajuda das mãos. Se sua flexibilidade permitir, procure virar a cabeça como se quisesse ver o zênite. Atenda às recomendações feitas sobre o ritmo e o relaxamento no fim da execução do exercício anterior (esfinge, Figura 13). Para principiantes a variação da Figura 14 é aconselhável.

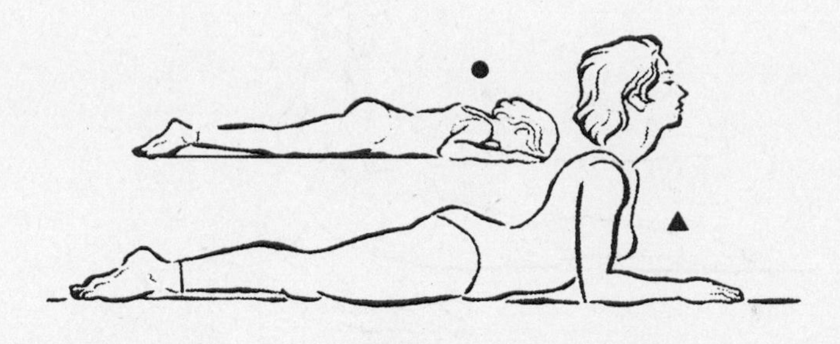

Figura 13

Efeitos fisioterapêuticos: Promove ampla irrigação na musculatura das costas, fortalecendo-a. Os músculos mais energicamente solicitados são o trapézio, os dorsais, o sacrolombar e os glúteos. Propicia flexibilidade à coluna vertebral, dando-lhe vigor e juventude. Aumenta o calor do corpo. Corrige inapetência. Tonifica o útero e os ovários, prevenindo contra leucorreia, dismenorreia e outros distúrbios. Todos os órgãos abdominais e pélvicos são beneficiados, especialmente os rins, impedindo a formação de cálculos. Age energicamente sobre a tireoide, o que a torna contraindicada (na parte de forçamento da cabeça para trás) aos hipertireoideos (magros, agitados, excitados e inquietos). É de efeito rápido na cura de dores dorsais, tão frequentes nas pessoas de vida sedentária e tensa. Combate prisão de ventre. Estimula o sistema nervoso, principalmente pela ação sobre a medula, nervos raquidianos e gânglios do simpático. Sua ação benéfica é mais acentuada sobre esses preciosos laboratoriozinhos que são as glândulas suprarrenais, tão influentes no psiquismo, tão ligadas à vida emocional, tão significativas nas relações psicossomáticas, tão importantes no mecanismo do estresse, na reação neuro-hormonal chamada estresse.

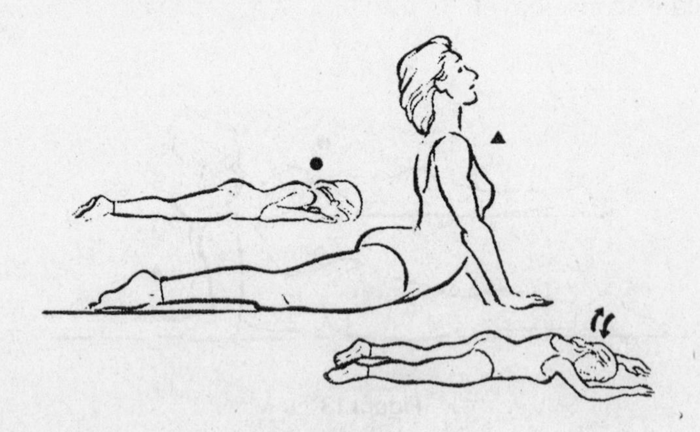

Figura 14

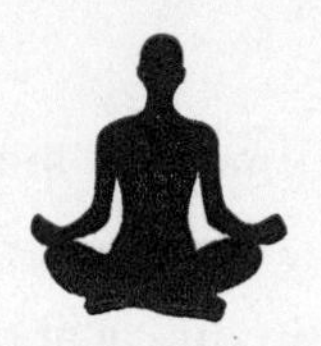

Supta-Ardha-Gorakshásana (abertura da pélvis e alongamento da coluna)

Execução: Deitado sobre as costas, com auxílio das mãos, flexionando as pernas, junte as plantas dos pés. Acomode as costas no assoalho. Estenda para trás os braços. Expire até não poder mais (esvaziamento completo dos pulmões) e, sem desfazer a posição das pernas, alongue ao máximo a coluna. Ao mesmo tempo, force a descida dos joelhos para o assoalho e sugue o ventre para dentro. Sustente, até sentir necessidade de inspirar. Deixe então o

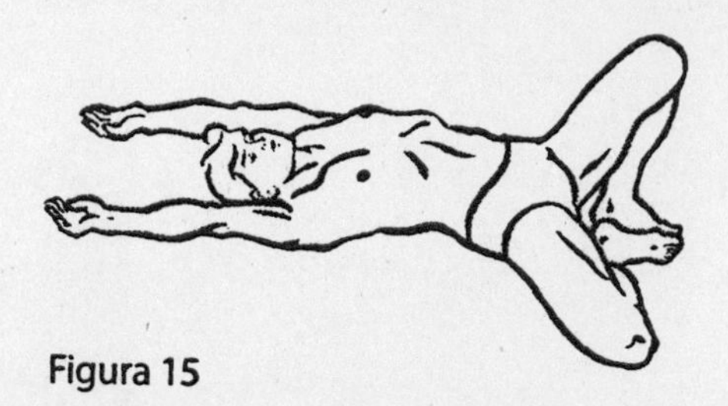

Figura 15

ar invadir livremente os pulmões e, simultaneamente, afrouxe o corpo. Relaxe, procurando se aperceber dos agradáveis e estimulantes resultados do exercício que acabou (Figura 15).

Efeitos fisioterapêuticos: Os principais são sobre o sistema nervoso e sobre as glândulas sexuais que são intensamente vitalizados. O primeiro mercê do alongamento da medula e dos nervos raquidianos. As glândulas sexuais, devido ao estímulo mecânico direto sobre elas. As funções dos órgãos abdominais são também melhoradas, graças à salutar compressão que recebem.

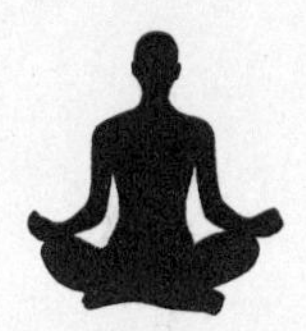

"Torção da chama"

Execução: Sente-se em *sukhásana* (Figura 8), com as mãos unidas pelas palmas, como mostra a figura, tronco vergado para a frente, com a cabeça tocando o chão ou quase a tocá-lo, pulmões vazios. (a) Comece a inspirar e, simultaneamente, vá erguendo o tronco, estendendo os braços, dando assim ao tronco e aos braços o maior comprimento, graças a um alongamento intenso; (b) de pulmões cheios, imprima torções ao tronco (direita, esquerda, direita, esquerda), até sentir necessidade de expirar; (c) expirando até não poder mais, afrouxe o alongamento e deixe o tronco vergar-se para a posição primitiva; (d) sem ar nos pulmões, ventre recolhido, mantenha a posição que será erguida pelo recomeço do exercício. A duração (contada mentalmente) da fase (a) é a mesma das demais, com a exceção da fase (b), que é o dobro (Figura 16).

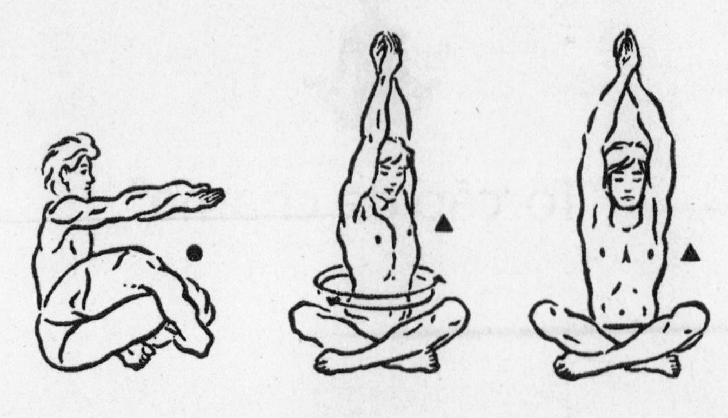

Figura 16

Efeitos fisioterapêuticos: A torção do tronco é um movimento raro não só na vida sedentária, como também na vida esportiva comum, de forma que, neste *ásana*, atuamos em estruturas comumente em prolongada estagnação e quase sem elasticidade, portanto sujeitas a velhas tensões. A ação sobre os gânglios do simpático, de um e outro lado da coluna, bem como sobre os nervos raquidianos fazem desta técnica quase um específico contra as distonias do simpático. Praticada com veemência, desperta boa quantidade de calor e suor, sendo indicada para emagrecimento. No inverno é especialmente agradável por combater o frio.

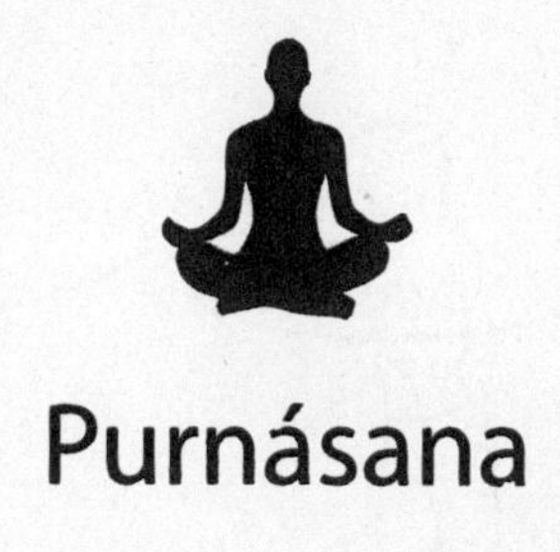

Purnásana

Execução: De pé, os pés paralelos e afastados de dois palmos, braços estendidos para a frente, na altura dos ombros, paralelos entre si e paralelos ao solo. As mãos esticadas e dedos unidos, voltadas para dentro. (a) Expirando, mantendo a posição dos pés, gire o tronco, conservando tanto quanto possível os braços paralelos, sendo que um deles (o de fora) tende a flexionar; (b) pulmões inteiramente vazios, ventre sugado para dentro, mantenha a torção; (c) comece a inspirar e, simultaneamente, destorça o tronco, voltando à posição inicial; (d) mantenha os pulmões cheios. Reinicie, girando para o outro lado. Para ritmar o exercício, conte mentalmente a fase (a). As outras terão igual duração, exceto a fase (b), que dura o dobro (Figura 17).

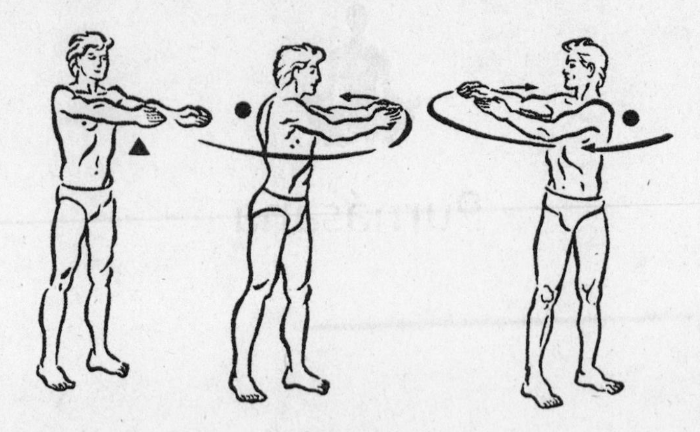

Figura 17

Efeitos fisioterapêuticos: Ajuda a correção de desvios de coluna e anormalidades vertebrais. Contribui para correção das funções hepáticas, renais, pancreáticas e suprarrenais. Evita o envelhecimento precoce. É indicado nos casos de mau funcionamento gastrintestinal e nas distonias neurovegetativas.

Efeitos psicológicos: Aumenta o sentido de equilíbrio, autodomínio e segurança. Dá maior poder à vontade e desperta alegria interior.

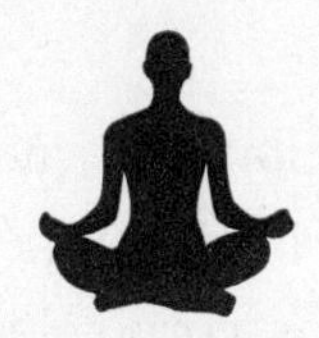

Thalásana (pose da palmeira)

Execução: Em pé, com os pés distanciados de um palmo e paralelos. As mãos, dedos unidos, coladas frouxamente às coxas. Corpo alinhado. Pulmões vazios. Fite um ponto em frente à altura dos olhos e concentre-se. (a) Simultaneamente (sincronização perfeita), comece três movimentos: 1) uma inspiração ampla; 2) elevação frontal dos braços (paralelos, as palmas das mãos voltadas para dentro) até o máximo alongamento vertical; 3) a elevação dos calcanhares até ficar na pontinha dos pés; (b) atingida essa posição, mantenha-na (pulmões cheios), evitando rigidez e tensão musculares, controlando com brandura, as naturais oscilações; (c) agora comece a desfazer a postura. Comece a expirar e, simultaneamente, a abaixar os calcanhares e os braços, que vêm um pouco por trás (Figura 18). É indispensável a mais perfeita sincronização dos três movimentos – todos começam juntos, juntos se desenvolvem e acabam juntos. Desfeita a posição, você deverá estar reproduzindo exatamente a pose inicial: os pés rigorosamente paralelos e a um palmo, mãos às coxas, corpo elegantes, os pulmões vazios e o ventre recuado. Essa é a pose intermediária (d), de onde você partirá para repetir.

Imprima ritmo aos movimentos, assim que tiver possibilidade de fazê-lo. A contagem mental da duração do movimento (a) marcará a das outras fases, exceto a fase (b), que dura o dobro.

Observações: (a) É dos poucos *ásanas* a serem feitos de olhos abertos, fitando um ponto em frente, que ajude a manter o equilíbrio; (b) mais do que qualquer outra, implica uma grande dose de concentração; (c) a execução perfeita é difícil, devido ao rigoroso sincronismo, ao atendimento simultâneo de vários cuidados, e à exigência de movimentos harmônicos e uniformes, sem falar do equilíbrio.

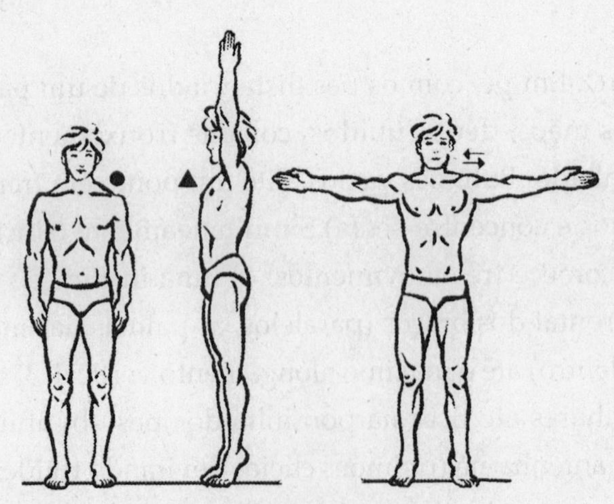

Figura 18

Efeitos fisioterapêuticos: Dá correção e elegância à silhueta, desenhando a coluna em suas curvas naturais, contribuindo assim para a perfeita arrumação natural das vísceras, vasos, músculos, nervos, equivale dizer, fornece condições mecânicas para o perfeito funcionamento orgânico. *Ásana* de alongamento que é, alivia as pressões intervertebrais. Impede a calcificação da articulação escápuloumeral (ombros). Tonifica os músculos dos membros inferiores, especialmente os gêmeos (barriga da perna). Acentua a curva metatárcica, corrigindo "pés chatos". Expande o tórax e perímetro abdominal.

Efeitos psíquicos: É de execução difícil para os nervosos. À medida, porém, que estes aceitam o desafio, representado pelas dificuldades, vão vencendo, vão também aprimorando a execução, vão aprimorando seu sistema nervoso, ganhando domínio sobre ele e sobre as emoções. Thalásana desenvolve coordenação psicomotora, condição indispensável à boa saúde mental; melhora a autoconfiança, autognose, autocontrole e o equilíbrio psicofísico, remédios básicos da cura da ansiedade, da angústia, da instabilidade emocional, da depressão e da síndrome do pânico.

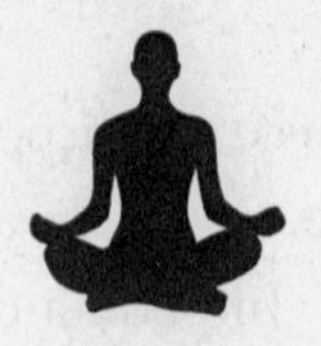

Prarthanásana

É ESSENCIALMENTE PSICOSSOMÁTICA, de efeito tranquilizante. Nela *vivenciamos* o equilíbrio, a harmonia e a estabilidade do corpo, decorrentes da tranquilidade mental. Esta, por sua vez, é reciprocamente conseguida pelo equilíbrio físico dado ao corpo. Dá-nos, assim, a oportunidade de *realizar* a unidade psicossomática de maneira intensa e muito íntima.

Execução: Junte os pés, dos artelhos aos calcanhares. Una as palmas das mãos à altura do peito, como quem reza (*pronamudrá*). De olhos fechados proceda uma inspeção mental completa por todo o corpo, procurando assinalar os grupos musculares que se conservam desnecessariamente tensos, sem preencher qualquer função na manutenção da postura. Mentalmente, também, vá desfazendo tais contrações desnecessárias ou excessivas, até atingir uma condição onde somente os músculos posturais (responsáveis) trabalhem e assim mesmo o indispensável (Figura 19). O corpo se tornou uma estátua de verticalidade perfeita em suavidade e harmonia. Mentalmente, mais uma vez, fiscalize: pés, pernas, coxas, área genital, ventre, nádegas, tórax, braços, ombros, pescoço, semblante... As mãos, em geral, tensamente se comprimem. Suavize. Os ombros tendem a se manter soerguidos. Solte-os. Dê ao semblante a maior descontração. Descontraia: a pressão dos dentes, os lábios, as bochechas, os olhos, a testa... Proceda um esvaziamento de tensões, essas grandes responsáveis pelas rugas prematuras. Dê ao semblante a brandura de traços das estátuas de Buda.

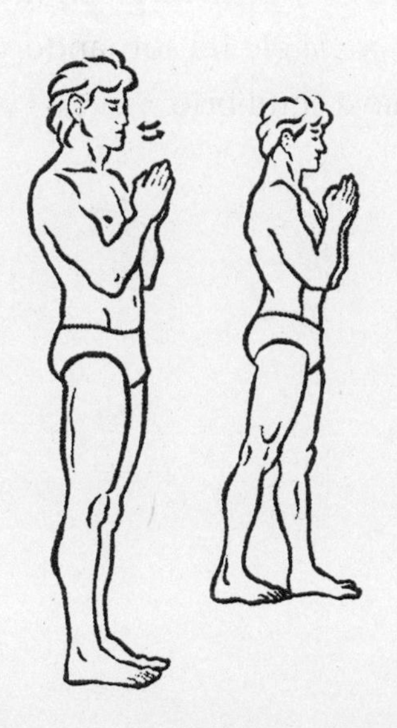

Figura 19

Observações: É uma técnica somaticamente passiva. A respiração tende a fazer-se cada vez menor, parecendo que se vai apagar. Isto indica estar sendo proveitoso o exercício (se é que podemos chamar de exercício...). A ela aconselhamos associar outras técnicas sedativas, como a *respiração* 1:1 (página 386); a *conscientização respiratória* (página 408); *nispanda bhava* (página 414). Uma variação mais difícil, sugerida na figura (os pés alinhados, formando uma linha reta), é aconselhada para os que se querem tornar peritos em autodomínio.

Proveitos: Os distúrbios físicos de origem emocional têm aqui um eficaz remédio. Harmoniza o psiquismo. Na busca íntima para obter o equilíbrio do corpo, o praticante conquista progressivo domínio de si mesmo. O teste de *Romberg*, utilizado pelos neurologistas, é esta técnica yoguin. Propicia quase instantâneo alívio do estresse, neuroléptico que é. Conduz à concentração sem tensão e à autognose (autoanálise). Relaxa. Abstrai. Acalma. Enquanto você aperfeiçoar este *ásana* ele irá tornando você mais perfeito, dando-lhe autodomínio e equilíbrio.

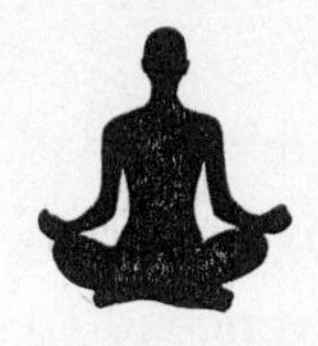

Ardha-Vrikhásana

TAMBÉM CHAMADA *meia postura da árvore*. É uma técnica psicossomática de grande valor.

Execução: Estando em pé, com os braços naturalmente caídos, passe o peso do corpo para a perna esquerda e, com a ajuda da mão, leve o pé direito a apoiar-se contra a coxa esquerda, devendo ficar no ponto mais alto possível, de forma que a sola fique voltada para cima. O joelho da perna dobrada deve ficar apontado para baixo. As mãos, unidas pelas palmas, ficam acima da cabeça (Figura 20). Mantenha a posição, resolvendo, por si mesmo, o problema do equilíbrio, que é um verdadeiro desafio. Os olhos abertos, mirando um ponto em frente, e a obtenção de um relaxamento em todos os músculos possíveis ajudam a controlar as oscilações que surgem. Para os nervosos, a estabilidade pode, inicialmente, ser problemática. Não faz mal. Insistam. Aceitem eles o desafio e caprichem, sem pressa, sem ansiedade ou desânimo. Persistam teimosa e serenamente, como uma criancinha aprendendo a andar. Na medida em que forem vencendo a instabilidade inicial, que forem conseguindo aprimorar a execução, o *ásana* estará agindo beneficamente e aprimorando o controle nervoso. Naturalmente que é preciso alternar a posição das pernas. Faz-se primeiro com uma, depois, quando cansar, se alterna.

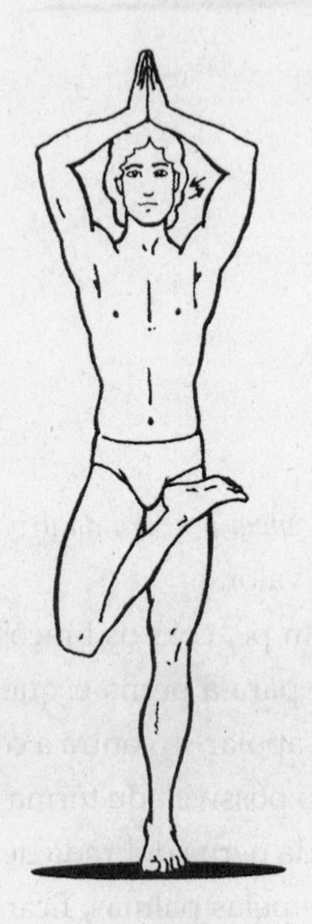

Figura 20

As pessoas que não conseguiram colocar o pé na posição descrita, façam uma adaptação; apoiem a sola do pé na face interna da coxa, ou então, com o braço por trás das costas, segurem o pé, mantendo a perna flexionada. O que se deseja é provocar um desafio: o equilíbrio difícil.

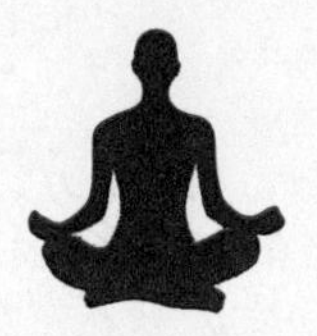

Viparitâ-Karani (pose da foice)

Execução: Deite-se de costas, pernas unidas, mãos ao lado das coxas com as palmas para baixo. Inspirando, lentamente, erga as pernas (unidas) até a vertical. A partir daí, expirando, com a força dos braços, e apoiando-se nos cotovelos, levante os quadris, procurando não desfazer o ângulo reto formado pelas pernas e o tronco. Faça assim até que os pés ultrapassem um pouco o alinhamento da cabeça. Respiração livre, mantenha a posição com apoio nos cotovelos, nas mãos, que estão nos quadris (Figura 21). Desfaça a posição quando sentir desconfortos. Proceda de maneira inversa: os braços, estendidos no chão, servem de apoio, enquanto as costas quase vértebra a vértebra vão se acamando e as pernas voltam à postura inicial. Relaxe, deixando que pernas e braços, espontaneamente, abram para fora.

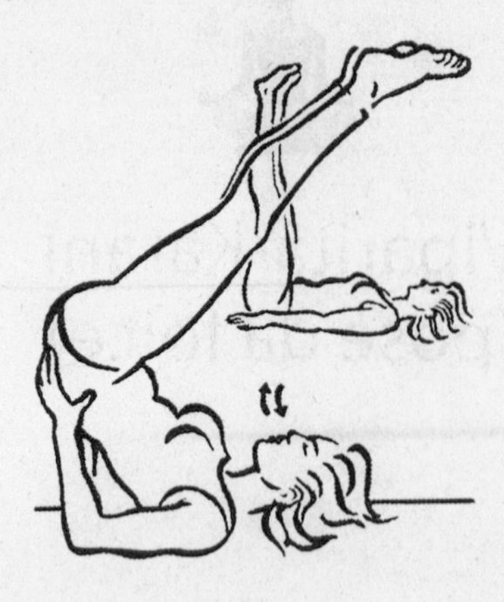

Figura 21

Observações: (a) Não se amole, se nos primeiros ensaios, não conseguir levantar as pernas como descrito. Atinja a posição final com impulso e rolamento das costas, e isso pode ser feito a partir da posição sentada tendo as pernas encolhidas; (b) Para mais facilmente levantar as nádegas, mantenha os cotovelos perto um do outro; (c) É importante que o peso fique distribuído igualmente sobre as omoplatas, nuca e antebraços, sendo que estes funcionam como estacas de sustentação; (d) Com o aperfeiçoamento, você deverá chegar a um ponto em que poucos músculos interfiram no movimento e na manutenção da postura. Sentirá então que a técnica, além de não causar cansaço, é desfatigante.

Técnica a associar:

1) *Movimento dos globos oculares* – Visando a desfazer tensões nas áreas vizinhas da fronte, descongestionando-as e especialmente beneficiando os nervos óticos, proceda o rolamento dos olhos. Aproveitando a rica irrigação sanguínea na área, olhe o ponto mais alto, depois o mais à direita, depois o mais abaixo, o mais à esquerda, e recomece: alto, esquerda, abaixo, direita...

2) *Para proteção da saúde da garganta,* inspire e depois espiche a língua para fora da boca (o mais que puder); expire e a seguir comprima a ponta da língua contra o véu palatino.
3) *Para dar elasticidade aos músculos dos pés e das pernas,* bem como para ajudar a drenagem do sangue venoso, portanto reduzindo varizes, quando estiver com as pernas para cima, imprima movimentos largos, lentos e enérgicos aos pés e aos artelhos. Os pés devem ficar o mais alto possível.

Efeitos fisioterapêuticos: Promove excelente irrigação arterial na cabeça, melhorando, portanto, não só os centros cerebrais, como as glândulas hipófise e epífise. Estimula grandemente as tireoides, sendo indicada em todos os casos de insuficiência tireoidiana. Deve ser evitada durante a menstruação e em caso de hipertensão.

Efeitos psicológicos: São os decorrentes da farta oxigenação dos neurônios cerebrais e dos órgãos da base do cérebro, bem como da oxigenação mais rica das glândulas mais nobres e de mais relevante papel na regulação hormonal.

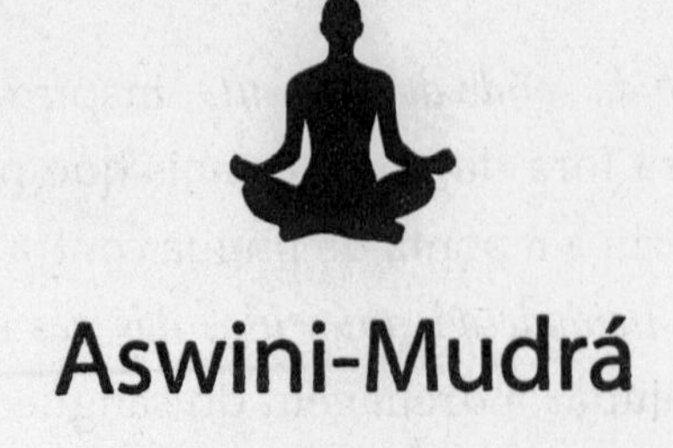

Aswini-Mudrá

Execução: Quando em qualquer *ásana* que determine pressão nos glúteos (pernas muito unidas e tensas), ao sentir que expira, contraia fortemente o ânus, o que estimulará toda área genital e consequentemente atuará no sentido de maior produção sexual, com evidente aumento da energia em toda unidade psicossomática. É um exercício vitalizante de grande eficácia. Indicado contra hemorroidas.

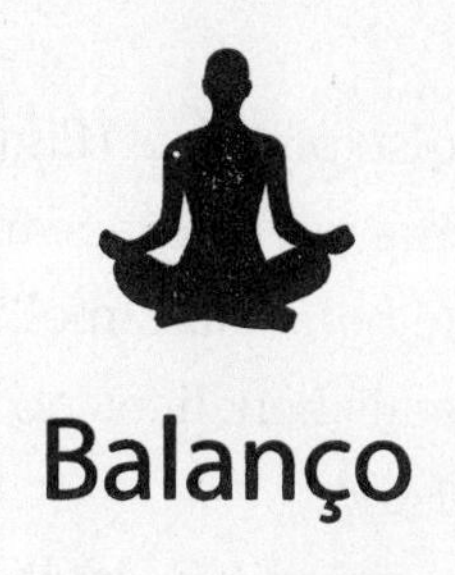

Balanço

EXECUÇÃO: Sentado, encolha as pernas, abraçando-as; encurve as costas; incline o queixo para o peito. A pose é fetal. Com um impulso vigoroso dos pés contra o chão, mantendo a postura, role sobre a curva das costas. Atingindo o ponto final do balanço, usando os pés, dê um impulso no sentido de retornar à posição de partida.

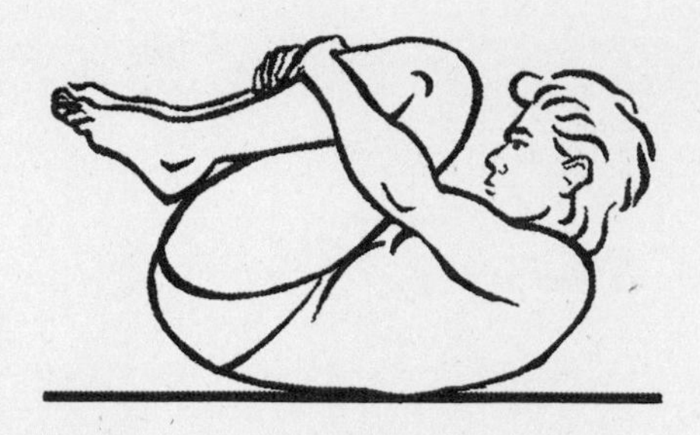

Figura 22

Atingida esta, outro impulso para trás (Figura 22). Durante alguns instantes mantenha esse ir e vir, massageando a coluna e gozando momentos de estimulante bem-estar, melhore seu sistema nervoso. É um dos exercícios mais benéficos no tratamento de todas as manifestações de nervosismo.

Observações: (a) Deve ser evitado pelas pessoas magras, cujas vértebras sejam muito salientes; (b) Tome cuidado para que não exista na superfície do rolamento qualquer aspereza ou saliência que possa traumatizar; (c) Despreocupe-se quanto à respiração.

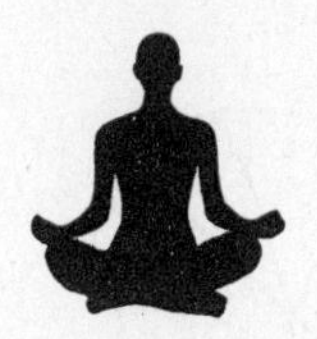

Folha dobrada

Execução: Ajoelhe-se no solo e ponha a testa no assoalho, deixando os braços largados, frouxos, atirados para trás. Há duas modalidades: (a) As nádegas assentadas sobre os calcanhares e a testa no solo (Figura 23); (b) As nádegas levantadas e a cabeça um tanto forçada, de forma que o que toca o solo é o cocuruto, imprimindo uma forte pressão do queixo sobre o peito e alongamentos dos pequenos músculos da região cervical, nuca e nas costas (Figura 24).

Figura 23

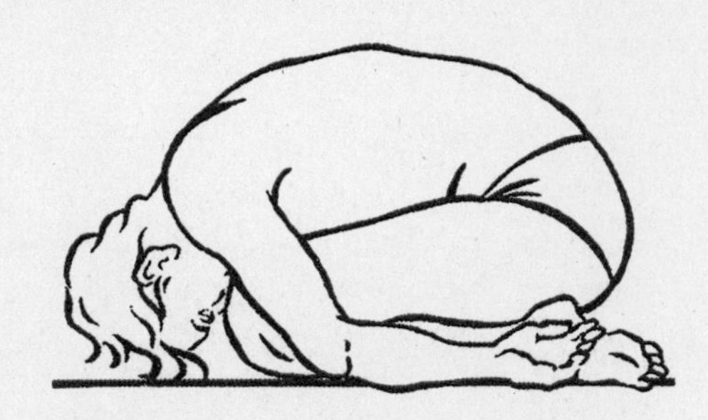

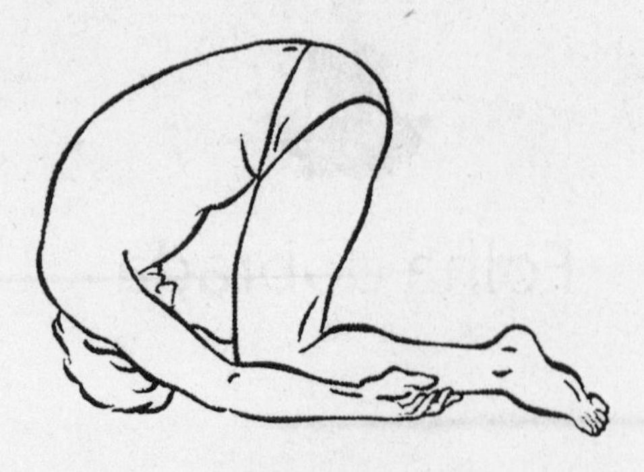

Figura 24

Observações: (a) A primeira variação é mais tranquilizante e a segunda mais eficaz contra as tensões na nuca (capacete do neurótico); (b) Em ambas, a respiração é inteiramente livre; (c) Se desejar acentuar o efeito tranquilizante e mesmo acrescentar efeito hipnótico (dar sono), mesmo de olhos fechados, mantenha-os como que olhando para um ponto entre as sobrancelhas e no meio da testa (*trikuti tratak*, página 423).

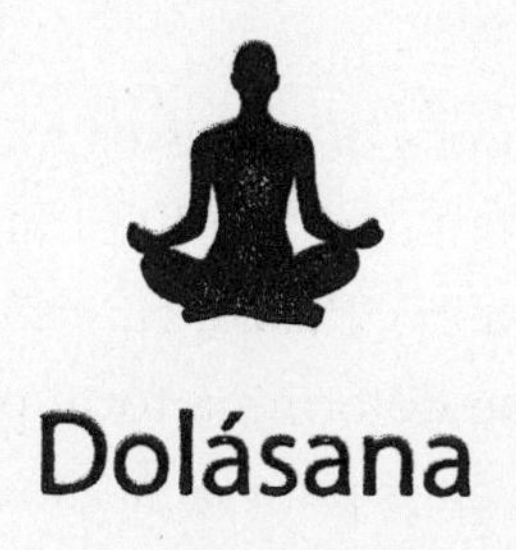

Dolásana

Execução: Deitado sobre o ventre, pés unidos, apontados para trás. Os braços esticados, palmas das mãos e testa no chão. (a) Enquanto enche os pulmões, erga a maior área do corpo, procurando ficar pousado somente sobre o ventre, com o corpo em arco,

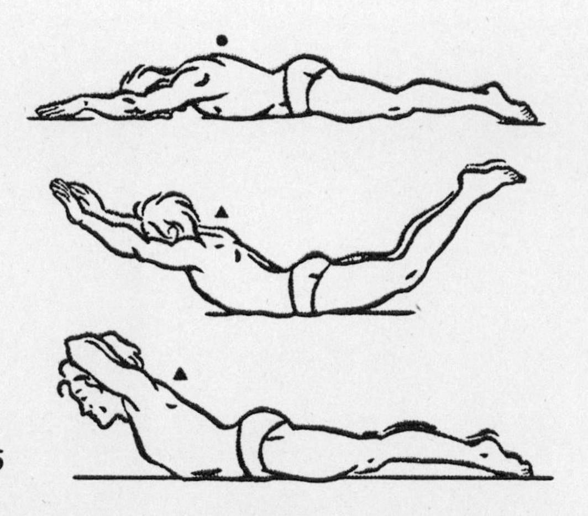

Figura 25

graças à solicitação vigorosa de todos os músculos necessários, e fique assim enquanto aguentar; (b) Expirando, volte, relaxando simultaneamente (Figura 25). Relaxe em *makarásana* (Figura 2).

É uma retroflexão que determina forte pressão intra-abdominal, com excelentes proveitos para os órgãos. Fortalece os músculos dorsais, lombares e abdominais.

Pode optar pela variação sugerida no desenho.

Se quiser maior vitalização orgânica, associe a prática de *aswini-mudrá* (página 376).

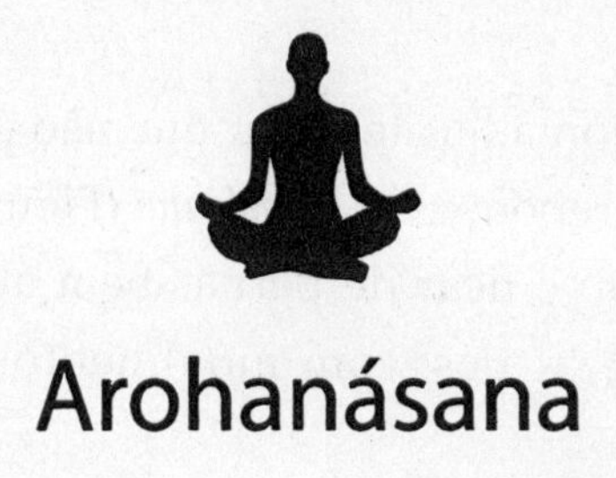

Arohanásana

Execução: Deitado sobre as costas, junte os pés e as pernas. Leve as mãos, com os dedos trançados, à nuca. a) Inspirando, levante as pernas esticadas, de forma que os calcanhares fiquem a mais de um palmo do chão; erga também as omoplatas; (b) Sustente a

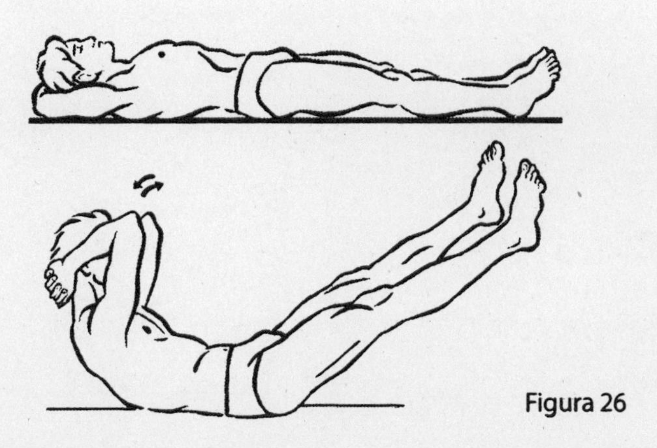

Figura 26

pose, respirando à vontade, até sentir que não pode mais (Figura 26). Então desfaça e repouse em *shavásana* (Figura 1).

Uma boa variação é ficar de pernas bem abertas, movimentando os artelhos e os pés, com movimentos largos, lentos e acentuados.

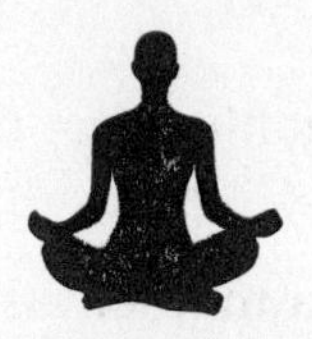

Nitambhásana

JUNTE OS PÉS (dos calcanhares aos artelhos). Erga os braços e entrelace os dedos. Esvazie inteiramente os pulmões. Inicie lenta e total inspiração e, enquanto inspira, incline o tronco para o lado direito, imprimindo ao corpo a mais acentuada prega possível, podendo, para isso, jogar com os quadris e, com a mão direita, acentuar o alongamento do braço esquerdo. Permaneça assim, de pulmões cheios, o dobro do tempo que mentalmente contou para fazer a flexão (Figura 27). Comece a expirar e, simultaneamente, vá desfazendo a postura, verticalizando o tronco. Relaxe um pouco e repita para o lado esquerdo. Mantenha toda a atenção no que faz, conscientizando e voluntarizando os movimentos.

Efeitos fisiológicos: É excelente para expansão pulmonar, graças à vitalização dos alvéolos. Aumenta a capacidade vital. Tonifica os músculos intercostais. Beneficia especialmente o baço e o fígado.

É tão estimulante e desfatigante como um bom espreguiçamento. Corrige escolioses.

Efeitos psíquicos: Propicia momentos de euforia e sensação de alívio de tensões.

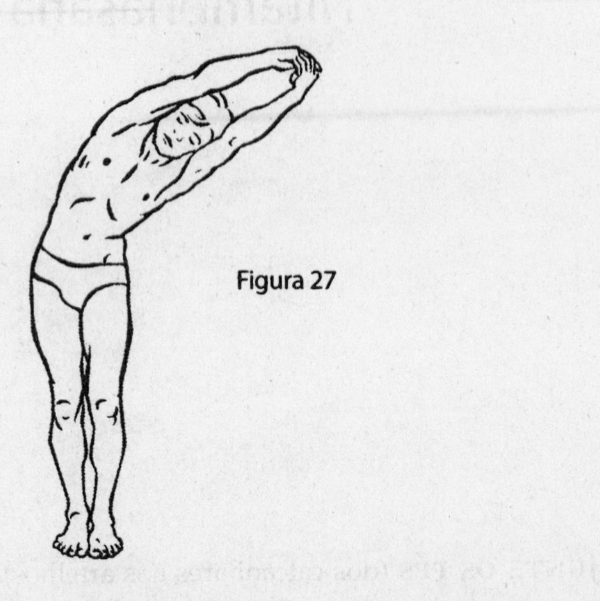

Figura 27

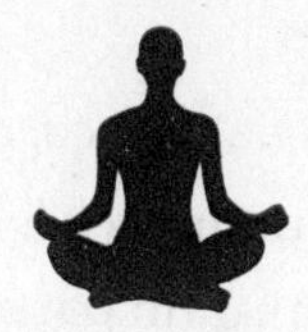

Massagens no pescoço

O MÍNIMO CONHECIMENTO de anatomia e fisiologia já indica a importância do pescoço e (especialmente a nuca) no bom funcionamento do sistema nervoso, no bem-estar geral e especialmente na saúde dos órgãos cranianos do sistema nervoso.

Dentro do crânio encontram-se os chamados órgãos da base, o diencéfalo, o subcórtex e o córtex cerebral. Os estímulos aferentes e eferentes passam pelo pescoço. Passa ali também a irrigação sanguínea que vai alimentar de oxigênio como também drenar de suas impurezas aqueles importantes órgãos, responsáveis pela vida de relação e pela vida orgânica. Se a cabeça é uma península do corpo, o pescoço é seu istmo. Além daquelas veias e artérias, da medula e plexos nervosos (laríngeo e cervical, que governam larga área do comportamento orgânico), no pescoço se encontram as glândulas tireoide e paratireoides.

Aquela sensação de peso na cabeça, a chamada dor de cabeça nervosa ou o "capacete do neurótico", e o mal-estar na base da cabeça (que parece a estar puxando para trás) são muitas vezes resultantes de fadiga nervosa e estresse e podem ser imediatamente aliviados por uma ação mecânica direta sobre o pescoço, mediante automassagem. Além de aliviar prontamente tais sintomas, essas massagens têm efeitos sedativos. A calma vem milagrosamente.

A massagem atua no sentido de distender, afrouxar, irrigar melhor e dar elasticidade aos tecidos da região.

Em *Autoperfeição com Hatha Yoga* indicamos vários *ásanas* terapêuticos que, naturalmente, propiciam tal massagem.

Quem os pratica diariamente não tem por que executar as técnicas que agora vou descrever. *Matsyásana, bhujangásana* e *folha dobrada* têm profunda atuação sobre os plexos laríngeo e cervical.

1. *Rolamento da cabeça.*

   Postura: Em *ásana* sentado, ou numa cadeira, com as mãos abandonadas sobre as coxas ou joelhos, inicie longa e completa inspiração e concomitantemente deixe a cabeça cair para a frente e, em movimento contínuo, para o lado esquerdo, daí para trás, depois para a direita, voltando à frente, quando terá terminado a inspiração. Novamente estará com a cabeça inerte caída sobre o peito. Agora expire. Novamente recomece o rolamento da cabeça no sentido contrário: frente, direita, atrás, esquerda e frente. Novamente exale. Três rolamentos em cada sentido é uma boa dose. Quando a cabeça estiver caída para a frente, deve fazê-lo de tal forma que haja simultaneamente uma pressão sobre as estruturas anteriores e um alongamento das posteriores. Quando a cabeça estiver tombada para a direita, você passa sentir intenso alongamento dos músculos do lado esquerdo. Quando estiver tombada para trás, seja profunda a compressão da nuca (plexo cervical) e grande alongamento da garganta que favorece a glândula tireoide.

Terminados os três rolamentos, de um lado e outro, permaneça de olhos fechados, relaxando, ainda na posição sentada, procurando desfrutar o bem-estar resultante. Se antes havia uma dor de cabeça, principalmente daquelas que se localizam na nuca, é provável que já não exista. Se persistir a dor, pratique mais um pouco.

2. *Uma variação.*

Esta foi aprendida no livro *Veja sem óculos!*, de Mac-Fadyen, Ralph J. (Bestseller; São Paulo). Sentado em conforto e relaxado, olhos fechados, imagine que a ponta de seu nariz funciona como pincel. Procure, com a ponta do nariz, traçar a Figura 28. Pratique até vir a sentir relaxamento, calma e mesmo sonolência.

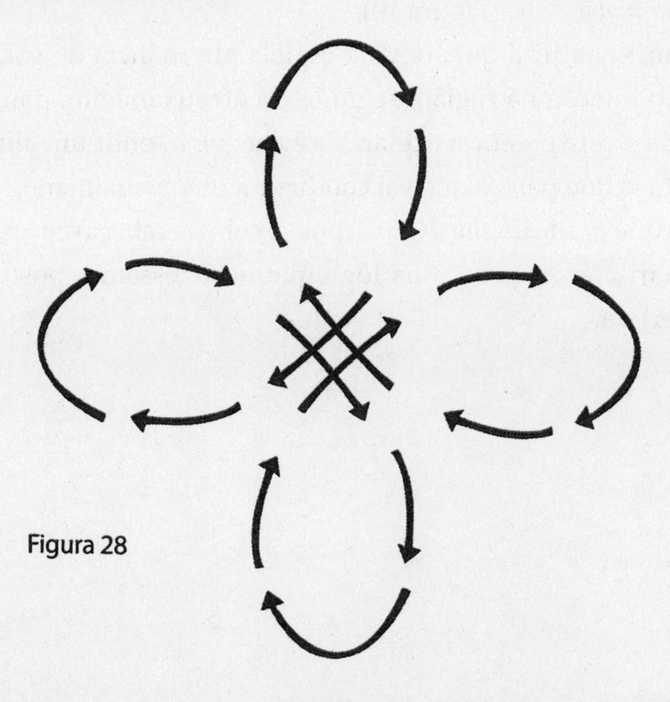

Figura 28

3. *Ásana de massagem no pescoço.*

Acabamos de descrever um exercício dinâmico. Agora vamos a um estático – um *ásana* terapêutico. Aqui a ação tranquilizadora é mais evidente, mais facilmente experienciada.

Execução: Ajoelhe-se no assoalho, com os joelhos juntos, pouse a cabeça frente aos joelhos, procurando pousar o cocuruto. Naturalmente as nádegas ficam altas. Force depois a cabeça como se quisesse pousar sobre o occipital, mantendo os braços para trás, em relaxamento. Quanto mais fizer, maior será o alongamento na coluna, maior será a compressão na tireoide e distensão na nuca. Permaneça respirando enquanto suportar, sem desconforto (Figura 24). Quando a quiser desfazer procure, se puder, assentar as nádegas na concha formada pelos pés, mãos nos joelhos, todo corpo relaxado, e faça *trikuti tratak* (página 415). Sua postura complementar é *ardha-matsyásana* (Figura 10).

É muito natural que, devido àquela alternância de solicitação intensa na região, seguida do afrouxamento, e mais ainda a convergência ocular, você chegue a sentir um alívio gostoso que parece que vai conduzir a um apagamento.

Aos que praticam *shirshásana* (pouso sobre a cabeça) eu aconselharia fazer esse ásana logo que desfizessem a postura invertida.

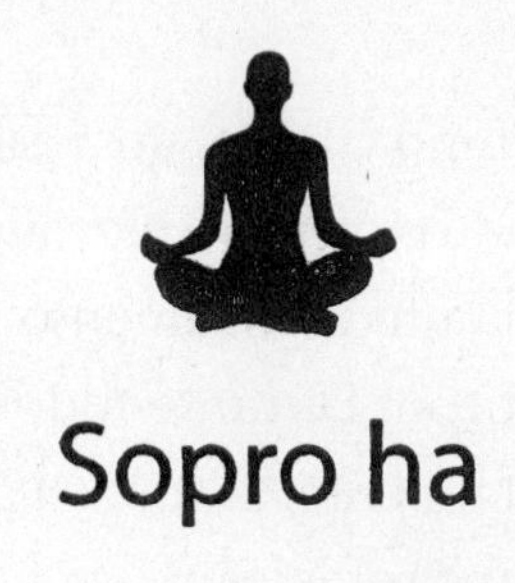

Sopro ha

A TÉCNICA AQUI DESCRITA e experimentada na Academia tem provado bons resultados. Com ela inicio todas as sessões. Em Yesudian o "sopro ha" é considerado exercício de purificação. Por que não poderia ser também de enriquecimento e união com o cosmo?

Como todo *pranayana*, comporta: *puraka* (aquisição, absorção, inspiração...), *kunmbhaka* (retenção, conservação...) e *rechaka* (purificação, expiração, rechaço...).

Em todos esses movimentos, a mente, em estado de autossugestão e plenamente consciente, dirige tudo.

Postura: Em pé, com os pés afastados a três palmos.

Execução: Inicialmente, uma exalação completa (limpeza dos pulmões), depois incline o tronco para a frente com as mãos procurando tocar o chão, cabeça pendente entre os braços pesados (Figura 29).

Puraka: Inicie uma profunda, larga, gostosa inspiração, ao mesmo tempo que vai erguendo o tronco e elevando as mãos ao ponto mais alto. Ao terminar, há um alongamento enérgico, um espreguiçamento em todo o corpo. Durante todo esse movimento de inspiração, procure, mentalmente, atrair a si a Unidade Transcendente que mantém todos os seres. Sinta-se se embebendo do poder, da bem-aventurança, da paz, da onipotência e onipresença do Absoluto. Convença-se de que sua mente está aspirando vitória, beleza. Sinta-se recebendo do Pai, filho que é, sua cota de felicidade.

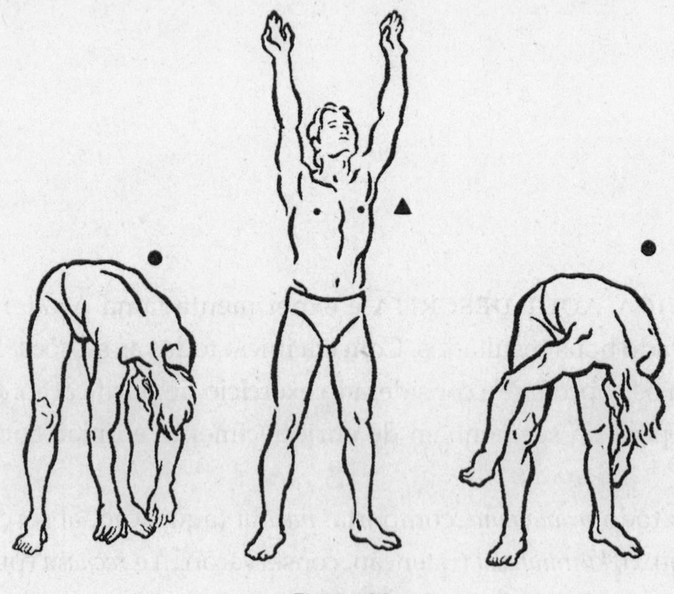

Figura 29

Kumbhaka: Mantenha-se alongado, mãos no alto, pulmões plenos de oxigênio, corpo sutil cheio de *prana*, mente cheia de Deus, coração rico de *ananda* (bem-aventurança). Sinta-se em comunhão com a Vida Universal, portanto com todos os seres. Mantenha a ideia e a possível vivência de unidade, e absorva tudo de bom que foi atraído. Não exagere a demora.

Rechaka: num movimento rápido, decisivo, desinibido, franco, aberto, completo, de jato, exale o ar pela boca, pronunciando um "ha" aspirado e explosivo, mercê da passagem brusca do ar na garganta, enquanto o tronco e os braços se despejam relaxados para baixo. Se estiver num local onde possa gritar, desabafe e deixe sair amplamente o som. Se, ao contrário, você não pretende acordar os vizinhos, não solte inteiramente a voz. O mais importante é a atitude mental. Com a mente fale assim: vão-se embora todas as mazelas, inquietudes, conflitos, inferioridades, preocupações, debilidades e outras coisas ruins de que nem é bom dizer os nomes.

Lembre todo tempo que o "sopro ha!" é uma benfazeja catarse.

Repita o exercício três vezes, antes de cada sessão de yoga.

Sempre que tiver tido contato com pessoas pessimistas, ágourentas, perturbadas, intranquilas, confusas, dessas que parecem sanguessugas psíquicos, vampiros de *prana*, parasitas de energia, dessas pessoas de baixíssima vibração, cheias de inveja e revolta, quando chegar à casa e mesmo assim ainda sentir que traz uma impregnação psíquica e uma contaminação da baixa frequência daquela alma, trate de fazer o "sopro ha", no sentido de limpar-se. É uma ajuda muito importante para psiquiatras, neurologistas, enfermeiros de sanatórios, enfim, profissionais, que lidam com doentes da mente ou do corpo. É também aconselhável depois que estivemos metidos em multidões ou em ambientes de fácil contaminação psíquica deletéria.

Em resumo o "sopro ha" é um exercício que tem vários componentes, desde os movimentos musculares e flexões, aos movimentos respiratórios. Eis as atitudes mentais: (a) na inspiração – *atraindo o que é positivo*; (b) na retenção – *assimilando, metabolizando* o que foi atraído; (c) na expiração – *limpando, rechaçando* tudo que é negativo, e mais, o alívio de uma catarse, de uma *desinibição.*

Contraindicações: Os doentes do coração e todos a quem se recomenda evitar abaixar a cabeça e abundante irrigação cerebral.

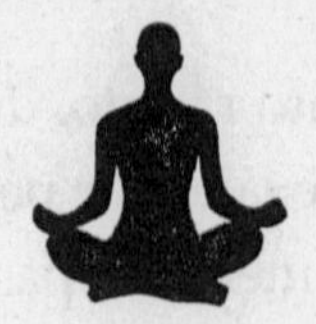

Pranayama sedante 1:1

Postura: Sente-se confortavelmente numa cadeira de assento macio e mantenha as costas e a cabeça tanto quanto possível verticais. As mãos soltas, palmas para cima, sobre as pernas, em completo abandono. Se preferir ficar de pé, também é bom. Conserve então uma distância aproximada de um palmo entre os pés paralelos. Os braços pendurados e inertes aos lados do corpo. Pode preferir *sukhásana* (Figura 8). Até mesmo em *shavásana* (Figura 1), você pode praticar. Em quaisquer dessas posições, conserve os olhos fechados pelo simples relaxamento das pálpebras.

Atitude mental: Plena certeza de que o que vai fazer lhe atrairá paz à mente e um delicioso bem-estar, isolamento, segurança e brandura.

Execução: Faça com que a inspiração e a expiração tenham durações iguais e a menor profundidade possível. Procure imaginar que está num campo tranquilo, de atmosfera límpida, rica de *prana* e balsamizada pelo aroma de flores silvestres ou pelo simples cheiro bom do mato. Inicie a inspiração, ou melhor, permita que ela, espontaneamente, se faça e, enquanto ela se fizer, mentalmente conte (um, dois, três...) e siga contando até sentir que, para aprofundá-la, seria preciso mais um esforço dos músculos respiratórios. Aí você pára e, imediatamente, começa a expirar, com a mesma espontaneidade e delicadeza – aqui é que está o importante –, fazendo com que a exalação atinja a mesma contagem mental que a inspiração alcançou. Há de sentir – e não tardará muito – o profundo efeito sativizante, sedativo dessa técnica... Seguramente sobre virá a paz, que afasta o sentimento de ansiedade. É alívio seguro. Há de notar que a contagem mental vai diminuindo, em consequência de a respiração ir se tornando cada vez mais apagada, parecendo tender a aquietar-se por completo. Você sentirá sono e, se estiver de pé, não estranhe se o corpo oscilar com os ligeiros cochilos (efeito hipnótico). É altamente proveitoso emendar esse sedativo com um bom relaxamento profundo em *shavásana*

Para melhor efeito, você pode "engravidar" seu *pranayamma*. Que coisa estranha é esta: "engravidar" um *pranayama*?! – Segundo *Naradiya* e outros *Puranas* (livros sagrados), o *pranayama* é fértil, grávido e não grávido; sendo o primeiro o mais produtivo, porque é acompanhado ou enriquecido com um *mantram* (entonação de um nome, um som, uma sílaba mística). Se ao inspirar e expirar, em vez de fazer contagem, mentalmente você entoa um *mantram*, tal como: *Jesus, paz, OM, saúde, vitória*, estará aumentando a fertilidade do exercício. Isso é possível e é bom. Escolha bem o mantram. Se você é cristão, muçulmano e mesmo ateu, não importa, há sempre muito proveito em entoar seu *mantram* que tem de ser um monossílabo. E sempre o mesmo.

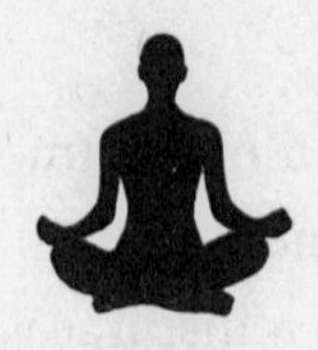

Respiração para carregar os nervos de energia

Indicado para débeis tamásicos psicastênicos neurastênicos, sem ânimo para o trabalho, para os deveres, para a vida, enfim. É um neuropsicoanaléptico, portanto, indicado nos casos de depressão. Indicado para hipotensos e, consequentemente, contraindicado para hipertensos. Desenvolve os músculos dos braços e do tronco e, o que é principal, carrega os nervos com *prana*, vitalizando-os.

Execução: De pé, com os pés quase unidos (dos calcanhares aos artelhos). Uma posição de verticalidade perfeita. Coluna bem posta e o pescoço em linha com ela. Tenha os braços relaxados aos lados do corpo, olhos cerrados sem esforço. Esvazie inteiramente os pulmões. Agora, ao mesmo tempo que faça uma longa inspiração, vá erguendo os braços pela frente, palmas das mãos para baixo, até atingir a altura dos ombros, onde a inspiração termina.

Retendo o ar, volte as mãos de palmas para cima, feche os punhos e inicie três flexões dos braços, trazendo os punhos fechados aos ombros, depois para a posição primitiva, esticando-os. É preciso que os cotovelos permaneçam todo o tempo à altura dos ombros (Figura 30). Os movimentos devem ser tão lentos e enérgicos, a ponto de fazer o corpo fremir de esforço. (Os cardíacos não devem exagerar esse esforço.) Depois da terceira flexão, deixe os braços molemente cair, concomitantemente, expire. Relaxe em pé (Figura 3) e só recomece quando não se sentir fatigado, quando a respiração já tenha voltado à calma Pratique três vezes.

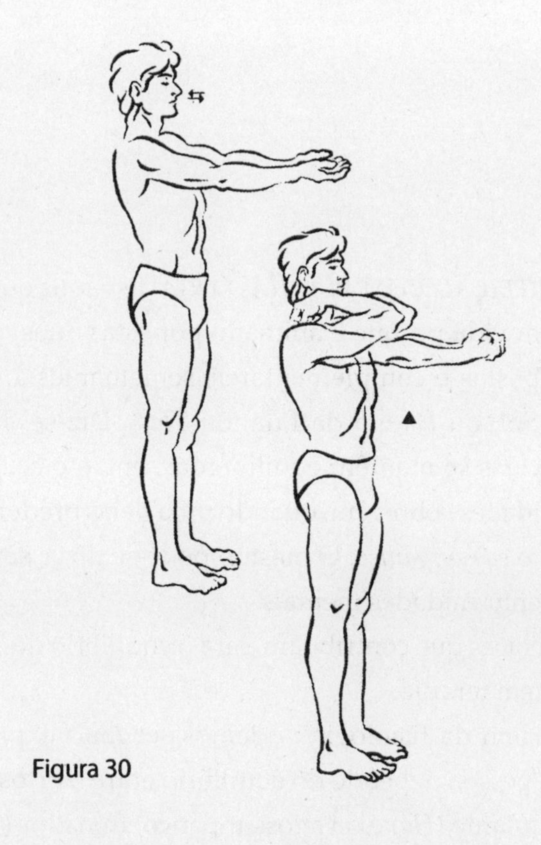

Figura 30

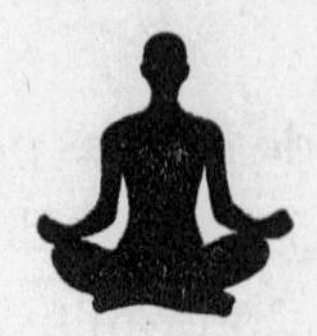

Respiração polarizada

EM *AUTOPERFEIÇÃO COM HATHA YOGA* dissemos que "o corpo humano tem vida porque é animado por estas duas correntes energéticas, opostas e complementares, semelhantes à corrente elétrica, a do Sol, ou *Ha* e a da Lua, ou *Tha*". Diz-se que reina saúde quando elas se mantêm equilibradas, então o corpo é um *cosmo*. Enfermidades sobrevêm, quando uma delas predomina, ou seja, se instala o *caos orgânico*. O mesmo pode-se dizer em relação à saúde ou às enfermidades mentais.

Todas as técnicas que contribuam para o equilíbrio dessas duas forças constituem terapia.

"Na linguagem da fisiologia podemos ser mais explícitos. A saúde de cada pessoa depende do equilíbrio entre o ortossimpático, que é estimulante (*Ha*) e o vagossimpático, frenador (*Tha*); entre o anabolismo e o catabolismo; entre a acidez e a alcalinidade;

entre a hiperfunção e a hipofunção das glândulas; entre a alta e a baixa temperatura; entre a hipertensão e a hipotensão" (Hermógenes – *Autoperfeição com Hatha Yoga*).

Uma técnica como a que vai ser ensinada, promovendo o equilíbrio psicossomático entre esses pólos opostos, é de grande conveniência na cura de disfunções, distonias e para a instalação e manutenção da euritmia, euforia e eutímia, enfim, nos casos onde reine desordem no organismo.

Quando se inspira por uma narina e depois por outra, está-se trabalhando em prol do equilíbrio dos dois polos, trazendo-os a uma linha de integração. Durante duas horas respiramos natural e inconscientemente com maior intensidade por uma das narinas. Nas duas horas seguintes, é pela outra. Assim, com essa alternância, a natureza vai nos criando e mantendo a saúde. Quando sobrevém uma disritmia, respira-se mais por uma, não apenas durante duas horas, mas por horas e dias seguidos. Só os estudantes de yoga – e quando bem atentos – conseguem perceber essa anomalia. O mais importante, no entanto, é que o yoga nos oferece uma técnica simples com a qual podemos recompor o equilíbrio perdido e, consequentemente, a saúde psicossomática.

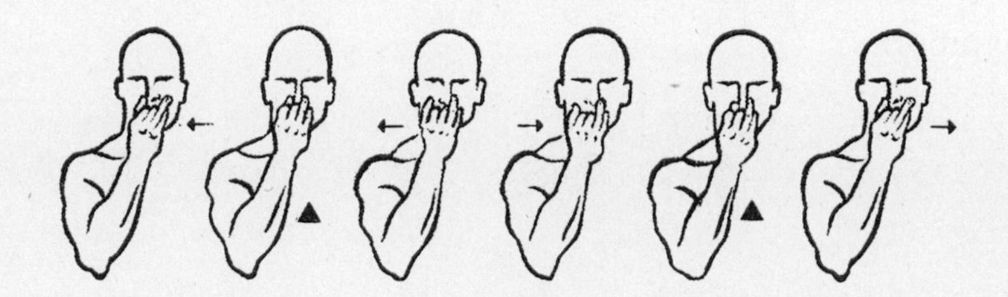

Figura 31

Esta técnica é um exercício respiratório chamado *sukha purvak* ou respiração polarizada.

Postura: Qualquer dos *ásanas* sentados ou estando sentado corretamente numa cadeira ou então em pé, com os pés afastados de um palmo aproximadamente.

Execução: Como qualquer exercício de respiração, deve ser precedido por um completo esvaziamento dos pulmões. Inicie, inspirando com a narina esquerda, procurando mentalmente atrair a si o *prana* universal. Retenha a respiração, bloqueando ambas as narinas. Depois desse *kumbhaka*, comece a expirar pela narina direita (a esquerda vedada). Inspire pela direita. Novo *kumbhaka*, com as duas bloqueadas. Expire pela esquerda completando assim o ciclo.

Para fechar uma narina deixando livre a outra, use a mão direita. Dobre o dedo indicador e o médio da mão direita. Leve a mão à altura do nariz. Quando quiser bloquear a direita, pressione o polegar e, quando quiser vedar a esquerda, use o anular, que se acha unido ao mindinho. Quando quiser fechar ambas as narinas, com os dedos, à guisa de torquês, comprima-as ao mesmo tempo (Figura 31).

Este exercício é vitalizante, refrescante e calmante. Um aluno, quando o praticou pela primeira vez, ficou tão serenamente eufórico que lhe deu o nome de "ar refrigerado", de fato, é um apelido bem próprio.

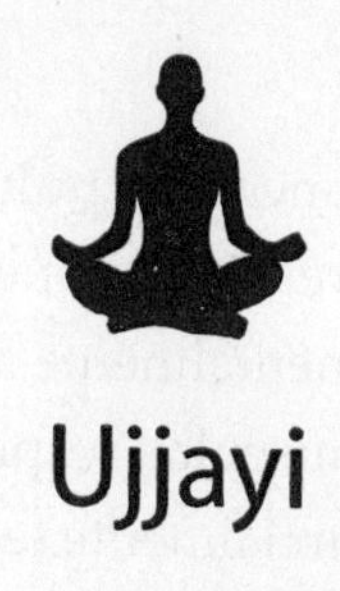

Ujjayi

Execução: Trata-se de uma técnica respiratória, portanto, interferindo no *prana* ou bioenergia, o que vale dizer, trata-se de uma prática energética. Numa posição sentada, em *sukhásana* ou numa cadeira, tendo as costas verticais, mas sem rigidez, as mãos pousadas sobre os joelhos (se as palmas viradas para cima, melhor, como receptores do *prana cósmico*). Primeiro expire até não restar qualquer ar nos pulmões. (a) Inicie a inspiração ampla, mentalmente contando até seis, tendo a glote parcialmente fechada, o que provocará um som doce, uniforme e baixo. A descrição de Langes explica bem: "Durante a inspiração, o pensamento e o movimento dos músculos necessários a pronunciar *hang* abrem a faringe sobre o *han*, enquanto que a gutural *g* fecha o orifício do esôfago e bloqueia a base de vossa língua sobre as das amígdalas" (*Yoga pour soi*, MCL, Paris). Evite qualquer fricção desagradável do ar sobre a mucosa nasal; (b) Permaneça de pulmões cheios, procurando fechar a glote com uma pressão do queixo sobre o esterno, contraindo o pescoço. Conte mentalmente até 12; (c) Desfaça a chave de queixo, relaxando os músculos respiratórios, soltando a expiração, mas tendo a glote parcialmente fechada, formando na boca, mercê da posição dos dentes e da língua, um longo silvo *sssss...* uniforme e baixo. Use toda a musculatura torácica e abdominal para completar toda a expiração. A expiração dura a contagem de 12. Eis a descrição de Langes: "Durante a expiração... a parte superior da faringe – o cavum – se relaxa. Os orifícios dos sinus, esses bolsos permanentes de infecção, se abrem e são sifonados pelo ar expirado." Mantenha o pensamento na glândula tireóide.

Efeitos fisioterapêuticos: Redução do catarro; estímulo ao sistema endócrino, especialmente a tireoide, aumento da temperatura orgânica; aumento da pressão sanguínea. Preventivo contra problemas digestivos, estados depressivos, resfriamentos e tuberculose. Deve ser evitado pelos que sofrem de pressão alta e de hipertireoidismo.

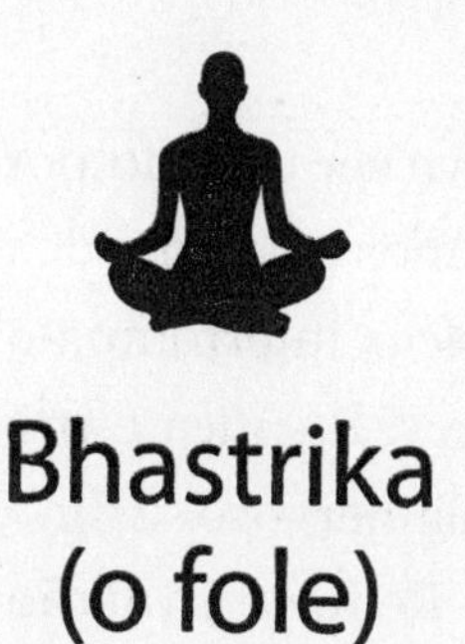

Bhastrika (o fole)

Execução: Em *sukhásana* (Figura 8) ou em cadeira (Figura 5), coluna vertical bem à vontade, mãos nos joelhos, palmas para cima. Expulse totalmente o ar dos pulmões. Inspire e imediatamente expire. A sequência de movimentos bruscos de inspirar e expirar denuncia a razão de seu nome – o "fole". Efetivamente, os pulmões funcionam em ritmo vivo e forte como um fole de ferreiro. A musculatura respiratória deve ser movimentada para dar vigor aos movimentos, mas o diafragma é o que mais trabalha. Na inspiração o ventre se projeta um pouco para a frente; na expiração recua, graças aos movimentos desse músculo chato que separa o tórax do abdome. Depois de dez ou onze movimentos, dê uma folga, relaxando os músculos da respiração. Após isso, recomece. Uma boa dose é repetir três rondas.

Observações: (a) Deve ser evitado por pessoas depauperadas, jovens de menos de 18 anos e pessoas de mais de 50; (b) Ao sentir-se cansado com o exercício, interrompa-o e relaxe.

Efeitos fisioterapêuticos: Purifica o organismo, desintoxicante que é. Tonifica o sistema nervoso. Estimula o aparelho circulatório. Estimula o apetite. Reduz a irritação e a inflamação das vias respiratórias. Moderada e corretamente praticado, é remédio contra asma. Como supercarregamento prânico, corrige os efeitos do frio, levanta o ânimo dos tamásicos (preguiçosos e desanimados).

Efeitos psíquicos: Segundo o autorizado A. Blay, "produz um muito notável aprofundamento da consciência. Aumenta a serenidade e o sangue-frio ante qualquer situação e, em sumo grau, fortalece a vontade".

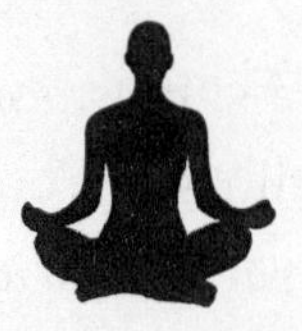

Respiração sedante diafragmática

Postura: Deite-se de costas em superfície dura. Encolha as pernas mantendo os joelhos altos e juntos e os pés afastados, no chão. Deixe as mãos languidamente abandonadas sobre o ventre. Olhos fechados, sem esforço (Figura 32). Certifique-se de que conseguiu o melhor relaxamento possível em todo o corpo, inclusive nas mãos que ficam inteiramente inertes, pesando.

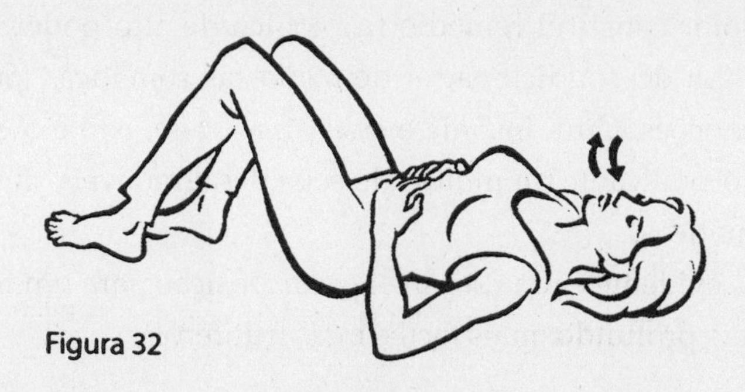

Figura 32

Atitude mental: Diga, para si mesmo, vou afrouxar ao máximo o plexo solar. Vou desengatilhá-lo. Vou dar-lhe a consistência de mingau. Ele, assim, frouxo, vai me dar uma grande tranquilidade, vai liquidar a reatividade com que respondo às emoções e assim ajudar a controlar-me. Vou gozar uma paz profunda. Vou-me tornar, agora, muito dócil na mão de Deus. Vou repousar e libertar-me.

Execução: Entregue-se. Deixe que a respiração se faça normal, espontaneamente, como quiser ser, como quiser vir. Torne-se um espectador, à distância de sua respiração. Há de notar que docemente ela reduz. Fique algum tempo assim, impassível, conscientizando a respiração. Um minuto ou dois e você poderá começar a *fazer algo*. Ao perceber o fim da expiração (o abdome lá embaixo), faça uma delicada e rápida solicitação para que o ventre desça mais um pouco e logo o liberte, para que não crie obstáculo à nova inspiração. Resumindo: o que você tem a fazer é, simplesmente, sugar um pouco mais o abdome, no fim da expiração. Nada mais que isso. É preciso treinar algum tempo para dominar essa técnica, que parece tão simples.

As dificuldades iniciais correm por conta de descompassos respiratórios de origem emocional, fisiológica ou anatômica.

Os bons proveitos são observáveis desde as primeiras práticas.

Associe o *mantram* de sua escolha.

A experiência lhe mostrará que esta massagem natural sobre o plexo solar constitui remédio fisiológico de alto poder, agindo como um descondicionador de respostas somáticas (*facilitadas*) às emoções. Cura insônia e *desmonta a coisa,* isto é o estresse. Livra o praticante de muitos de seus desagradáveis sintomas psicossomáticos.

O mais evidente é uma sensível predisposição para um relaxamento mais profundo, mais fácil e mais frutífero.

Quando sentir a grande languidez (neurolepsia) deste exercício e quiser entrar em relaxamento, abandone os membros em queda livre, e eles se derramam para o chão, caindo naturalmente em perfeita *shavásana* (postura do cadáver).

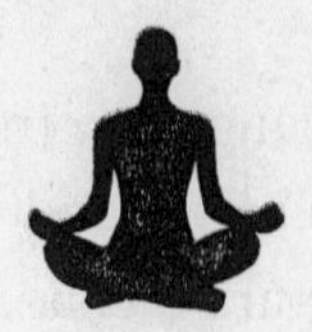

Conscientização respiratória

Esta técnica é um remédio contra a diluição mental que tanto fragiliza o homem comum. É admirável que alguns poucos minutos de concentração mental e conscientização de um fenômeno tão corriqueiro como a respiração possam criar condições de tranquilidade e segurança psíquicas, possam tanto ajudar no controle do estresse.

Todos nós, desde o momento em que nascemos até o último instante de nossas vidas, estamos fazendo algo que nem por dois minutos deixamos de fazer – respirar. Sendo um ato tão presente, tão íntimo, tão nosso, comumente se processa à nossa revelia, sem nossa participação, sem que interfiramos. A respiração funciona ao comando de nossas emoções, e portanto, normalmente, sob regulações neurovegetativas. No momento em que decidimos prestar-lhe atenção, alguma coisa verdadeiramente agradável acontece. Você deve experimentar em si mesmo.

Postura: Sentado conforme a Figura 5, em estado de *ásana* (imobilidade, conforto, relaxamento). No tratamento de insônia, prefira *shavásana* (Figuras 1 e 2).

Execução: Ininterruptamente procure sentir o fluxo da respiração dentro das narinas. Não interfira. Fique "a distância", assistindo ao ir e vir dos movimentos respiratórios. A corrente inspiratória refresca, enquanto a da expiração aquece a mucosa nasal. Busque sentir esta suave alternância da temperatura dentro das narinas. Mantenha o semblante em perfeito relaxamento, sem o mínimo sinal de contração, completamente solto. Conserve a face como que à disposição de um sorriso sereno, espontâneo, suave, que seria uma manifestação da paz interior, um afloramento da euforia e da luz que residem em seu coração quando em estado de pureza, seria expressão da Divindade que habita o *ananda kanda,* seu coração espiritual. Quando a face está contraída, o milagre não se dá.

Não há indicação de quanto tempo deve durar. Faça o tempo que quiser.

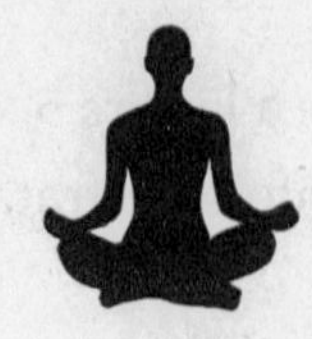

Carregamento enérgico do plexo solar

A ÁREA ENTRE O UMBIGO e o encontro das costelas (ponta do esterno) é onde se encontra o plexo solar, no corpo físico, e o *chakra manipura,* no corpo sutil. Tanto um como o outro são condensadores de energia, de onde, por influxo nervoso ou através dos *naddis,** a energia, quer nervosa, quer sutil, se espalha por outras partes do corpo. O carregamento dessa bateria tão importante deve merecer cuidados, especialmente daqueles que se sentem fracos, abatidos, indispostos, quebrantados, neurastênicos, tamásicos, psicastênicos e deprimidos.

O efeito concomitante dessa técnica de vitalização é uma sedação nervosa considerável, que, aliás o torna recomendável aos que sofrem de insônia.

---

* *Naddis* – são, no corpo sutil, os condutores da bioenergia. (*N. do A.*)

Uma contradição parece aqui configurar-se, principalmente para quem considera o problema pela superfície. Como pode ser sedativo (neuroléptico) um remédio que ao mesmo tempo é estimulante, isto é, neuroanaléptico?

Nos casos de grave depauperamento nervoso, o paciente em vez de dorminhoco não consegue pegar no sono. O dormir bem não é privilégio dos neurastênicos como poderia parecer. Ao contrário, os que têm bons nervos, vitalizados, têm melhor sono, mais fácil e *recuperador*.

O exercício que descreverei aprendi-o no livro de John Munford, discípulo de Yogendra (*Psychosomatic Yoga*; Thorsons Publishers Ltd., Londres).

Postura: Deitado sobre as costas; cabeça para o norte; pernas cruzadas, como em *sukhásana*; as mãos, com os dedos trançados de maneira que as unhas fiquem em contato com a palma da outra mão, ficam abandonadas sobre o plexo solar (Figura 33). Relaxamento geral: desde o rosto, às mãos e aos pés. Respiração entregue a si mesma, sem qualquer interferência da vontade.

Execução: Inicie com uma voluntária, lenta e uniforme inspiração, buscando visualizar uma corrente prânica, quente e luminosa, penetrando pelo alto da cabeça, que, fluindo através do tórax, vai deter-se na linha formada pelas virilhas. Visualize, aí o *prana* represado, donde é impedido de escapar-se porque seus pés estão cruzados, e é portanto estancado (*opus cit.*, página 75).

Expirando suave, longa e uniformemente, "traga para cima o *prâna* acumulado e arrodeie o plexo solar com uma série de círculos com movimento destrogiro* como se você tivesse um mostrador de relógio do tamanho de um prato, cujo centro fosse o umbigo.

* No sentido dos ponteiros de um relógio. (*N. do A.*)

Faça o maior número possível de círculos enquanto expira, procurando sentir uma vibração de calor manifestar-se no plexo..."

A dose mínima aconselhada é de 15 minutos.

"A fisiologia do yoga afirma que pés e mãos são terminais, através dos quais se extravasa energia psíquica em forma de *prana*. As pernas cruzadas e as mãos com os dedos entrelaçados impedem esse escape do *prana*, o que resulta num reforço para o carregamento do plexo solar. O cruzamento das pernas relaxa também a tensão sexual, constituindo por isso mais um óbice ao desperdício de *prana*. É esse *kriyá* que nos induz a pensar na necessidade de considerar-se uma nova fisiologia capaz de explicar a liberação dessas reservas energéticas das quais, até agora, nem se suspeitava" (*ibid*., página 76).

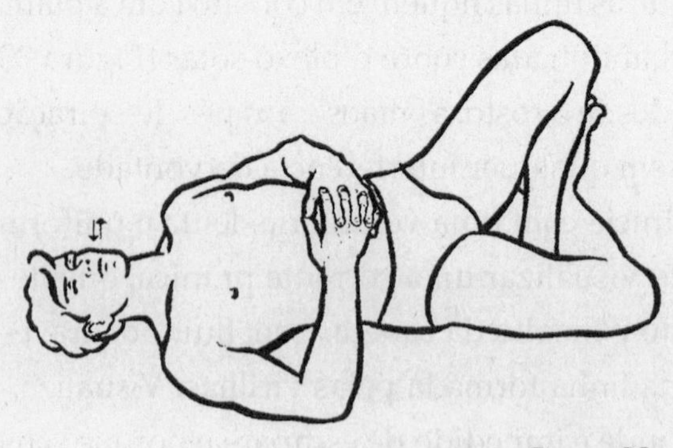

Figura 33

A percepção do calor psíquico que se levanta do plexo em carregamento só é possível aos que de fato se mantiverem atentos à execução da técnica. Mesmo não o conseguindo, não deixe de praticar. Persista. Um dia vai conseguir.

Efeitos: Carrega de energia uma das principais baterias do corpo (plexo solar, no corpo físico; *chakra manipura*, no corpo prânico).

- Relaxa;
- Facilita a conquista da mente;
- Ensina quietude;
- Desenvolve o poder de mentalizar e visualizar;
- É sedativo prodigioso;
- Aumenta na personalidade a dimensão sátvica, enquanto reduz tamas.

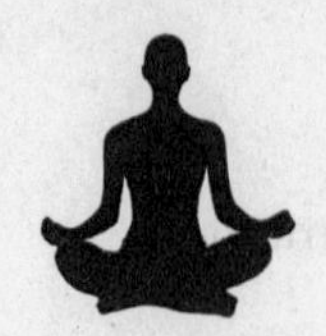

Nispanda bhava

ALÉM DE CONSTITUIR um bom exercício para a concentração mental, tem um efeito sedativo imediato. A calma se faz sentir em dois ou três minutos de prática.

É uma concentração mental (atenção voluntariamente dirigida e mantida) sobre o mundo sonoro que nos cerca. Geralmente se aconselha ao praticante de meditação um lugar silente, onde os ruídos não venham a perturbar e desviar a atenção. Em *nispanda bhava,* nós vamos ao encontro dos sons do ambiente. Não fugimos deles. Do mundo de sons é que vamos sacar tranquilidade e repouso. Constitui, outrossim, um exercício de abstração, de opção sensitiva e de *tapas* (aceitar o mundo como ele é). Se só nos sentimos tranquilos num ambiente acusticamente isolado, estamos condicionados e vulneráveis, portanto dependentes de circunstâncias externas. Não quero dizer com isso que estão errados os mestres que aconselham solidão e silêncio a quem quer meditar. Essas circunstâncias – é claro – contribuem para um maior aprofundamento da consciência em práticas de yoga interior. Na *Astanga* Yoga de Patanjali, *prathyahara* constitui a etapa em que, isolando os sentidos, fechando-os ao mundo externo o praticante consegue a interiorização da mente. Se bem que *nispanda bhava* pareça a atitude oposta – não o silenciar dos sentidos, mas o aguçar da audição – também consegue isolar e aquietar a mente.

Postura: Em *sukhásana* (Figura 8) ou numa cadeira (Figura 5). Se o que se quer é remitir uma insônia ou sintoma de fadiga nervosa, é aconselhado *shavásana* (Figura 1), pois sobrevirá sonolência com poucos minutos de prática. Se é a realização da meditação o que se quer, então é preferível a postura sentada (*sukhásana*, Figura 8)

Execução: Em perfeita imobilidade e afrouxamento geral, feche os olhos e procure escutar os ruídos, os barulhos, os sons do ambiente. Procure identificá-los, discriminá-los: o apito do guarda do trânsito, as buzinas, os motores, a gritaria das crianças, o ronco de um avião, o pio de um pássaro ou o latido do cão...

Alguns barulhos são agudos, outros graves, um baixos, outros altos, uns contínuos, outros curtos... Procure não sentir-se irritado com qualquer deles. Desenvolva *tapas* (aceitação, tolerância, paciência, pois tudo é expressão do Absoluto), não se irritando, não admitindo que qualquer deles tenha poder de feri-lo, de inquietá-lo. Recuse-se a sentir-se incomodado ou ameaçado por qualquer deles.

Deste mundo sonoro, procure identificar um som que seja: *baixo, monótono, invariável, discreto, contínuo...* Numa grande metrópole este som é o que poderíamos chamar a voz anônima da cidade, parecendo o somatório de todos os sons, que se levantam de todas as ruas. É algo como o som de uma cascata muito distante. É como um murmúrio grave e monótono. Se você estiver na praia, atente para a voz das ondas que se arrebentam. Se na montanha, o vozerio do vento na ramagem da floresta ou a canção monocórdia do regato. Tal som existe, apesar de ser difícil identificá-lo, pois se encontra "abafado", subjacente aos outros, comumente mais audíveis.

Depois de o identificar, fixe nele a atenção, fique alerta exclusivamente para ele. Desligue-se de todos os outros. Aprenda, assim, a abstrair-se. Ficar atento exclusivamente para aquele som, a princípio, enquanto a mente está inquieta, é difícil. Mas vale a pena vencer com persistente paciência tal dificuldade. O segredo do sucesso reside em que você não deve *lutar contra* os outros sons. No entanto, fique *receptivo* apenas para o som que você elegeu. Os outros, pacificamente, serão nulificados.

A monotonia do som e sua qualidade de "som branco", de baixa frequência, portanto, capaz de fazer bloqueio nervoso, tem um considerável poder sedativo. Em poucos instantes a paz se fará; sua mente estará muito tranquila. Você sentirá um langor muito gostoso, que parece arrastá-lo para as profundidades da bem-aventurança.

Nada Yoga ensina que cada ser humano tem dentro de si, em seus níveis sutis, um fascinante e misterioso mundo sonoro. É o som cósmico que se manifesta em nós. Não é o som audível pelos que não têm "ouvidos de ouvir". A prática de yoga, por anos seguidos, vai abrindo-nos a percepção a essa sonoridade, que os textos clássicos chamam de *nada*. Ao mesmo tempo que vai despertando capacidades perceptivas ainda em latência, o yoga vai também "despertando" os *chakras*, centros energéticos sutis de onde se levantam esses sons.

Quando tal percepção se desenvolve, o yoguin já não precisa dos sons de fora para fazer *nispanda bhava*. Fica atento para os de dentro, até que, em dia de grande vitória, possa escutar o Verbo, o OM, aquele som de "muitas águas" de que falava São João. É o deslumbramento que conduz ao *samadhi*. É a suprema bem-aventurança – *ananda* – de escutar o inaudível.

A um aluno idoso, que vivia enervado em virtude dos sons subjetivos produzidos talvez por doença degenerativa (provavelmente, otosclerose), ensinei a substituir a aversão que o irritava pela aceitação e mesmo a utilização dos tais ruídos incessantes como objeto de concentração. Com isso, ele venceu a insônia e o medo. Encontrou paz naquilo que o incomodava.

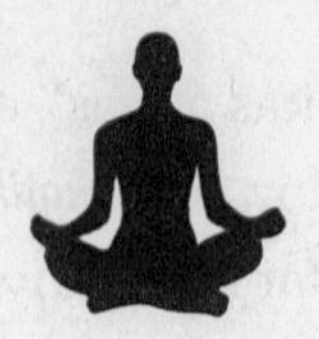

Fechar os olhos

NOTA-SE QUE A NATUREZA, em seus caprichos e mistérios, condensa em pequenas coisas o poder de dirigir as grandes, nas sutis, o potencial de dominar as mais grosseiras, nas coisas simples, a capacidade de reger as complexas... Assim é que, miligramas de um hormônio, em demasia ou em carência na circulação sanguínea, provocam profundas alterações nas estruturas e nas funções do corpo (ver *Autoperfeição com Hatha Yoga*, do autor), podendo curar ou adoecer o organismo. Da mesma forma, a explosão de uma coisa ínfima como o átomo chega a arrasar cidades e esterilizar regiões. Assim é, também, que um pensamento – tão sutil, tão abstrato – pode imprimir uma direção inteiramente nova na história da humanidade.

O que você vai agora aprender é uma dessas coisas caprichosas. Simples demais, tem, no entanto, o poder estranho de aliviar suas tensões e inquietudes, tem a abençoada capacidade de acalmá-lo e dar-lhe bem-estar. Trata-se apenas de fechar os olhos de uma forma especial.

Os olhos se fecham de várias maneiras:

1) involuntária e inconscientemente, quando, por exemplo, piscamos;
2) por um ato consciente de vontade, como você procederá agora quando lhe peço: por favor, feche os olhos. Você, prontamente, comprime as pálpebras, com o suave esforço dos músculos responsáveis pelo movimento;
3) de maneira consciente, mas quase involuntária, como se você largasse o controle sobre as pálpebras, desligasse os músculos que as impedem de se fechar. É um movimento não inteiramente involuntário, pois damos discreta ajuda à queda das pálpebras.

Essa última forma de fechar os olhos é a que nos referimos e queremos que você passe a utilizar como tranquilizante.

Deixe que os olhos se fechem, com a maior lentidão, sem qualquer pressa, sem forçar. É bem semelhante ao tranqüilo mergulho do sol no horizonte da tarde.

Vamos à técnica:

Sentado para a posição de relaxamento (Figura 5 ou Figura 8). (a) De olhos voluntariamente abertos, procure ver (tomar consciência clara) do ambiente à sua frente; (b) Permita que suas pálpebras desçam lenta e languidamente, imitando o sol ao fim do dia; (c) De olhos relaxados e fechados, procure se aperceber do estado de seu organismo e de sua alma. Sinta-os quietos, calmos...; (d) Lentamente, sem qualquer pressa ou ansiedade, reabra os olhos, com a lentidão do sol que se levanta do horizonte da manhã;

(e) Novamente, de olhos abertos, procure sondar-se e verificar se, realmente, não está muito mais calmo, sereno e repousado.

Esse singelo e eficiente ritual, tão íntimo, tão fácil, tão ao seu alcance, deve preceder qualquer dos exercícios tranquilizantes e de meditação.

É um psicotrópico que não se compra em drogaria, não intoxica, não cria dependência.

Repita-o quantas vezes quiser e puder. Puder? Sim, porque você pode cair no sono... E aí não poderá continuar.

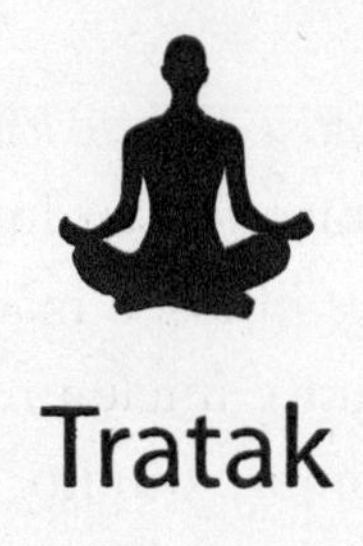

Tratak

CONSISTE NA CONCENTRAÇÃO DO OLHAR. É um prolongado fitar um único objeto e, conforme seja esse objeto, o *tratak* assume vários nomes. Podemos descrever uma longa série deles. Alguns, mais que outros, implicam uma convergência dos olhos. O objeto escolhido pode ser um ponto, um *yantra* (símbolo gráfico de uma força ou de um aspecto da Divindade) ou a chama de uma vela. Os objetos podem ser exteriores ou interiores. Tanto pode ser sobre um minúsculo ponto preto sobre um fundo branco, como o ponto que fica dentro da fronte, exatamente entre as sobrancelhas.

O *tratak* pode ser sobre um objeto imóvel ou sobre um que se desloca.

Postura: Uma das sentadas (Figuras 5 ou 8). Imobilidade com relaxamento geral.

Execução: Depende de cada uma das formas a seguir descritas.

a) *Vama Jatru-Dakshina Jatru*: Em *sukhásana* ou qualquer postura sentada, levante o braço esquerdo estendido para a frente; conserve, à altura dos olhos, a mão fechada com o polegar em pe. Mire o polegar e inicie um lento deslocamento da mão, trazendo-a ao ombro direito. Durante todo esse movimento, sempre com o rosto voltado para a frente, seus olhos não se devem desprender (nem uma fração de segundo) do polegar. Todo o tempo vendo-o bem nitidamente. Permaneça a mirar o polegar estando a mão tocando o ombro durante o dobro do tempo que levou para fazer a mão chegar até lá. Sentirá dor nos olhos, graças a um forçamento nas estruturas que ficam atrás do globo ocular (nervos e músculos). Ainda sem desgrudar a vista do polegar, volte à posição inicial, isto é, braço esticado para a frente. Alterne. Agora estenda o braço direito, deixando o esquerdo relaxado sobre a perna. Proceda da mesma forma, levando a mão ao ombro esquerdo. Depois de repetir três movimentos para cada lado, terá os olhos doendo, pedindo repouso (Figura 34).

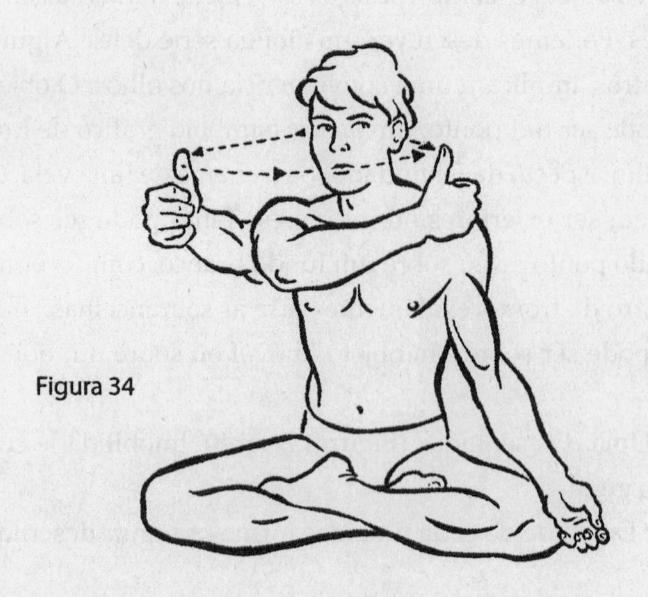

Figura 34

Para repousar os olhos, esfregue energicamente as palmas das mãos, uma contra a outra, aquecendo-as e magnetizando-as. Depois leve as mãos em concha sobre os olhos, fazendo um escurinho muito repousante. Fique assim no mínimo durante cinco minutos. Termine, praticando uma massagem nos supercílios.

Cada supercílio deve ficar entre o polegar e o indicador da mão do mesmo lado e a massagem consiste em um deslizamento, sem grande pressão, partindo da raiz do nariz e se afastando para os lados. A seguir, faça um deslizamento nas têmporas no sentido de baixo para cima. A dor nos olhos pára imediatamente. Sobrevém, ao contrário, a sensação de refrigério.

Vama jatru e dhakshina jatru, que quer dizer respectivamente ombro direito e ombro esquerdo, é de grande eficiência para a melhora da vida mental porquê:

- Vale por um exercício em nervos cranianos, estimulando-os e pondo-os sob controle;
- Vale como uma vitória contra a tendência à inquietude pois desenvolve poder de concentração.
- Vale como uma técnica para desenvolver autodomínio pois, nada mais desinteressante do que um polegar (há tanta coisa bonita e atrair-nos a atenção!)... No entanto, ficamos, voluntária e decididamente, atentos nele;
- Vale como uma oportunidade de conscientizar a ação.

Alguns *ásanas* podem servir de oportunidade para a prática de um *tratak* em movimento como o que acabamos de fazer.

b) *Trikuti tratak ou bhrumadya dristi*: Consiste na convergência dos olhos sobre um ponto interno entre as sobrancelhas. Esse ponto é chamado pelos tibetanos "terceiro olho". Os egípcios representavam algumas deidades com uma serpente (símbolo da inteligência) saindo da fronte desse ponto. Coincide com a glândula pituitária, cuja importância fisiológica é notória. É o local do *ajna chakra*, que "aberto", dá clarividência e intuição. O *ajna* é para o espírito o que é o cérebro para o corpo.

Vários métodos de *Antaranga Yoga* (yoga de aprimoramento mental para meditação) recomendam essa convergência ocular.

Execução: Quando atingida a situação de *ásana* (Figuras 5 ou 8), isto é, imobilidade, relaxamento, conforto. De olhos fechados, procure persistir mirando aquele ponto. Procure fazê-lo, sem lutar, sem violência. Mantenha o maior tempo possível. O efeito semi-hipnótico é quase imediato, inclusive, desde as primeiras vezes, quando se sente uma tontura agradável, um gostoso apagar-se. É uma das mais eficientes técnicas de gerar serenidade. A prática diária é altamente recomendável. Pode ser associada à *nispanda bhava* (página 414) e à respiração sedante 1:1 (página 405). Os praticantes de auto-hipnose tiram proveito deste *tratak*.

Tratak sobre a ponta no nariz – anasagra dristi: Muito semelhante em efeito ao anterior, praticando-o, siga as mesmas instruções. Sentado (Figuras 5 e 8) ou deitado (Figura 1), em estado de *ásana*, procure ver a ponta do nariz. Com o olho direito verá também o lado direito e com o esquerdo, o esquerdo. Como sobrevém a fadiga do nervo ocular, os olhos, por si mesmos, tenderão a se afastar. Tenha paciência e aguente mais um pouco. Não tema ficar estrábico. Ao contrário, o exercício dos nervos e músculos do globo ocular só lhe fará bem.

"Deve-se proceder com lentidão, progressivamente. Segundo algumas autoridades, é uma das melhores formas de atingir o domínio consciente sobre os reflexos. Desde que se interfere voluntariamente sobre a direção de dois nervos ópticos, faz-se um grande passo para o arco de reação e assim para o domínio da vontade total" (Choisy, *Exercícios de yoga*, página 20).

Sentindo dor nos olhos, faça a massagem ensinada para depois de *vama* e *dhakshina jatru* (página 422).

Vários trataks: Há muitos outros exercícios de fixação da vista e, conseqüentemente, de fixação da mente (*chitta*). Eis algumas sugestões:

a) Sobre a chama quieta de uma vela;
b) Sobre a imagem de seu *Ishtha Devata* (Deidade a quem se venera – Jesus, para os cristãos). Muitos místicos cristãos o praticaram, sem lhe dar esse nome;
c) Sobre uma estrela ou sobre a lua em noite de céu sem nuvem. Fixe a vista até sentir as lágrimas lavando os olhos.

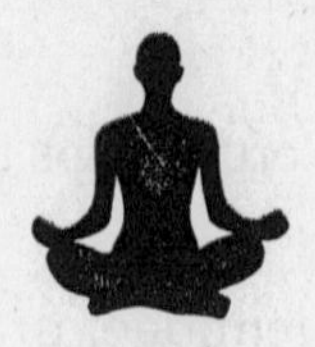

Purgação mental

PARA A PSICANÁLISE, o nível consciente da mente inibe e reprime a manifestação de certas tendências, impulsos instintivos e certos conteúdos dos níveis ocultos. A psicologia hindu, precursora da psicanálise, diz exatamente o mesmo: *vásanas* (desejos, necessidades, tendências e motivações profundas) e *samskaras* (impressões, conteúdos representativos) jazem operantes e potentes, no inconsciente. Conforme sejam *vásanas* e *samskaras* assim somos nós; assim é nosso destino. O que pensamos, sentimos e fazemos, tudo decorre de *vásanas* e *samskaras*. Esses componentes de nosso ser profundo ali foram acumulados por nossas ações passadas. Conforme tenham sido – puras ou impuras, positivas ou negativas, por nós ou contra nós, construtivas ou destrutivas – haverá saúde, paz, felicidade, alegria ou doença, desventura, ansiedade... Se no passado vivemos inconsequentemente acumulando conteúdo nefasto, hoje padecemos o resultado disso, pois "quem planta colhe". Assim é que somos consequência do que fomos. Podemos também dizer que fazemos agora o que amanhã seremos. Tal é a chamada *lei de karma*.

De tudo isso se conclui que o melhor remédio contra o sofrimento, inclusive a angústia, é a anulação das sementes nefastas, *vásanas* e *samskaras*, deletérios que se acham nos planos ignotos da mente. Em resumo, esse é o método "psicanalítico" hindu. Um dos métodos de conquistar a mente. Esse é fundamento da Astanga Yoga ou Raja Yoga, que consiste em *esterilizar* as sementes daninhas a fim de não virem a germinar sofrimentos. As *vásanas* e *samskaras*, que, por quaisquer métodos, são tornadas infecundas, inoperantes, ao mesmo tempo que nos redime das consequências do passado, tornam possível o êxtase transcendente (*samadhi*), que, por sua vez, abre as portas à Realidade.

A tática militar considera fator da vitória o conhecimento do inimigo. A ciência médica acha que uma exata diagnose, isto é, o conhecimento da enfermidade e do enfermo, já é, em si, meio caminho andado na terapêutica. A psicanálise, por sua vez, fundamenta seu tratamento na identificação dos motivos profundos e ignotos, escondidos desde os dias esquecidos da infância. Vichara é a "psicanálise" do yoga. É com esse descortinar das regiões abissais da mente que chegamos a conhecer nossas tendências, impulsos, necessidades, impressões, registros e clichês inconscientes, e desse conhecimento advém a libertação.

A purgação mental é uma técnica que facilita o reconhecimento do conteúdo e do comportamento da mente. Por outro lado, como qualquer forma de catarse, alivia, liberta e melhora. Tumor fechado é doença. Tumor vazando é saúde. A mente, em seu estado dito normal, pode ser comparada a um tumor cheio. Por medo ou por conveniência, assim a mantemos ao logo da vida. Temos até receio de pensar em abrir as comportas de nosso mundo mental. Achamos que é mais seguro conservar seu conteúdo em segredo, em esconderijo ao qual não tememos ter acesso. E assim, do fundo, dos planos escondidos, somos perturbados comumente pelo conteúdo comprimido lá dentro. As pressões no entanto, não param de crescer, aumentando portanto a sensação de desconforto... Qualquer extravasão que alivie as pressões, e dê saída àquilo que nos cria problema constitui uma cura verdadeira. E essa é também a opinião da autoanálise e da psicanálise. A medicina prescreve laxantes. Para quê? Não é para que os intestinos eliminem substâncias putrefatas que intoxicam? Se a enchente do rio está ameaçadora, não é a sangria na represa que alivia a situação? A técnica de purgação mental tem o efeito de bisturi que sarja tumor, de laxativo que limpa os intestinos e de sangria que preserva a barragem. É portanto de alta conveniência que se pratique, diariamente, tal exercício.

Técnica: Em lugar onde não venha a ser interrompido, sente-se confortavelmente, de maneira a que não precise mudar de posição (Figura 5). Olhos fechados, fique inteiramente imóvel e dê ordens mentais de relaxamento a todo o seu corpo, até chegar a sentir-se como se não tivesse corpo. Entregue-se a Deus Onipresente, oferecendo a Ele o resultado de sua prática.

Transforme-se em mero espectador dos movimentos da mente. Deixe-a vagar. Deixe-a ir para onde entender. Seja um observador atento, mas sem inquietações, sem desejos, sem se sentir envergonhado ou orgulhoso do que for presenciando. Não reprima o que lhe desagrada. Também não alimente nem estimule o que lhe convém. Não deseje não ver algo que lhe desgosta nem anseie por ver o que lhe interessa. Nada de fazer "cortes" de censor no filme que sua mente lhe apresenta. Quanto maior for sua isenção; quanto mais realizar *sama bhava* , isto é, "igualdade de ânimo"; quanto mais você se vir livre de ideias morais anteriores; quanto mais você sentir-se "desidentificado" com aquilo que está percebendo, mais à vontade, mais espontaneamente, a mente se revelará, mostrando como é e o que tem.

Você lucrará:

Porque se alivia de cargas enfermiças, perturbadoras, indesejáveis e mórbidas.

Por afrouxar tensões emocionais.

Por purificar a mente.

Por "desidentificar-se" com a mente e, em consequência, identificar-se com Aquilo que a transcende.

Por desenvolver a coragem de defrontar-se com a parte de sua natureza que você sempre temeu.

Nas primeiras tentativas, duas coisas podem ocorrer:

a) A mente não se sente confiante nem à vontade e, por isso, se mantém inibida. É o caso mais raro.
b) Os processos mentais se desenrolam febris, demasiadamente agitados, o que pode levar o praticante a duvidar se está fazendo certo ou até suspeitar da conveniência do método.

Prossiga, inquebrantavelmente, todos os dias a deixar a mente fluir livre de seus subterrâneos. Faça-o, com a certeza de que, pouco a pouco, a ganga impura vai deixando um vazio, que virá algum dia a ser preenchido pelo bem-aventurado silêncio dos santos. A mente não pode vencer a inquietude se não se livrar das causas da inquietude. Não superará o estado de conflito, se os conteúdos conflitantes continuarem lá, em luta. Não vencerá a ansiedade, se esta se alimenta de materiais profundos e insondáveis.

Dê rédeas ao fluxo de sua mente. Faça como quem, sentado na margem, observa o rio correndo. Quem não mergulha no rio não é arrastado, e, só assim, do lado de fora, em segurança, sem identificar-se com ele, pode aperceber-se do que ele é e como age. Sinta-se como sentado na margem, sem mergulhar na mente, sem se deixar envolver, sem se deixar empolgar. Tome conhecimento, sem julgar, sem criticar, sem lutar, sem pretender subjugar ou reprimir, estimular ou melhorar. Esqueça-se dos resultados que pretende. Esqueça-se de que está querendo conquistar a mente. Esqueça-se de que deseja limpá-la e libertá-la de imperfeições.

Abhyasa ou concentração da mente só é possível depois de algum tempo de "purgação mental". Chega mesmo a ser uma sua consequência. É de resultado desalentador tentar a sujeição da mente, fixando-a sobre um objeto. Ela se defende como um espadarte capturado pelo anzol do pescador. Usará de todos os seus recursos – e são imensos, inusitados, poderosos – para não se deixar vencer. Se você for inteligente como o pescador, acabará domando a instabilidade mental. A forma inteligente a que me refiro é imitar o pescador, que, por algum tempo, solta a linha e deixa que o peixe se movimente à vontade, até que por fim de tanto debater-se, já estafado, não resiste à captura. O ato da "purificação mental" equivale a "dar linha" à mente, que acabará por ser submetida, sem esforço, sem luta e sem violência. Onde reina inteligência não cabe lugar à violência.

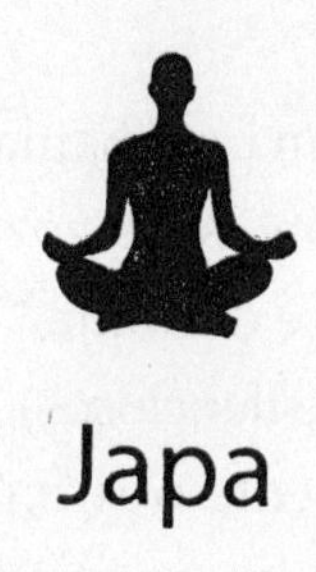

Japa

TENHO UM AMIGO, brigadeiro da Força Aérea Brasileira, que, por causa das enormes responsabilidades do alto cargo e ainda mais por seu temperamento rajásico, só encontrava tranquilidade e só conseguia dormir usando um rosário e rezando "Ave-Marias" e "Pai-Nossos". Não era bem um católico. Não era a fé propriamente que lhe trazia sono à mente atormentada, distensão dos músculos tensos e aos nervos crispados. Era a melopéia, o ritmo, a repetição monótona das orações.

Os hindus também têm seu rosário, cujo número de contas é exatamente o dobro das do rosário católico. Desfiando as 108 contas de seu *mala*, o hindu pratica *japa*, isto é, a repetição de um *mantram*. Ele o faz visando à realização espiritual, através da concentração mental. Eis o que ensina um de seus mais vetustos e veneráveis textos – o *Adhyâtma-Râmâyana*: "Há vários meios de concentrar a mente; alguns o conseguem por chamarem meu nome (a Divindade falando) constantemente, suas vozes fluindo incessantemente como um fio de óleo que se derrama."

Os monges hesicastas (silenciosos) do primeiro século do cristianismo usavam largamente o *japa*, chamando-o de *monologia*, buscando nessa prática alcançar os estados espirituais mais profundos em suas vidas de oração. "A monologia (oração breve, repetida invariavelmente, à maneira de jaculatória) – oral ou mental – entende, mediante o recolhimento conseguido, conjugar as diversas potências numa só operação... Os teóricos e adeptos do método atribuem-lhe efeitos extraordinários, marcados cada qual de um caráter sensível e notável: euforia, disposição de universal benevolência para toda criatura, indiferença à dor física, lágrimas, efusões de luz." "Nomear a Deus sem interrupção: medicina que, melhor do que destruir a paixão, destrói a própria fonte da paixão." "A invocação ininterrupta de Jesus, acompanhada de fervoroso desejo e suavidade, traz como consequência um banho de bem-aventurada paz para o coração."*

Não é outra a opinião do psicanalista Hans Jacobs: "As vibrações produzidas pelos mantrans purificam e organizam o inconsciente na mesma direção, porque essa rítmica repetição de pensamento criativo apresenta uma concentração enérgica daquilo que, por outro lado, somente é acessível muito diluído. O *sádhana* serve para firmemente dispor esses conteúdos na mente, tanto que, em hora de tribulação, por si mesmos eles emergem... Se bem escolhido, o *mantram* é de tal natureza que, por suas vibrações se contrapõe a recuos psicológicos do aspirante (*sâdhaka*), provendo o corpo sutil de elementos que faltam e reduzindo os que se acham em

---

* Goulard, F., em *Yoga para cristãos* (Dechanet); Barsanufo, 421, cit. por Dechanet (*opus cit.*); Hesíquio, cit. por Dechanet (*opus cit.*), respectivamente. (*N. do A.*)

excesso... Feito com propósito firme, *japa* traz sucesso na vida e evita preocupações."* São expressões de uma autoridade internacionalmente conhecida em tratamento de neuróticos e psicóticos.

Você pode repetir mentalmente um *mantram* de sua escolha não somente durante os minutos reservados às práticas mentais ou espirituais, mas também durante o dia, em todos os momentos, em quaisquer circunstâncias, em todos os lugares. Pela força de tanto repetir, você conseguirá introjetar na subconsciência a vibração ou a significação do *mantram*. E, à medida que, através dos dias, meses e anos, você se *carregar* desse precioso conteúdo e, na mesma medida em que o fizer, estará expurgando o conteúdo nefasto. É como se a subconsciência fosse um vaso cheio de água não muito pura, que vai se limpando, à medida que recebe água cristalina e boa. Estamos diante de um método eficacíssimo de autoaperfeiçoamento, sem riscos, sem quaisquer efeitos secundários indesejáveis.

Na verdade muitos indivíduos passam os dias a repetir negativos *mantrans* de verdadeira autodepreciação: "Eu sou um errado"; "eu sou um fracasso"... O que acontece é exatamente o cumprimento fiel de tais afirmações. Já sabemos que a mente é como máquina cibernética a cumprir as metas que lhe sugerimos. Faça uma renovação em sua personalidade, em seu caráter, em sua vida, passando a praticar *japa* a todo instante. Afirme, por exemplo: *ham sa* (eu sou Ele, o Absoluto). Sua libertação poderá resultar daí, ensinam os mestres yoguis. Os cristãos podem fazer como os monges hesicastas dizendo mentalmente para si mesmo, ininterruptamente: Jesus, Jesus, Jesus... Se você não tiver religião, não importa, pode repetir: paz, paz, paz...

---

* Jacobs, Haus, *in Western Psychoterapy and Hindu* – Sadhana (Rustin House, Londres). (*N. do A.*)

Pode-se fazer *japa* depois que, sentado corretamente, olhos fechados, quieto, consegue-se relaxar até não estar mais sentindo o corpo. O efeito tranquilizante profundo é fácil e rápido. Pode-se também repetir o *mantram*, associando-o aos rítmicos movimentos respiratórios. "Quereis viver em sossego fácil e exercer sem trabalho a vigília do coração? Juntai e uni a 'oração de Jesus' com a respiração, e conseguireis tudo sem muita demora" (Hesíodo de Sarça, monge hesicasta).

"Não importa qual a enfermidade de que um homem sofra, a recitação de *Namarama** vinda de dentro de seu coração é cura infalível. Deus tem muitos nomes. Cada pessoa pode escolher o nome de maior poder de evocação. Ishwara, Allah, Bhuda, Deus têm a mesma significação. Mas a recitação não deve ser à maneira de um papagaio, deve nascer da fé..." (Gandhi, *Nature Cure*; Navajivan Publishing House, Ahmedabad – Índia.)

* *Rama*, Deus; *nama*, nome; Ramana é nome de Deus. (*N. do A.*)

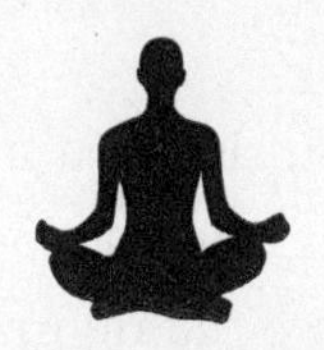

Banho diário como remédio

Uma pessoa que se deixa ficar numa banheira cheia de água a 36ºC reduzirá ao mínimo suas reações fisiológicas. Tal banho é sedativo. Se a água estiver a 43ºC, a ativação fisiológica não se faz esperar: a pele fica vermelha; o metabolismo se acelera; o sangue se torna alcalino e com maior número de glóbulos brancos; o sistema nervoso se excita; em vinte minutos a temperatura do corpo sobe a 40º ou 41º e a pulsação chega a 160 batidas por minuto. O gelo, por outro lado, eficaz agente refrescante, em aplicação demorada chega a ser depressão.

A utilização da água (líquida, gelo ou vapor) com fins de tratamento chama-se hidroterapia.

Não vou ensinar tratamentos hidroterápicos complicados exigindo aparelhamento, instrumental ou instalação especial. O que vou lhe ensinar pode ser feito no seu banho diário em seu banheiro, sem qualquer dificuldade ou risco. Faça-o, não somente por simples pretensão de não omitir qualquer agente terapêutico que lhe possa ajudar, mas por ser a água de grande valor para todos os casos de estresse.

"De fato", diz o Dr. J. W. Mcfarland (*Vida e saúde*, ano 28, nº 8), "o melhor modo de tonificar o sistema nervoso é constituído por duchas alternadas, quentes e frias."

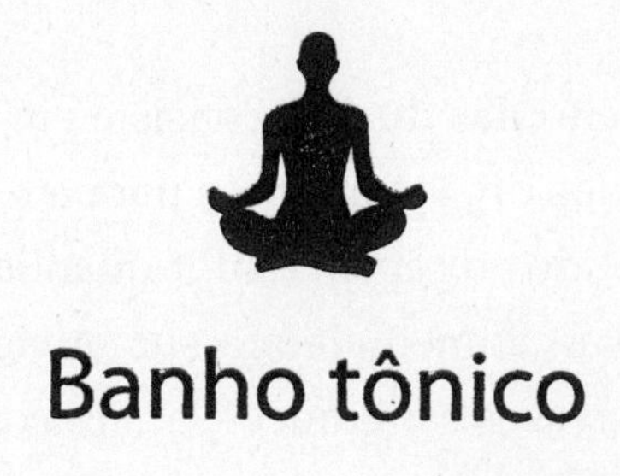

Banho tônico

O BANHO QUE VOU DESCREVER, na opinião do Dr. J. W. Mcfarland (*Vida e saúde*, ano XXVIII, nº 8), é "o melhor modo de tonificar o sistema nervoso". Serve, portanto, para todos os casos de esgotamento.

Começa-se com a água tépida, ligeiramente quente (entre 27º e 38ºC). Vai-se aos poucos aumentando a temperatura até um ponto suportável. A seguir, rapidamente, se a esfria. Deixe-se assim pouco menos de um minuto e logo volta-se a aumentar a temperatura, um pouco além da primeira vez. Água quente por pouco mais de um minuto. Novamente abaixamento brusco, para uma chuveirada mais demorada do que a primeira vez. Segue-se outra elevação de temperatura além das duas primeiras vezes. Termina-se com ducha fria, com massagem (sempre na direção do coração) e fricção com escova ou bucha.

"O principal efeito das duchas consiste em levar maior quantidade de sangue dos órgãos internos para a superfície do corpo. Desse modo, os tecidos recebem maior quantidade de oxigênio e são estimulados para aumentarem a sua atividade; também melhorará o tono dos vasos sanguíneos, assim como o corpo se tornará mais resistente às doenças, ao mesmo tempo que os nervos se estimulam, melhorando, também a respiração" (Dr. Mcfarland).

Observações: (a) A melhor hora é cedinho, ao levantar-se; (b) O aposento deve ser aquecido e livre de correntes de ar; (c) Seja cauteloso, evitando uma diferença muito grande entre as temperaturas extremas; (d) Não deixe de tirar proveito de uma vigorosa massagem com toalha felpuda.

Fricção tônica: É indicada para hipotensos, astênicos, preguiçosos, fatigados e sem energia. Eis como se faz: tome duas bacias, uma com água a 0ºC aproximadamente e outra com água a 60ºC. Friccione vigorosamente o corpo, alternadamente com bucha fria e bucha quente. Use duas buchas, uma para cada bacia. No primeiro dia, friccione somente os braços. Com o correr dos dias, passe ao tórax e finalmente todo o corpo. Termine sempre com a fricção fria.

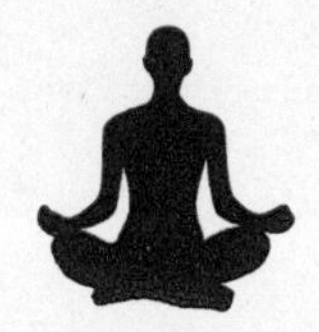

Hidroterapia sedante

Indicamos dois tipos: (a) *Banho morno de imersão*: Relaxa músculos e nervos, aliviando a congestão cerebral e da coluna vertebral. Deite-se na banheira por vinte ou trinta minutos. Para melhor efeito, é bom conseguir que alguém lhe umedeça o rosto com água fria. Para evitar calafrios reduza a temperatura da água dois ou três minutos antes de terminar. Não faça fricção com a toalha Isso prejudicaria o efeito. Deite-se e relaxe.

(b) O familiar *escalda-pés* é outra forma de descongestionar os centros nervosos, provocando a lassidão de que os sofredores de insônia precisam

Parte 9

VAMOS À PRÁTICA!

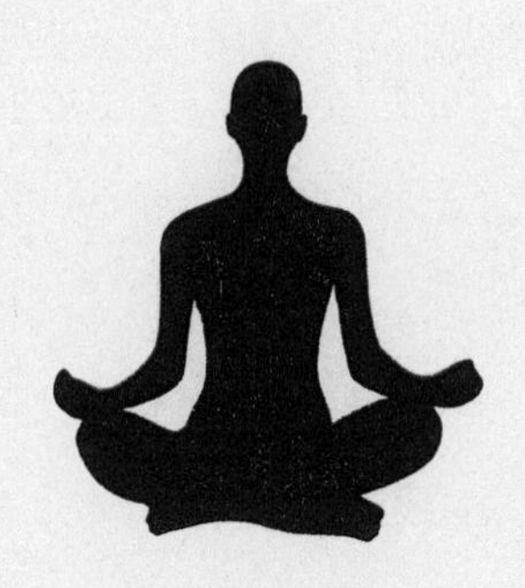

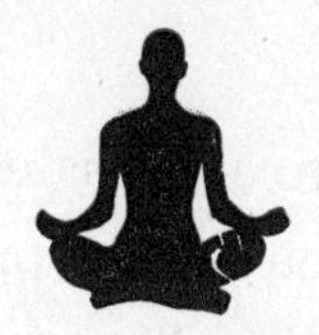

Sugestões sobre as séries

As múltiplas técnicas descritas na Parte 8 têm, como vimos, finalidades várias. Algumas bastante específicas; outras, ao contrário, são eficazes para mais de um fim. Algumas são predominantemente fisioterápicas (*ásanas*), atuam fisiologicamente. Outras, essencialmente mentais (meditação, por exemplo), são de aplicação francamente psicoterápicas. Finalmente algumas há, como certos exercícios respiratórios, que não podemos claramente distinguir se são psicossomáticas ou somatopsíquicas, isto é, se são predominantemente fisiológicas ou psíquicas. Técnicas ali descritas podem substituir com vantagem as famigeradas drogas psicotrópicas; iguais a esta, algumas levantam o tono nervoso e psíquico dos deprimidos, enquanto outras, ao contrário, são tranquilizantes. Algumas produzem o relaxamento de que os tensos precisam; outras vitalizam os fracos.

Naquela parte deste livro apenas descrevemos as técnicas elucidando outrossim sobre seus efeitos principais. Nesta, pretendemos ajudar você a selecionar e dispor em sequência eficaz as que convêm a seu caso particular. Convém que você atenda às indicações que lhe forem feitas.

Procure primeiro conhecer com a possível precisão seu caso particular, para saber discernir sobre o remédio a você conveniente, bem como sobre aquilo que lhe pode prejudicar.

São princípios a observar na prática:

1 – Faça diariamente a série A, psicoterápica, não importa qual seja seu caso particular. Melhore sua mente. Conquiste-a. É uma série composta por técnicas que o beneficiarão, porque promovem: coordenação psicomotora; ação psicotrópica isenta de danos; relaxamento físico e mental; equilíbrio psicossomático; autognose; e meditação. Qualquer que seja seu caso particular, quaisquer que sejam seus sintomas, suas condições específicas, associe esta à série mais adequada a seu tratamento;

2 – Se você se sente deprimido, tamásico, caído, desvitalizado, de potencial baixo, lerdo, sem energias, faça religiosamente a série B;

3 – Os excitados, aflitos, inquietos, ansiosos, sôfregos, rajásicos, sujeitos a medo ou a iras desmedidas, executem todos os dias a série C;

4 – Todos que sofrem de tensão, que se manifesta por uma condição de engatilhamento e predisposição às emoções fortes, por fadiga, enrijecimento muscular, e um sem-número de padecimentos físicos, não podem deixar de praticar diariamente a série D;

5 – Procure evitar as técnicas cujos efeitos lhe sejam contraindicados;

6 – Guarde bem estas palavras: *suavidade, delicadeza e progressividade*. Ao tentar execução de *ásanas*, procure evitar a imprudência de querer atingir perfeição logo nas primeiras tentativas;

7 – Não desanime em face das dificuldades iniciais. O yoguin não se dá por vencido. Aceita as dificuldades como desafio. Se nas primeiras vezes a execução for difícil, parecendo mesmo impossível, continue praticando serenamente, decidido a vencer. Tenho observado que as respostas do organismo ao treinamento são mais acentuadas nas primeiras práticas, não obstante os defeitos de execução;

8 – Entre um *ásana* e outro, sempre que sentir necessidade de repouso, entregue-se a um curto relaxamento, e logo os ritmos do corpo se recomporão;

9 – Não se aventure à prática orientado somente pelas figuras. Leia antes com atenção tudo que se relaciona às várias técnicas de sua série;

10 – Quando a dosagem aconselhada seja de três ou quatro ou mais minutos, não fique aflito de olho no relógio. Trata-se de uma duração calculada sem precisão. Faça uma estimativa sem rigor.

11 – Evite ansiedade pelas melhores. Ansiedade dificulta o progresso.

Condições materiais:

1 – *Local*: isolado, limpo, arejado (melhor ao ar livre), simples, temperatura agradável, protegido de correntes de ar e de acordo com a estação do ano;

2 – *Hora*: quando se tratar de exercícios corporais, pelo menos duas horas e meia após uma refeição pesada, ou seja, quando a digestão já estiver completa. De manhã – ótimo pela fácil concentração mental e pelo silêncio ambiente. À noite – ótimo pela maior flexibilidade. Manhãzinha, predispõe para um dia feliz. À noite, afasta a fadiga do dia e propicia um sono profundo;

3 – *Vestimenta*: a mais sumária, possibilitando movimentos livres e na qual não haja fivela, cintos, botões enormes e sutiãs. Na série A, qualquer roupa confortável;

4 – *Equipamento*: esteira de malha fina, manta de lã ou de lona para forrar o assoalho, tatame. Evite colchões fofos;

5 – *Música*: no início, enquanto seus sintomas o incomodam e enquanto você ainda precisa de mais um fator que é a musicoterapia, ponha no som música clássica suave e sedante (exceto quando se tratar da série A). Quando puder, faça seus exercícios sem música externa, para poder começar a ouvir sua *música interna* e pratique musicoterapia noutra ocasião, em hora especial para isso.

Condições psicológicas:

1 – Ao ir arrumando as coisas para iniciar a prática, mantenha um estado mental de *reverência*, pelo ato de divina significação e valor, que é o de tratar, purificar, aprimorar o corpo, que o apóstolo lembrou ser "o templo do Espírito Santo"; um estado de *esperança* e mesmo *convicção* em relação aos proveitos que vai colher; um estado de *alegria*, pois sabe que vai desfrutar de momentos de evidentes euforia muscular, bem-estar orgânico, paz e repouso profundo;

2 – Ao executar cada *ásana*, mentalize os benefícios que está obtendo. Mantenha a mente sempre concentrada, acompanhando, sentindo e comandando todos os movimentos posturais. Ao fazer seus exercícios, transforme-se em uma unidade, isto é, unifique seu agir, seu pensar, seu sentir, seu querer, seu gozar, enfim seu ser.

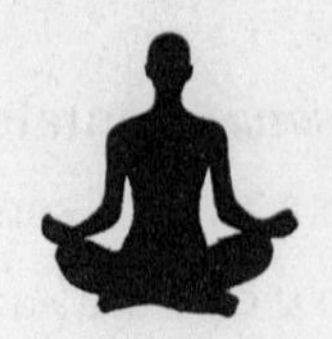

Série A
Psicoterapêutica

Para começar: 1 – Inicie com 40 oscilações da "dança do elefantinho", que lhe propiciará um excelente relaxamento. (Ver página 341.)

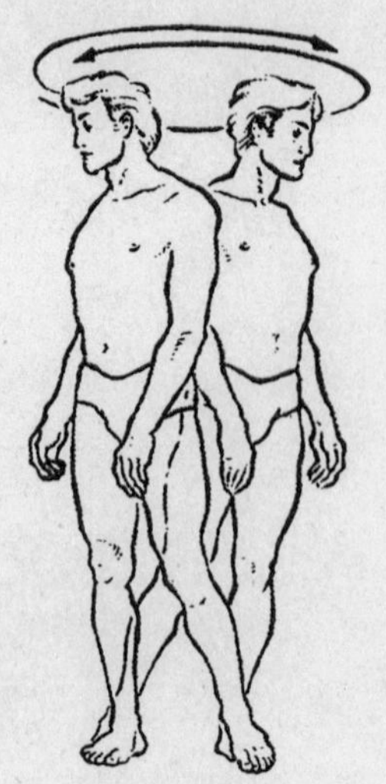

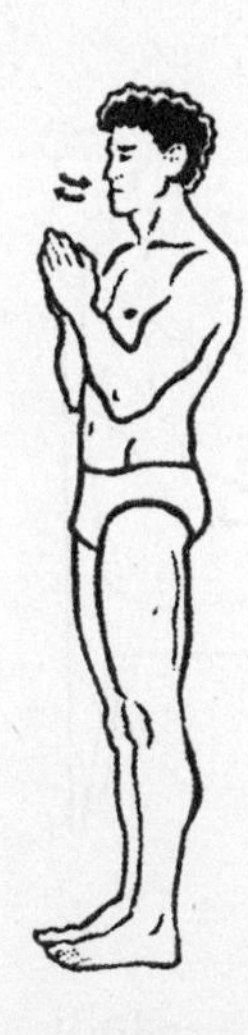

2 – Execute aproximadamente três minutos de *prarthanásana*, para aprender a relaxar em pé e melhor conhecer áreas musculares onde ainda persistam restos de tensões. É bom conhecer onde tensões ainda resistem para, consequentemente, afrouxá-las. (Ver página 368.)

3 – Experimente ficar por uns minutinhos equilibrando-se sobre um pé (meia postura da árvore). Com isso seu equilíbrio físico bem como o emocional terão proveito. (Ver página 371.)

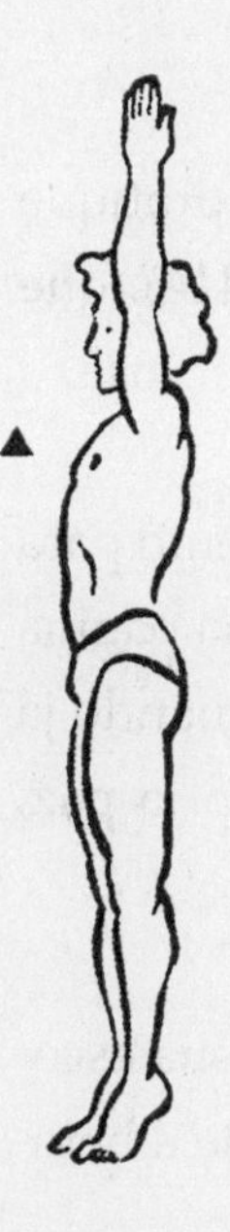

4 – Para desenvolver coordenação psicomotora e equilíbrio psicossomático, bem como para melhor oxigenação, execute três vezes *thalásana*. (Ver página 365.)

5 – A esta altura, dê a seus nervos uma oportunidade de uma agradável massagem (nos raquidianos e gânglios do simpático). Observe o bem-estar resultante destes dois ou três minutos do balanço. (Ver página 377.)

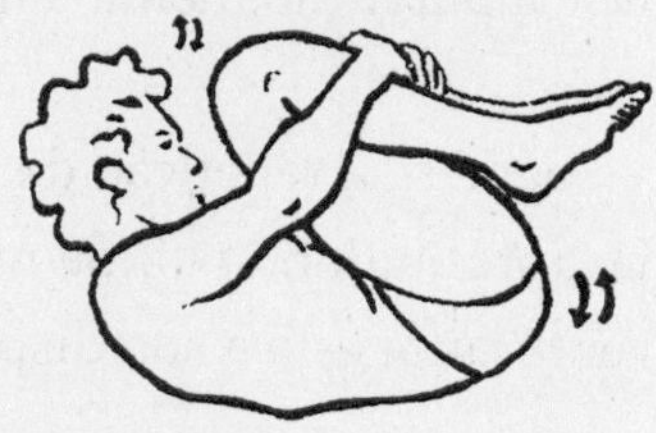

6 – Sente-se relaxado e confortavelmente numa cadeira, procurando manter verticais a coluna e a cabeça, e execute cinco vezes a automassagem do pescoço, fazendo o "trevo", conforme a Figura 28. E a seguir três respirações polarizadas (Figura 31). (Ver páginas 389 e 399.)

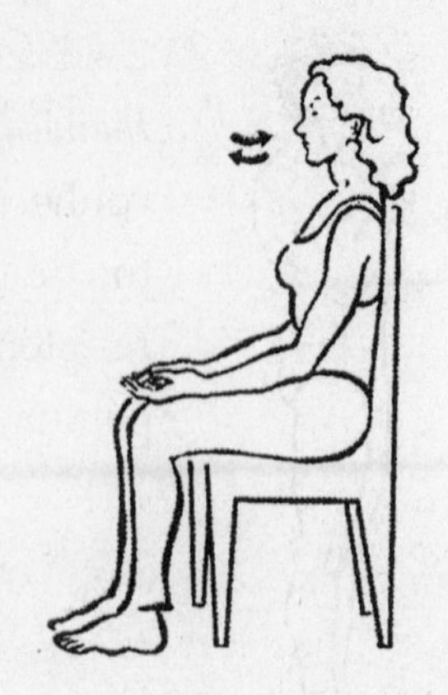

7 – Continuando sentado, procure manter a mais perfeita estabilidade e, confortavelmente, inicie o comando do relaxamento, segundo está ensinado nas páginas 331 a 336 (Figura 5), até chegar ao bem-estar de não sentir mais o corpo. É uma experiência fascinante, que vai se tornar mais agradável e benéfica com o exercício seguinte.

8 – Mantendo a mais perfeita quietude, ainda sentado, pratique por alguns instantes, primeiro *nispanda bhava* (página 414), que dará grande quietude à sua mente e profunda sedação nervosa.

Depois, mude o objeto da atenção. Já não vai mais ficar atento para o som, para sua própria respiração, conforme ensinado na página 408, possibilitando maior penetração no reino da paz. Quando já tiver se sentindo feliz, sereno, mergulhado em sua própria paz, inicie a purgação mental ensinada na página 426.

9 – Segue-se a repetição de um *mantram* (página 431) de sua escolha, aprofundando ainda mais sua mente nos níveis onde a bem-aventurança está à sua disposição.

Observações:

O espantoso efeito tranquilizante desta série poderá curar insônia desde a primeira sessão.

Com o tempo, as práticas vão ficando tão perfeitas que os efeitos psicotrópicos vão mudando; primeiro tranquilizantes e ataráxicos, depois tornam-se até narcóticos. Quando você começar a sentir que está acontecendo tal coisa, experimente suprimir *nispanda bhava* ou o *mantram* ou os dois.

Em casos mais graves de nervosismo, pode-se praticar duas vezes ao dia.

Esta série pode libertar de tranquilizantes e sedativos quem com eles esteja viciado. Iniciada a prática, é preciso ir, paulatinamente, dispensando as drogas até a libertação final.

Usando a terminologia da ciência yogue, pode ser dito que é uma série sativizante, isto é, promotora de harmonia, calma, lucidez, bem-aventurança (*ananda*).

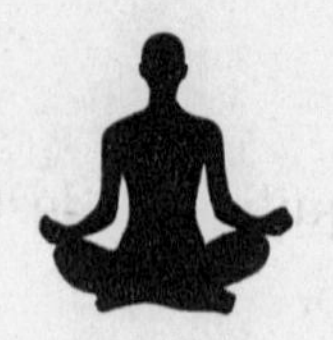

Série B
Fisioterapêutica vitalizante (para deprimidos)

Reúne técnicas estimulantes, antidepressivas e neuroanalépticas. É própria para os que sofrem de hipotensão, hipotireoidismo, neurastenia, psicastenia, impotência, desânimo, tamasidade, preguiça, falta de coragem e de *élan*.

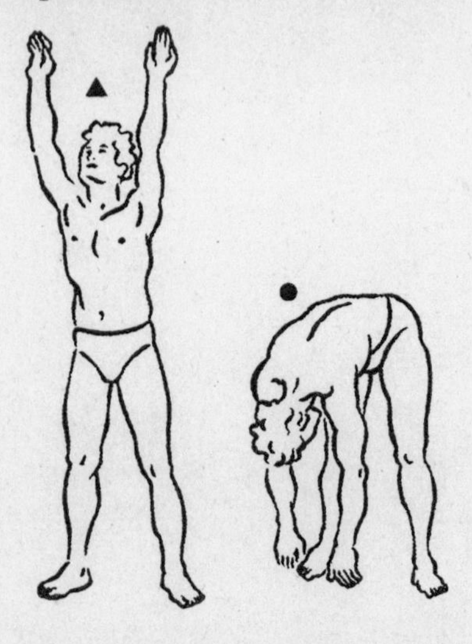

1 – O *sopro ha* no início serve para sacudir os miasmas e incrustações psíquicas, procedendo a uma depuração, necessária ao bom êxito da sessão. De certa forma, serve também como desinibição. Vale por uma autossugestão positiva. Dose: três vezes. (Ver página 391.)

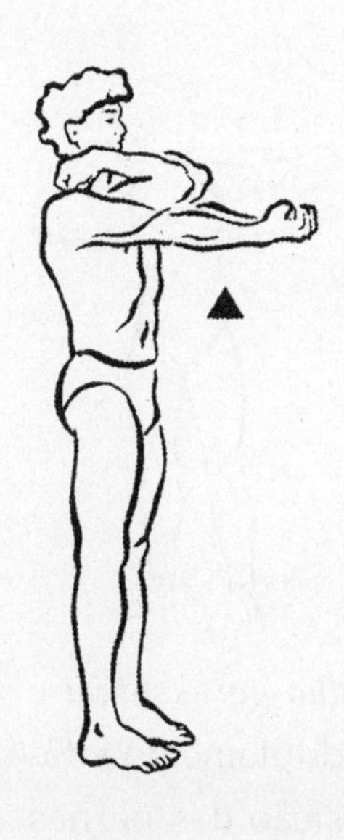

2 – No segundo exercício, tire proveito da técnica respiratória de carregamento energético do sistema nervoso. Atua como um bom estimulante. Dose: três vezes.(Ver página 396.)

3 – *Bhastrika* ou o fole (página 403), com todas as boas vantagens de sua prática, continua a tonificação do seu sistema nervoso, iniciada pelo exercício anterior. Dose: três rondas.

4 – *Ujjayi* (página 401) é outra prática de controle energético, que age como antidepressivo. Dose: cinco vezes.

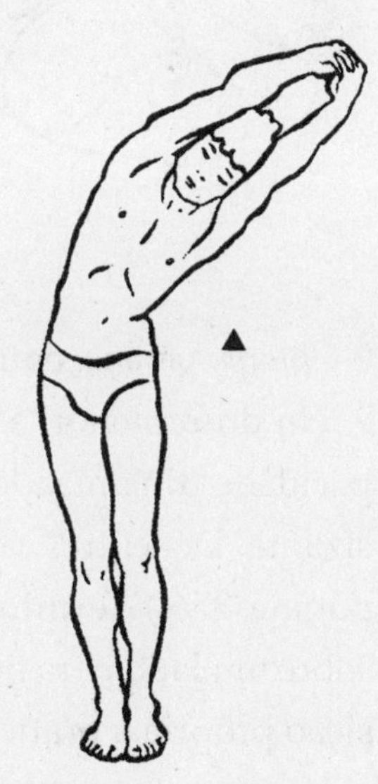

5 – *Nitambhásana* tonifica os músculos e propicia excelentes efeitos fisioterápicos que, sinergicamente, acentuam a ação estimulante. Veja na página 385, como age sobre os pulmões ampliando a capacidade vital, sobre os músculos intercostais, baço, fígado e contribui para reduzir a escoliose. Repita três vezes para cada lado.

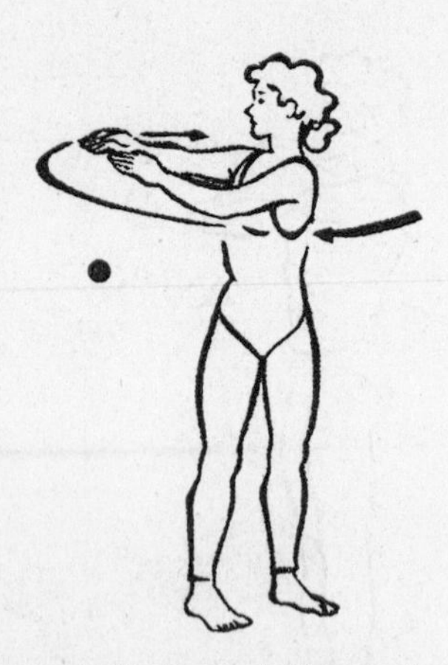

6 – *Purnásana*. De pé, imponha uma torção acentuada à coluna e consequentemente à medula, nervos raquidianos e gânglios do simpático, aumentando assim a ação estimulante da flexão lateral (anterior) e promovendo correção de distonias. No inverno, pode preferir a *torção da chama* (página 361, Figura 16), que promove maior aquecimento do corpo. Dose: quatro vezes.

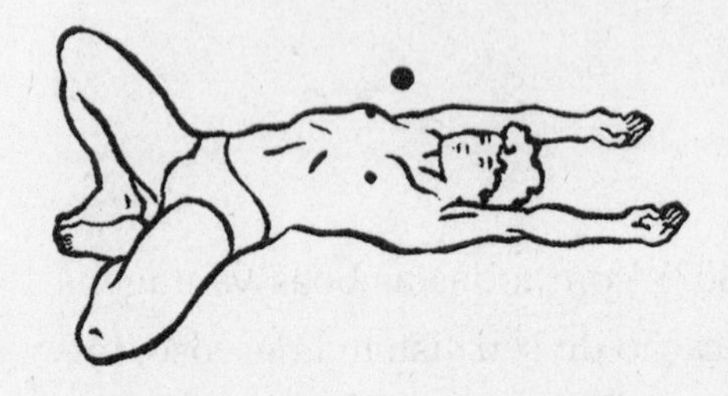

7 – *Supta-ardha-gorakshâna* é uma técnica duplamente vitalizante: a posição das pernas aumenta o potencial das gônadas (glândulas sexuais); e o alongamento, estimula o sistema nervoso, pela solicitação direta à medula. Dose: quatro vezes. (Ver página 359.)

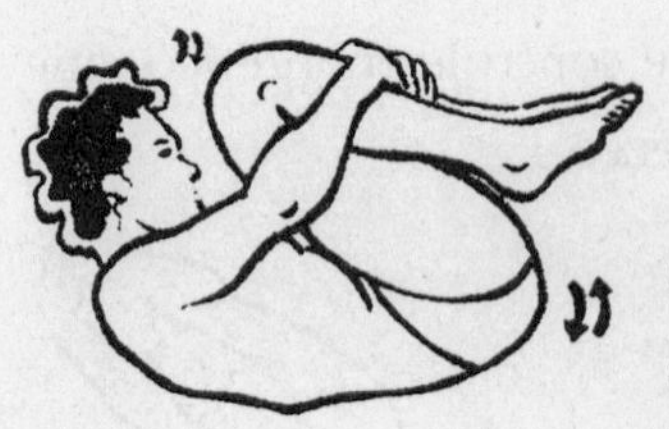

8 – Seus nervos lhe agradecerão agora se fizer uns três minutinhos do balanço. O bem-estar resultante será bastante perceptível. (Ver página 377.)

9 – *Bhujangásana*, entre outras vantagens estimula as suprarrenais e, em dose menor, a tireoide. Dito isso, conclui-se sobre sua capacidade dinamizadora e rajasizante. Dose: três vezes. (Ver página 356.) Terminado, role sobre um lado para ficar na posição própria à prática de...

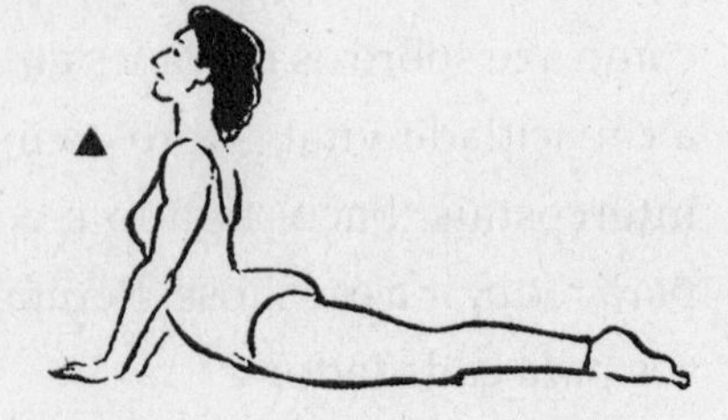

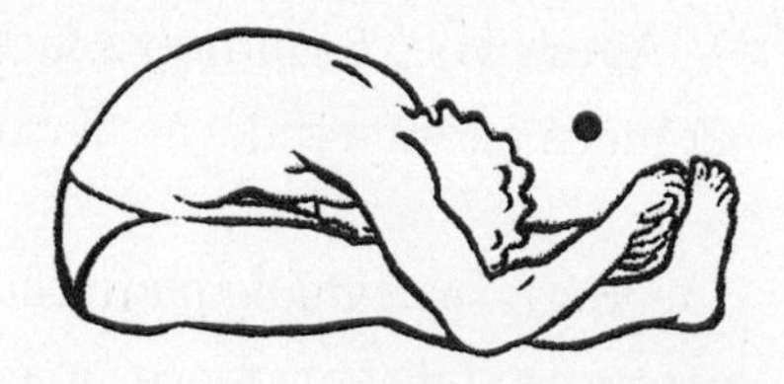

10 – ... *Pashimotanásana,* que é complementar da anterior. Atua em conjunção, mas em sentido complementar. As áreas que uma distende, a outra comprime. A primeira é feita inspirando; esta, expirando. (Ver página 353.) Dose: três vezes. Relaxe um pouquinho e vamos para...

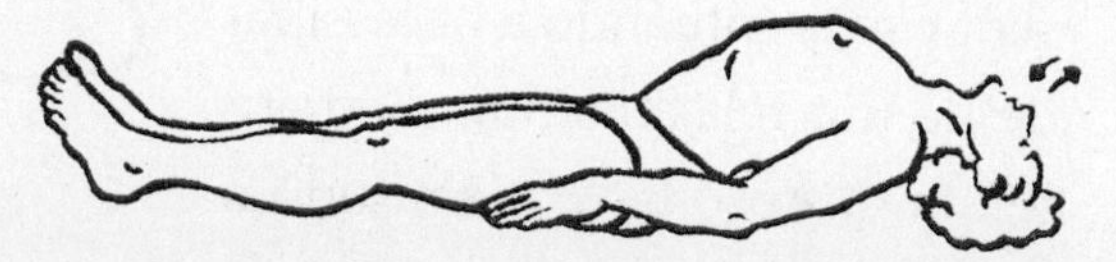

11 – ... *Ardha-matsyásana* ou "meia pose do peixe", a técnica mais poderosa de estímulo à tireoide, e, todos sabemos que uma tireóide preguiçosa que desperta e se desenvolve muda completamente a vida e a personalidade de um indivíduo deprimido e molenga. (Ver página 349.) Após quatro vezes, relaxe um pouquinho e descanse ainda mais, fazendo...

12 – ... *Viparitâ-karani,* que é vitalizante, não só pela farta irrigação arterial dos centros nervosos encefálicos e da hipófise, mas também pela ação direta sobre a tireoide e sobre o gânglio cervical. (Ver página 373.) Seu valor pode ainda mais ser enriquecido com *aswini-mudrá* (página 376), técnica que também pode ser praticada em *bhujangásana* e *paschimotanásana,* visando a tonificar as glândulas sexuais. Dose: três a cinco minutos.

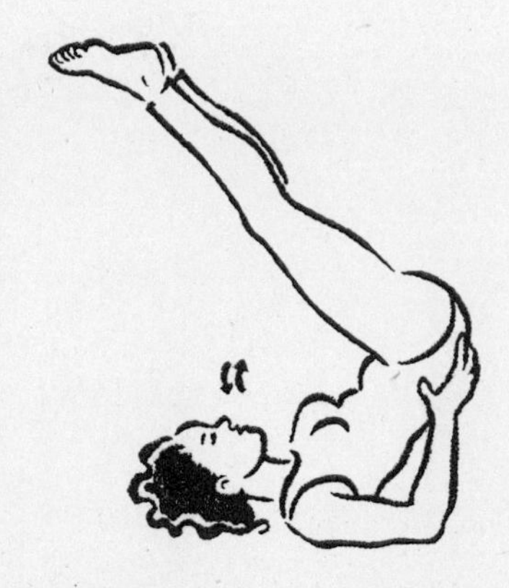

Agora você terminou a fase que requereu algum esforço físico Começa agora a sedação, a calma e o repouso!

13 – *Carregamento do plexo solar* é uma forma de enriquecer magneticamente com o *prana* etéreo este misterioso centro energético orgânico. (Ver página 412.) Dose: de três a quatro minutos. Quando sentir se acentuando a necessidade de um relaxamento, mediante um gostoso langor em todo o corpo, desamarre as pernas e os braços e os deixe cair para o assoalho, assim, na posição propícia ao relaxamento.

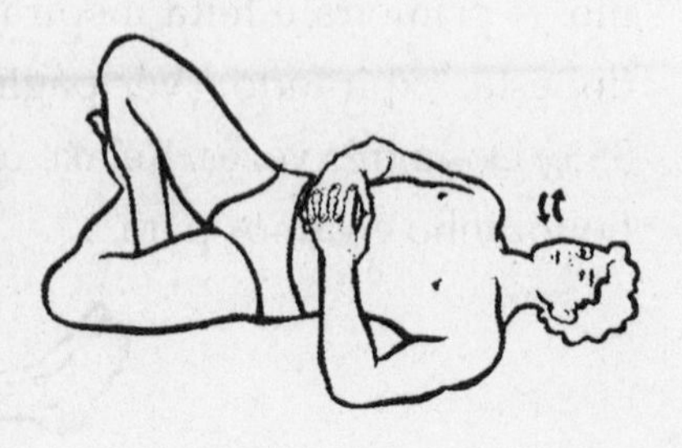

14 – Tendo deixado derramarem-se os membros sobre o forro, já está em *shavásana*. Agora é só comandar, mentalmente, seu relaxamento, que pode durar de 10 a 15 minutos. (Ver página 331.)

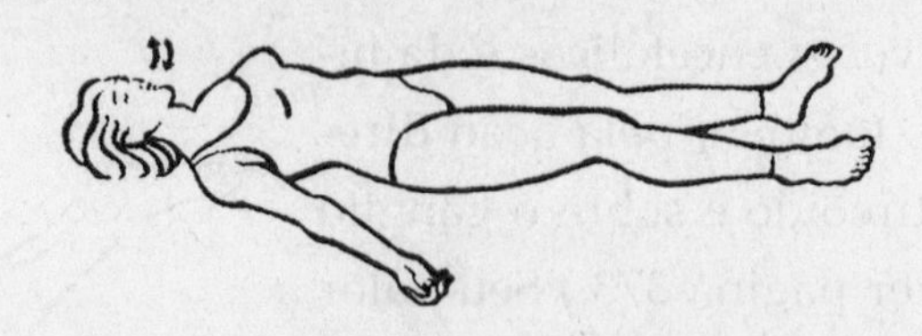

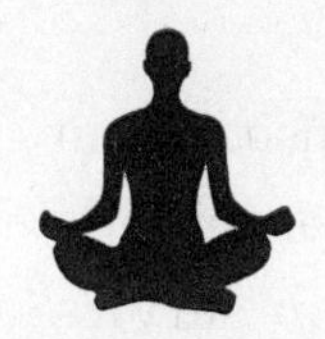

Série C
Fisioterapêutica sedante (para excitados)

Os excitados (rajásicos), que parecem viver de pé na tábua ou de caldeira acesa, precisam abrandar seu comportamento e sua personalidade. Esta série, através de práticas fisioterápicas, sem reduzir-lhes a vitalidade ou o potencial energético, é destinada a dar-lhes maior dose de calma, como também canalizar o esvaziamento de suas tensões. O que dará emprego inteligente a suas energias. O abrandamento psicossomático é a resposta diametralmente oposta à resposta chamada estresse.

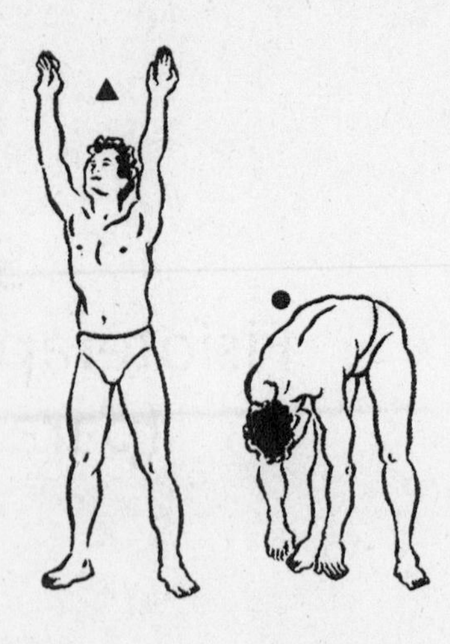

1 – Comecemos a liberar tensões, com a desinibição (ou catarse) propiciada pelo *sopro ha*, que também servirá como uma desintoxicação psíquica e autossugestão. (Ver página 391.) Dose: três vezes.

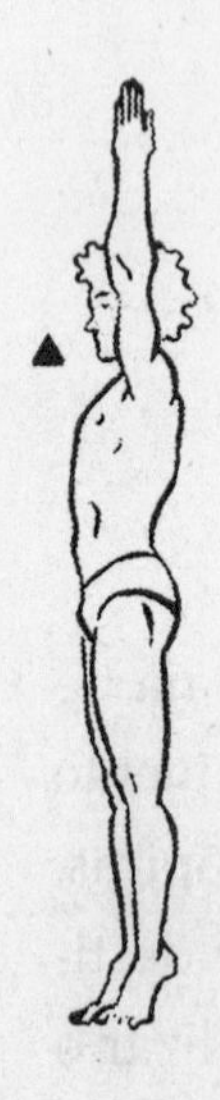

2 – Pratique *thalásana* para melhorar seu equilíbrio psicossomático e desenvolver a preciosa coordenação psicomotora. Você vai ter a oportunidade de aprender a vencer a instabilidade através de suave autocontrole. (Ver página 365.) Dose: quatro vezes.

3 – Vamos abrandar seu tono psíquico com a prática de *"respiração polarizada"* (página 399, Figura 31). Veja como é refrescante. Dose: quatro vezes.

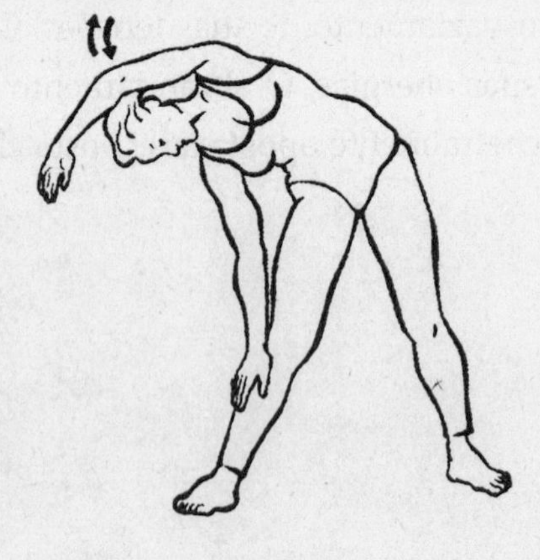

4 – Continuemos o trabalho sobre a coluna, iniciado com *thalásana*. Faça uma distância de quatro palmos entre os pés e comece chandrásana. Mexa com estruturas anatômicas que estão carecendo de elasticidade e boa irrigação. Faça três vezes para cada lado. (Ver página 351.)

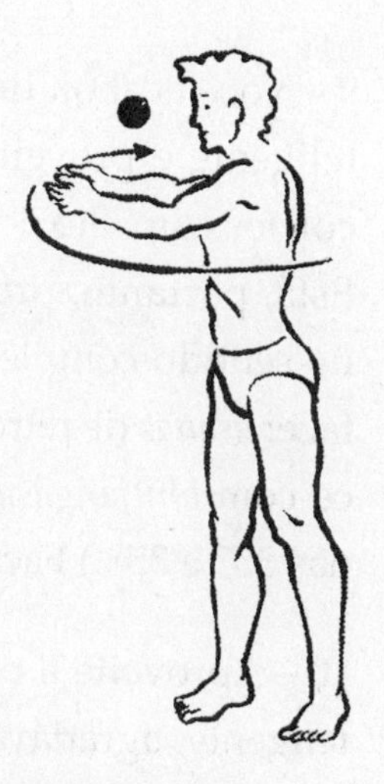

5 – Garanto que há algum tempo você não tem feito este movimento gostoso que é uma torção da coluna. Vamos tirar da longa estagnação certas partes de seu corpo. Vamos, com *purnásana,* melhorar seu sistema nervoso. Pratique três vezes para cada lado. (Ver página 364.)

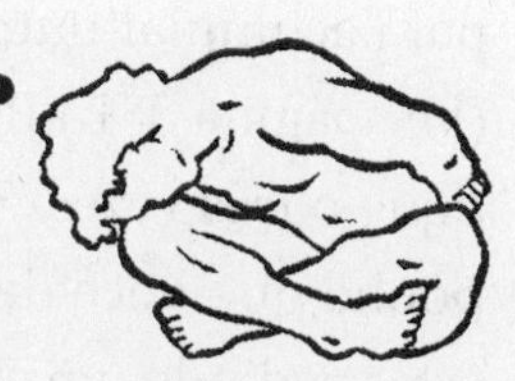

6 – Deixemos a posição em pé. Sente-se para a agradável prática que é *yoga-mudrá,* não se esquecendo de concentrar a mente em todos os movimentos que fizer para montar a postura. (Ver página 348.) Dosagem: três vezes em cada uma das direções.

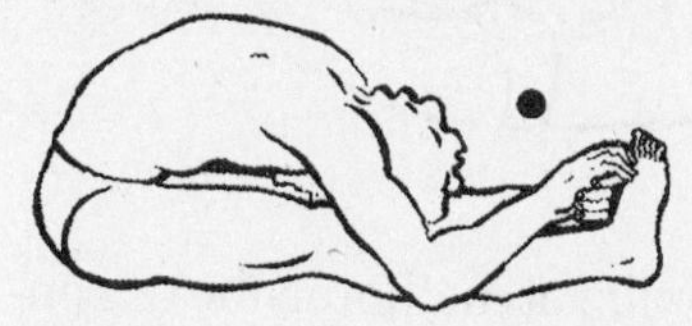

7 –Deite-se para trás. Se estiver cansado, relaxe um pouco. Agora descansado, vamos fazer três vezes *pashimotanásana,* excelente flexão frontal, que lhe imprimirá agradabilíssimo estímulo à coluna e à medula e alongará ao máximo toda a musculatura posterior do corpo. (Ver página 354.)

8 – Chegou a hora de desgastar um pouco suas energias e pedir uso inteligente. Pratique este exercício de vigor que é *arohanásana.* Quando terminar a terceira vez, goze ligeiro relaxamento depois do qual, rolando em torno de um braço estendido, emborque. (Ver página 383.)

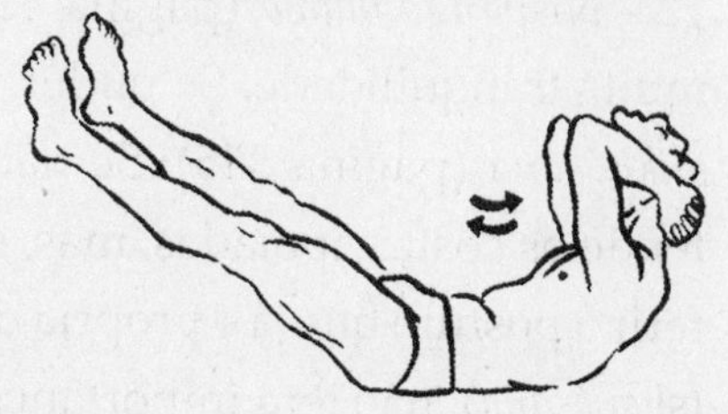

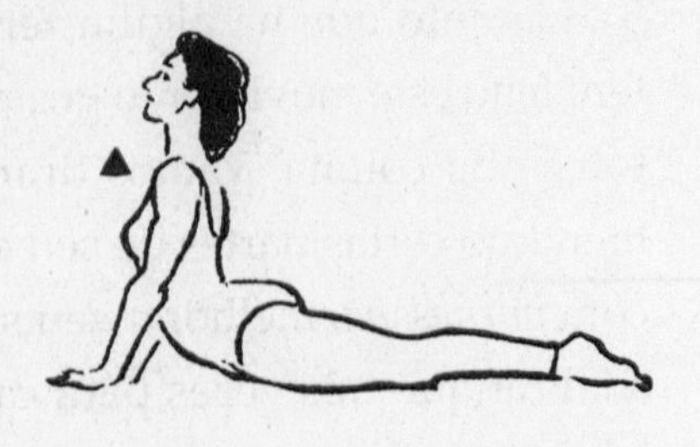

9 – Você acabou de trabalhar inteligente e proveitosamente seu corpo, com flexões para frente. Está, portanto, precisando atuar no sentido complementar, isto é, fazer *ásanas* de retroflexão. Comece com *bhujangásana*. (Ver páginas 357 e 358.) Faça três vezes.

10 – Aproveite a postura sobre o ventre e, mais uma vez, use inteligente, agradável e beneficamente suas energias, aproveitando para acumular outros bons resultados fisioterápicos de *dolásana* (Ver página 381.) Pratique-o três vezes. Suponho que você deve estar pedindo um curto relaxamento.

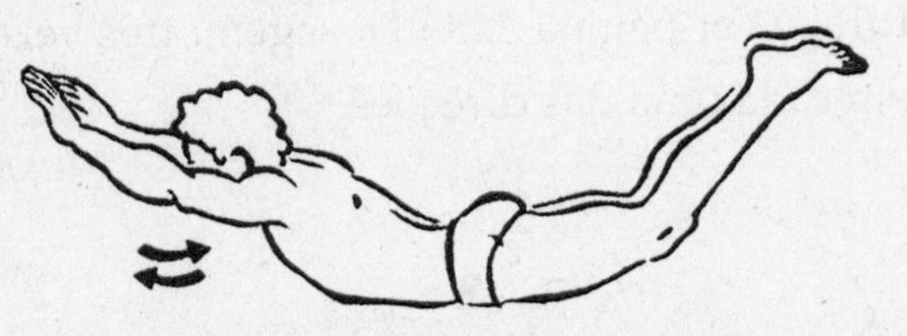

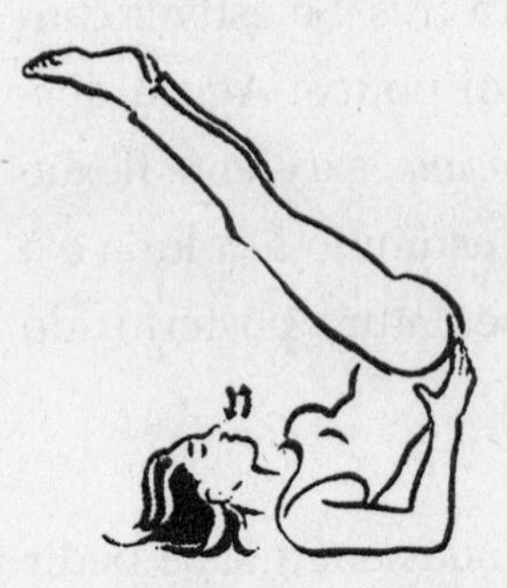

11 – *Viparitâ-karani* vai melhorar-lhe os centros cerebrais e as glândulas, por irrigação e oxigenação intensas. (Ver página 374.) Aproveite também para aliviar a circulação venosa de suas pernas. Aqui você não precisa fazer esforços. Descanse, portanto. Dosagem: de três a cinco minutos.

12 – *Nispanda bhava* (página 414) vai lhe dar muita tranquilidade. Se puder, pratique-o em *sukhásana* (página 345). Se não, pode sentar tendo as costas apoiadas, mas, se de todo preferir a postura que já é própria do relaxamento (*shavásana*), não tem importância.

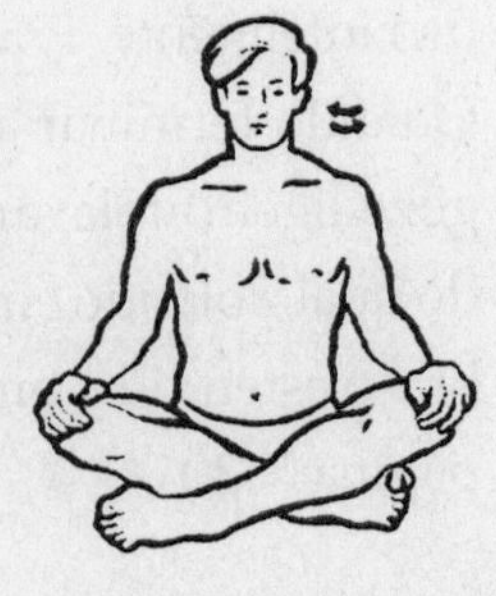

13 – A esta altura, seu organismo pede um afrouxamento mais profundo, uma entrega, sem limites, de si mesmo. De olhos fechados, abandone-se no assoalho e "bom proveito!", no relaxamento de 15 minutos. (Ver Figura 1 da página 333.)

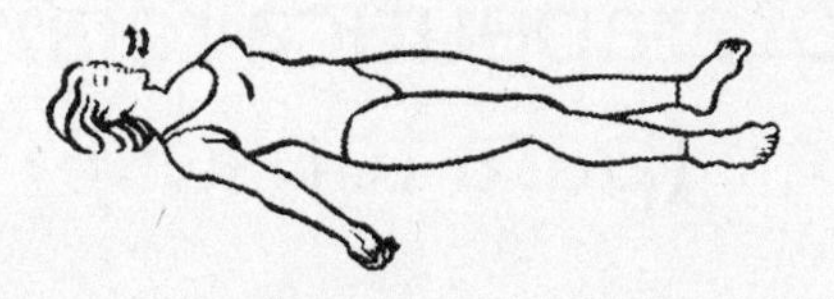

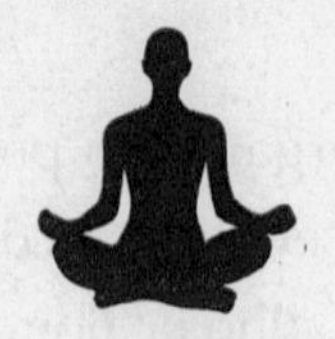

Série D
Fisioterapêutica relaxante (para tensos)

A TENSÃO JÁ TEM HOJE em todo mundo dimensões e consequências catastróficas, e nada indica que a civilização venha reduzi-la ou vencê-la. O remédio contra a tensão pandêmica e crescente é a técnica do relaxamento que a esvazia e suaviza o estresse. *Exceto para os deprimidos e autistas, esta série é recomendável a todos.* Funciona como antídoto em todas as situações profissionais e familiares e geradoras de tensão, ansiedade, desgaste e aflição.

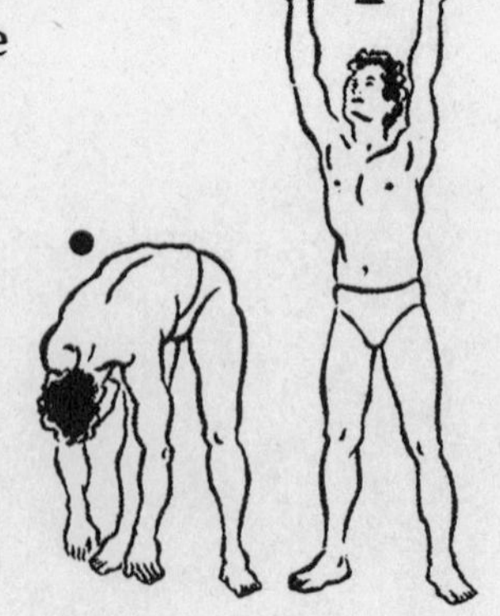

1 – Comece por um relaxamento psicossomático, libertador de inibições e ao mesmo tempo um exercício de autossugestão e desintoxicação psíquica, que é o *sopro ha*. (Ver página 372.) Dose: três vezes.

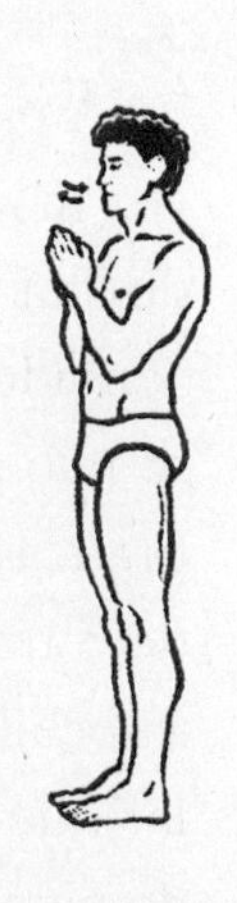

2 – Segue-se a técnica de concentração mental, de quietude, autoconhecimento e relaxamento parcial, que é *prarthanásana*. (Ver página 369.) Dose: aproximadamente cinco minutos. A seguir procure uma harmonização...

3 – ... com quatro respirações alternadas, isto é, respirando por uma narina e depois por outra (página 399, Figura 31), você estará equilibrando as polaridades do sistema nervoso e se refrescando psiquicamente.

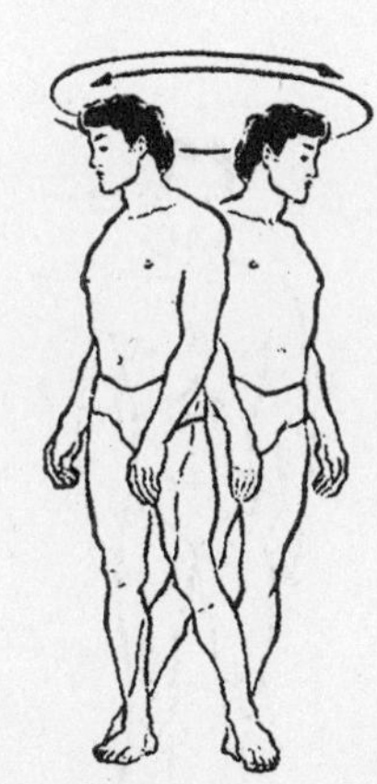

4 – Que tal um pouco mais de relaxamento? Para isto, faça 40 oscilações da *dança do elefantinho*. (Ver página 342.) Você já estará, a essa altura, começando a sentir-se aliviado da excitação e do eretismo psíquico. E o relaxamento vai aumentar.

5 – Seu bem-estar vai ser bem maior fazendo o *relaxamento* com irrigação cerebral, que provoca simultaneamente outro benefício, que é a irrigação dos centros nervosos cerebrais e da hipófise. (Ver página 339.) Duração: um ou dois minutos podendo ir aumentando.

6 – A nuca é um lugar onde as tensões são frequentes e incomodam demais. Por muitas razões, você deve restaurar a perfeita elasticidade da area, relaxando-a com esta agradabilíssima e tranquilizante *folha dobrada* durante uns quatro minutos. (Ver páginas 379 e 380.) No caso de não poder abaixar-se, faça o trevo (página 388) cinco vezes.

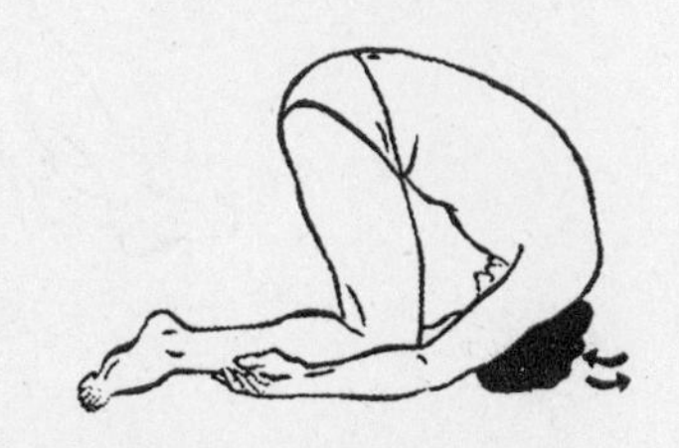

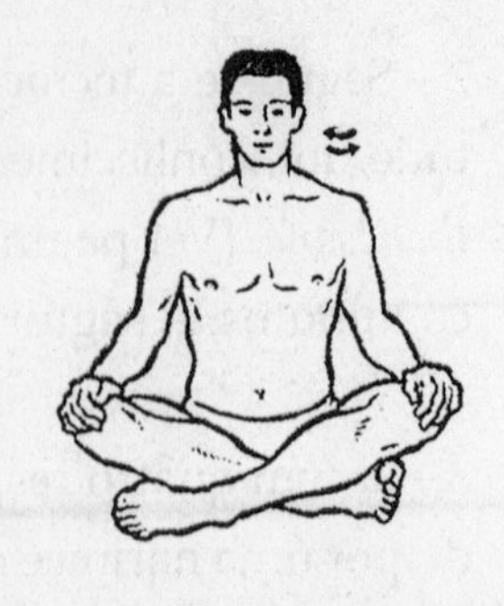

7 – A partir daqui, você vai mergulhar cada vez mais fundo num gostosíssimo processo de ataraxia, de calma, de euforia espiritual. Sentado em *sukhásana* (ver página 345.) ou, se não gosta, em pé mesmo, entregue-se à prática do *pranayama* 1:1 (página 394). Quando a tranquilidade estiver quase o levando a cochilar (se estiver em pé, chegará a oscilar), de olhos fechados ainda, vá amolecendo para o chão, procurando tomar a posição para a prática que se segue. Duração: mais de três minutos.

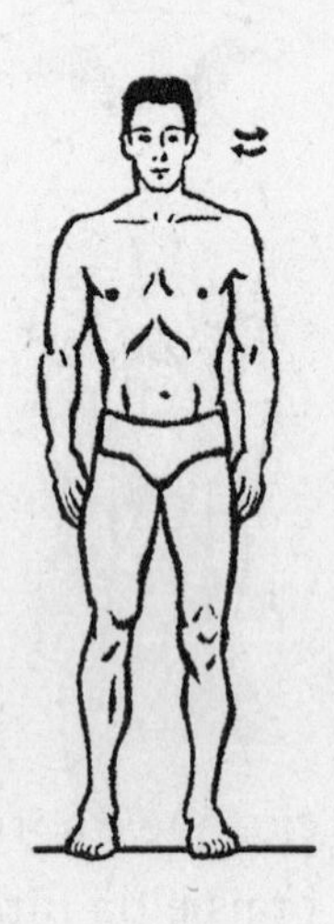

8 – O delicioso sentimento de repouso e paz trazido do exercício anterior agora se aprofundará com a massagem natural e sedante sobre o plexo solar, através da *respiração diafragmática*. (Ver página 405.) Quando sentir todo o seu ser pedindo um relaxamento mais profundo, uma posição onde possa adentrar-se no reino da paz e do gozo espiritual, abandone molemente seus membros, escorregando para o chão, dando ao corpo...

9 – ... a pose do cadáver ou *shavásana* (página 331, Figura 1), na qual, você ainda lúcido, passa a comandar o relaxamento.

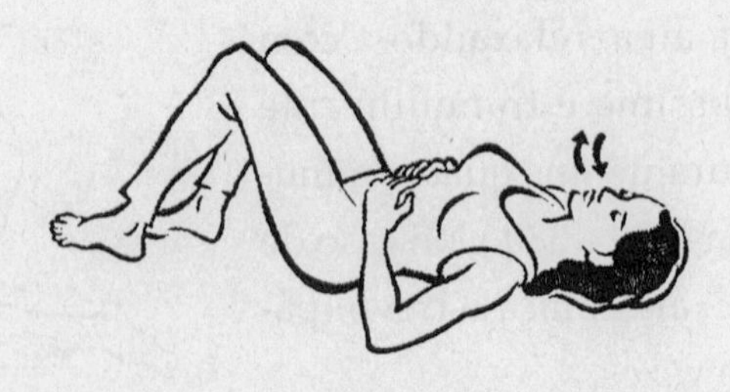

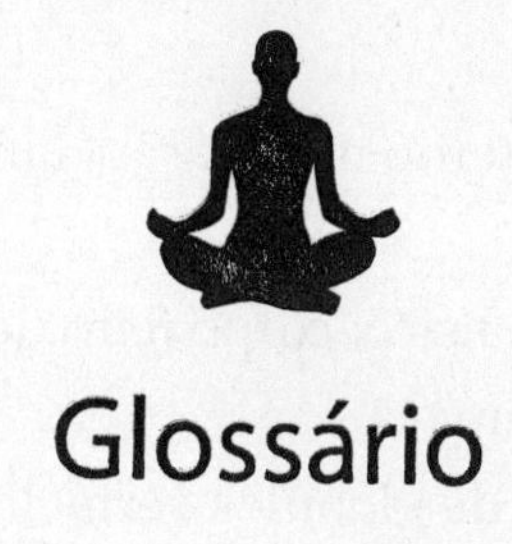

Glossário

A

Abhyasa – Concentração mental.

Adharma – Contrário ao *dharma*; é o agir contrariamente à natureza.

Adrenalina – Um dos hormônios do estresse produzido pelas glândulas suprarrenais.

Advaita – Não dualismo.

Ahamkara – Noção do ego (egoísmo).

Ahimsa – Não violência; pacifismo; não reação; benevolência, brandura.

Ajna – *Chakra* ou centro de energia na fronte (terceiro olho).

Akarpanya – Ausência de egoísmo.

Amatsarya – Não ter ciúme.

Anahata – *Chakra* ou centro de energia no coração.

Anahata-nada – Som interno no coração; também chamado *Brahm-kanda.*

Anamayokosha – Corpo físico, corpo feito de alimentos.

Anasya – Ausência de inveja.

Anemia – Insuficiência de glóbulos vermelhos no sangue.

Anestésico – Agente que suspende a sensibilidade.

Angas – Partes ou membro de um todo, partes de um sistema.

Antidepressivo – Agente neuroanaléptico, que combate a depressão.

Aparigraha – Não cobiçar.

Arogya – Saúde tranquila e positiva.

Arohanásana – Um *ásana* (postura) de esforço.

Artrite reumatoide – Doença caracterizada por inflamações nas articulações com dores, inchaço, endurecimento e deformidade. É mais ou menos crônica.

Ásana – Postura terapêutica ou psicotrópica.

Asanga – Controle da sensualidade.

Ascese – Métodos de vida de disciplina austera, de ascensão espiritual.

Asmita – Egoísmo, egocentrismo, narcisismo.

Aspruha – Não cobiçar.

Astanga Yoga – Yoga dos oito componentes. (*Asta* – oito: *anga* – membro.) Ensinada por Patanjali, também chamada de Raja Yoga.

Aswini-mudra – Contração voluntária do esfíncter (músculo) anal.

Ataraxia (grego) – Estado de tranquilidade profunda.

Atarásico – Agente gerador de ataraxia.

Atman – Alma Universal; essência única de toda forma de existência.

Atman-vichara – Busca do conhecimento de Deus.

Atrofia – Diminuição de órgão ou função.

Autognose (grego) – Conhecimento de si mesmo. Equivale ao termo sânscrito *jnana.*

Autoimunização – Imunização de si mesmo.

Automação – Estado em que o homem não tem consciência da maior parte de seu comportamento, vivendo como autômato; fenômeno geral na humanidade de hoje, demasiadamente parecida com máquina.

Autoterapia – Tratamento de si mesmo.

Avarana – Embotamento, ignorância.

Avataras purushas – Encarnações da Divindade.

Avidya – Ignorância, responsável pelo mal (*adharma*).

B

Bandha – Automassagem em estruturas internas do organismo.

Bhagavad Gita – Um dos livros fundamentais do yoga. A Bíblia dos yoguis. Significa *Canção do Senhor*.

Bhakti – Amor devocional.

Bhâvana – Concepção metafísica.

Bhujangásana – Pose de cobra (*ásana*).

Bradicardia – Ritmo cardíaco com 60 (ou menos) batimentos por minuto.

Brahma – O Absoluto; Deus Transcendente.

Brahmacharya – Literalmente, *Caminho do Absoluto*; sublimação do sexo; castidade.

Brahm-kala – *Hora de Deus* (madrugada); a melhor para as práticas espirituais.

Buda – Um ser, como o príncipe Sidharta, que alcançou a iluminação.

Buddhi – Iluminação; intuição.

C

Catarse (grego) – Purgação; purificação; eliminação de conteúdos nocivos.

Chandrásana – Postura da lua (*ásana*).

Chanti – Paz.

Chit – Consciência Suprema.

Chitta – Substância mental.

Ciática – Dor aguda na região sacrolombar (final das costas) e atrás das coxas e pernas, ao longo da rota do nervo ciático. É associada com a inflamação do mesmo nervo.

Cortisona – Hormônio anti-inflamatório produzido pelo córtex suprarrenal.

D

Daya – Compaixão.

Dependência – Termo aplicado à relação de um indivíduo a outro, ao ambiente, a um agente terapêutico, a um cargo, a um agente condicionante qualquer , de onde recebe ajuda ou segurança, que não pode dispensar.

Dhakshina – Lado esquerdo.

Dhârana – Concentração da mente; atenção voluntária e prolongada sobre um mesmo objeto.

Dhyana – Meditação.

Diagnóstico – Identificação de algo, doença ou estado psíquico.

Diastáltico (grego) – Estilo musicoterápico da Grécia antiga, que induzia às ações heroicas.

E

Ekagartha – Estado de quietude e concentração da mente.

Eletrocardiograma – Registro dos impulsos elétricos do coração.

Eletroencefalograma – Registro dos impulsos elétricos do cérebro.

Encéfalo – Cérebro.

Endócrinas – Glândulas que segregam seus produtos, os hormônios, diretamente na corrente sanguínea.

Enfarte – Área de tecido privada de irrigação sanguínea; modificação ocasionada por um coágulo dentro da artéria.

Epigástrio – Área entre o ângulo formado pelas costelas, acima do umbigo e abaixo da ponta do esterno; *boca do estômago.*

Epinefrina – Mesmo que adrenalina.

Eretismo – Estado de tensão demasiada nos tecidos, nas funções ou no psiquismo.

Ergoterapia – O mesmo que terapia ocupacional; tratamento pelo trabalho.

Esclerose – Endurecimento dos tecidos, com depósito de tecido fibroso. A arteriosclerose é a esclerose das artérias.

Esfíncter – Músculo em forma de anel que controla o abrir e fechar de um dos orifícios do corpo.

Estresse – Estado em que o corpo se vê obrigado a defender-se de qualquer ameaça seja vinda do ambiente, seja do próprio corpo (lesão, alterações funcionais, desgaste, degenerescência...), seja da mente.

Estressor – Todo agente, externo ou interno, físico ou mental, que detona *estresse.*

Etos (grego) – Estilo musicoterápico da Grécia antiga, com virtudes equilibrantes.

Euforia – Bem-estar, fortaleza, otimismo, alegria.

Euritmia – Na medicina estrutural, é a harmonia entre as várias partes do corpo.

Eutimia – Calma, serenidade, tranquilidade de espírito.

F

Fagocitose – Processo de defesa orgânica em que os glóbulos brancos do sangue (fagócitos) devoram as bactérias, vírus ou corpos estranhos.

Fármaco – Droga (produto quimioterápico).

Farmacoterapia – Tratamento com drogas.

Fisiologia – Estudo das funções orgânicas.

Fisioterapia – Tratamento que usa agentes físicos (calor, pressão, radiação, massagens, água...).

Flato – Gases nos intestinos.

G

Gânglios – Grupos de células nervosas localizadas de um e de outro lado da coluna vertebral e em torno dos vasos linfáticos.

Geriatria – Especialidade médica que trata das doenças de pessoas idosas.

Ghatasya Yoga – Yoga fisiológica e fisioterápica.

Gheranda Samhita – Texto clássico da Hatha Yoga.

Ginecologia – Ramo da medicina que trata das doenças femininas em especial as dos órgãos reprodutores.

Gita – Nome abreviado do *Bhagavad Gita*.

Gnose (grego) – Conhecimento.

Gônadas – Glândulas que produzem os hormônios sexuais.

Gunas – Atributos da natureza manifesta (*Prakriti*).

Guru – Mestre espiritual.

H

Ha – Simboliza a polaridade positiva (sol) da manifestação universal.

Hatha Yoga – Yoga da harmonia e unificação das polaridades universais: *ha* (solar) e *tha* (lunar).

Hérnia – Ruptura num tecido.

Hesicasta (grego) – Monge cristão silencioso.

Hesicástico (grego) – Estilo da musicoterapia clássica dos gregos conduzente ao equilíbrio espiritual.

Himsa – Violência, ódio, agressão.

Hiper (grego) – Prefixo indicativo de superioridade, nível acima do normal.

Hipertonia – Tono forte.

Hipnagógico – Relativo a sonhos.

Hipnótico – Agente que induz ao sono.

Hipo – Prefixo grego indicativo de inferioridade, nível inferior, carência, insuficiência.

Hipocondríaco – Neurótico com preocupação mórbida com sintomas e doenças.

Hipófise – Glândula também chamada pituitária; acha-se na base do cérebro.

Hipotonia – Tono fraco.

Histeria – Estado de extremo nervosismo dos neuróticos onde os estados mentais se convertem em sintomas físicos (somatização).

Homeostase – Tendência de o organismo manter equilíbrio fisiológico estável, quaisquer que sejam as alterações exteriores ou agentes estressores.

Hormônio – Agente químico produzido pelas glândulas endócrinas que o lança diretamente na corrente sanguínea.

I

Iccha – Desejo.

Ida – Nervo sutil (*naddi*) do corpo prânico, com polaridade lunar (–). Começa no *chakra* raiz e termina na narina esquerda.

Impotência – Incapacidade de ter relações sexuais, isto é, de conseguir e manter ereção.

Imunização – Processo de proteção contra a doença, proteção contra a suscetibilidade às moléstias contagiosas.

Indigestão – Dispepsia, digestão perturbada.

Indriyas – Os sentidos.

Infecção – Presença e ação de bactérias, vírus e parasitas dentro do corpo.

Insulina – Hormônio antidiabético produzido pelo pâncreas.

Ionização – Processo de produção de átomos com cargas elétricas positivas ou negativas (íons).

Ishwara – Cristo interno, o Senhor Supremo.

Ishwrapranidhana – Entregar-se aos desígnios da Providência; total doação a Deus.

Isquemia – Falta de sangue num órgão ou área, devido a espasmo ou fechamento da artéria supridora.

J

Jalandhara bandha – Pressão do queixo sobre o esterno.

Japa – Salmo, ladainha, jaculatória, repetição rítmica de um *mantram*.

Jatru – Ombro.

Jiva – Alma individual em experiência evolutiva.

K

Karma (lei) – Lei universal de causa e efeito, pela qual cada ser humano padece ou goza as consequências de seu agir no mundo como um ser livre e responsável que é.

Karma Yoga – Método de yoga pela ação.

Karman – Ação.

Koshas – Vaso, recipiente, estojo, vestidura, corpo, revestimento.

Krishna – Um dos *avatares* (encarnação) *de Narayana* (Deus); personagem central do *Bhagavad Gita*.

Kriya – Exercício, prática.

Ksham – Perdão, misericórdia.

Kumbhaka – Pulmões cheios (apneia).

Kundalini – Força cósmica, em estado de latência no *chakra* raiz.

L

Lesão – Alteração na estrutura de um tecido, em virtude de ferimento ou enfermidade. Úlceras, tumores, abscessos... são lesões.

Ludoterapia – Tratamento pelo recreio, jogo, divertimento. Exemplo: risoterapia.

Lumbago – Dor lombar (final das costas); termo genérico de toda condição dolorosa nas costas.

M

Makarásana – Postura de relaxamento, deitado sobre o ventre.

Mala – Impureza mental.

Mala – Rosário de 108 contas, com o qual o hinduísta pratica *japa*.

Manas – Mente.

Manomayakosha – Corpo mental.

Mantram – Palavra de força ou significado transcendente, cuja repetição (*japa*) propicia grandes proveitos psíquicos e espirituais.

Matsyásanas – Pose (*ásana*) do peixe.

Maya – Mundo fenomênico, ilusório e manifestado.

Menopausa – Mudança psicossomática profunda na mulher, quando os ovários começam a reduzir sua produção em decorrência da idade.

Merudanda – Canal raquidiano.

Metafísica – Conhecimento filosófico da essência, da *causa primeira* e *fim último* das coisas.

Mudrá – Símbolo ou expressão somatopsíquica.

Muktá – O que se libertou; o redento.

Mukti – Libertação, redenção.

Muladhara – *Chakra* raiz, correspondente ao períneo.

N

Naddi – Nervo sutil.

Namastê – Saudação indiana, feita com a junção das palmas das mãos à altura do peito, como que a dizer: Deus em mim saúda Deus em você.

Narcisismo – Estado psíquico, atitude pela qual o homem se elege a si mesmo como objeto de seu amor, não os outros.

Nasagra dristi – Exercícios para os olhos (*tratak*). Olhos fixados em um ponto entre as sobrancelhas (*ajna chakra*, terceiro olho).

Nervosismo – Termo geral indicando a desproporção sintomática entre o estímulo e a reação; caracteriza-se por intranquilidade, disforia e mal-estar.

Neurastenia – Fraqueza (astenia) dos nervos.

Neurite – Nervos inflamados.

Neuroanelepsia – Elevação do tono nervoso.

Neurolepsia – Abaixamento do tono nervoso.

Neurose – Desordem nervosa.

Neurótico – Indivíduo de comportamento nervoso anômalo.

Niilismo – Descrença, pessimismo, negatividade, que leva o neurótico ao estado de depressão e apatia.

Nishkama karma – Comportamento inegoístico.

Nispanda bhava – Exercício de atenção voluntária para um som e de efeito tranquilizante.

O

Ojas shakti – Potencial criativo do Espírito.

Orfeu (grego) – Deus da mitologia grega; corresponderia a *Naradha* da tradição hindu; conta-se que andou pelo mundo com sua *vina*, tocando, cantando e ensinando a sabedoria, as ciências e estabelecendo a Verdade.

P

Pâncreas – Glândula endócrina. Segrega enzimas nos intestinos para a digestão dos alimentos e fabrica a insulina, a qual lança diretamente no sangue.

Parabrahm – O Imanifestado (transcendente ao mundo fenomênico).

Partha – Um dos apelidos de Arjuna.

Períneo – Zona entre o ânus e os órgãos genitais.

Pineal – Glândula epífise.

Pingala – Um dos *naddis* (nervos sutis).

Pituitária – Glândula hipófise.

Placebo – Medicamento quimicamente neutro, age por sugestão.

Plexos – Enovelamento de nervos com gânglios e vasos.

Prakriti – Natureza material do Universo.

Prana – Energia biopsíquica, princípio vital.

Pranayama – Exercício que permite o maior aproveitamento e canalização voluntária do *prana*.

Pranamayakoska – Corpo prânico.

Prathanásana – Pose da prece (*ásana*); tranquilizante.

Pratyahara – Retração dos sentidos dos objetos externos.

Prema – Amor transcendente ao Divino.

Profilático – Preventivo.

Proteínas – Substâncias alimentícias à base de azoto, que fornecem material para a construção das células e para o funcionamento dos órgãos.

Psicanálise – Método psicoterápico através da análise da experiência passada e do conteúdo do inconsciente. Aplicável no tratamento da psicose e da neurose bem como das repercussões orgânicas que determinam.

Psicastenia – Debilidade das funções psíquicas.

Psicocibernética – Ciência que estuda a mente e o cérebro como máquina cibernética.

Psicodélico – Agentes que transtornam a percepção, ampliando-a e levando-a a um estado de fantasia. Também chamados de alucinógenos. Criam psicoses. O mais conhecido é o ácido lisérgico.

Psicodisléptico – Agentes euforizantes, esquizofrenizantes e psicodélicos.

Psicógena – Doença criada pelas condições perturbadas da vida mental.

Psicoterapia – Tratamento a partir da normalização e harmonização da vida mental.

Psicotônico – Agente que tonifica o psiquismo.

Psicotrópicos – Agentes que inclinam a mente (psiquismo) para determinada direção; largamente usados na farmacoterapia psiquiátrica. Dividem-se em: psicolépticos, psicanalépticos e psicodislépticos. Seu uso indiscriminado por pessoas viciadas se torna hoje preocupação da Organização Mundial de Saúde.

Puraka – Inspiração.

Puranas – Textos sagrados do hinduísmo.

Purnásana – Pose de torção da coluna.

Purusha – Princípio espiritual do Universo.

R

Racionalização – Operação pela qual a mente engendra uma desculpa ou explicação aceitável para um comportamento irracional, neurótico, antiético.

Raga – Concupiscência, desejo sôfrego.

Raja Yoga – Unificação pela conquista e aperfeiçoamento da mente. Também denominada Astanga Yoga.

Rajas – Um dos *gunas* – o princípio da atividade, vontade, luta, sofreguidão.

Rechaka – Expiração.

Rishis – Sábios e videntes que apreenderam e ensinaram a Verdade Supema.

Recidiva – Recaída.

S

Sâdhaka – O discípulo que segue ou realiza o *sádhana*.

Sádhana – Caminho ou método para a realização espiritual, para a iluminação, para a libertação, para o yoga ou união com Deus. Disciplina espiritual.

Sadhu – Anacoreta indiano, meditando no ermo.

Saguna – O transcendente, o imanifestado, o sem atributos.

Sahasrara – Lótus de mil pétalas; *chakra* no alto da cabeça.

Sakama-kama – Autogratificação.

Sakshi – Testemunha silente.

Samadhi – Êxtase.

Samkalpayama – Controle da imaginação.

Samsara – O processo do mundo fenomênico, o ciclo dos nascimentos e mortes.

Samskara – Representação introjetada na subconsciência (inconsciente).

Sanâtana-dharma – Caminho da pureza; lei moral transcendente e eterna. É a essência única de todas as religiões.

Sanga – Servidão aos sentidos; escravidão à sensualidade.

Sanyasin – Renunciante.

Santosha – Contentamento.

Satsanga – Companhia de gente santa; reunião de culto.

Sattva – Um dos *gunas* – o princípio de sabedoria, serenidade, santidade...

Sattvico – O que possui a qualidade *sattva*, isto é, onde predomina este *guna*.

Saucha – Limpeza, pureza.

Sedativo – O agente que produz calma.

Seva – Agir em proveito do próximo, oferecendo a Deus os frutos da ação, o mesmo que Karma Yoga.

Shakti – O potencial energético universal; aspecto feminino de uma deidade.

Shavásana – Postura própria de relaxamento; pose do cadáver.

Shiva – Deus da trindade, aspecto destruidor da Divindade no hinduísmo. Aquele que desfaz, no hinduísmo, as formas velhas para permitir a evolução através de novas formas mais próprias.

Shraddha – Fé.

Siddis – Poderes ou perfeições adquiridas através da ascese yogue.

Simbiose – Vida harmônica, resultante de duas formas diferentes interagindo.

Simpático (sistema nervoso) – A parte normalmente autônoma do sistema nervoso.

Síndrome – Grupo de sintomas e sinais que aparecem juntos.

Sinergia – É a cooperação de energias diferentes para a produção de um mesmo trabalho.

Sistáltico – Estilo musical psicotrópico dos gregos antigos, que suprimia a vontade consciente liberando as paixões.

Sístole – Pulsar do coração, quando se contrai.

Soma (grego) – Corpo.

Somatização – Expressão orgânica de um estado psíquico.

Subconsciente – Nível pouco acessível à consciência, onde estão gravadas *samskaras, vásanas* da experiência, bem como estranhos poderes e virtudes.

Suddha – Transcendente, puro, além do universo manifestado.

Sukha-purvak – Respiração polarizada.

Sublimação – Termo criado pelos psicanalistas para significar o processo inconsciente de canalização para fins socialmente aceitos ou espirituais, a energia sexual.

Superconsciente – Nível transcendente da mente.

Supta-ardha-gorakshasâna – Uma técnica de vitalização.

Sushumna – Nervo sutil (*naddi*) central, correspondendo à medula.

Swadyaya – Estudo do Ser.

T

Tantras – Certos tratados sobre métodos relativos à Laya Yoga. "O sistema", diz Wood, "contém as principais fórmulas para a adoração dos deuses... com vistas ao uso de poderes."

Tantrismo – Escola esotérica à base dos tratados *tântricos*.

Tao – Livro básico do taoísmo, do sábio chinês Lao-Tsé.

Tapas – Paciência e tolerância.

Taquicardia – Aceleração do pulsar do coração.

Telencéfalo – Parte frontal do cérebro.

Terapêutica – Terapia, tratamento.

Tha – Símbolo da polaridade negativa do Universo.

Thalásana – Pose da palmeira.

Timo – Glândula endócrina localizada pouco acima do coração, desenvolvida na criança, regride no adulto. Sua principal tarefa é "vigilância imunológica".

Tiroxina – Hormônio produzido pela tireoide.

Titiksha – Resistência.

Tono – Grau normal de contração presente em muitos músculos, que os mantém sempre prontos para agir quando necessário. Refere-se também aos nervos e, por extensão, aos estados psíquicos.

Tóxico – Veneno.

Toxina – Veneno segregado por germes ou outras formas de vida animal ou vegetal.

Tratak – Fixação dos olhos.

Triguna – Três *gunas* (atributos da natureza).

Trikonásana – Postura (*ásana*) do triângulo.

Trikuti – Ponto entre as sobrancelhas; *olho de Shiva; terceiro olho.*

Tyaga – Não se considerar como autor das ações, mas a Divindade.

U

Úlcera – Lesão e inflamação de superfície.

Upásana – Perene adoração do Onipotente.

Upanishads – Parte conclusiva dos *Vedas;* fundamento da filosofia *Vedanta.*

V

Vagotonia – Funcionamento excessivo do vago, resultando em funcionamento anômalo dos órgãos abdominais que ele comanda.

Vama – Direita.

Vásanas – Impregnações afetivas introjetadas no subconsciente (inconsciente).

Vedas – Filosofia e Ciência divinas de autoria dos *Rishis* (sábios, videntes).

Vidya – Sabedoria, vivência filosófica que liberta, conhecimento da verdade.

Vijnanamayakosha – Corpo de sabedoria.

Vikshepa – Estado de insegurança e vacilação mental; imaginação.

Viparitâ-karani – Uma das posturas invertidas.

Virose – Doença infecciosa gerada por vírus.

Vírus – Agentes vivos, ainda menores que as bactérias, causadores de doenças infecciosas.

Vishuda – Chakra (centro sutil de energia) localizado na altura da garganta.

Viveka – Discernimento superior.

Voluntarização – Mecanismo de submeter à vontade comportamentos automáticos; opõe-se à automação.

Vrikásana – *Ásana* (pose) da árvore.

Vrittis – Movimentos, vórtices, fenômenos mentais.

Y

Yama – Preceito ético da Astanga Yoga; também significa domínio ou controle.

Yang – Símbolo da polaridade negativa universal segundo o *taoismo* chinês.

Yoga – Síntese, unificação, união; método prático de redenção da alma humana.

Yoga-Brahma-Vidya – Ciência sintética do Absoluto.

Yoganidra – Estado de sono de tecidos orgânicos.

Yoga-mudra – Símbolo do yoga: técnica psicossomática.

Yogui – Sábio, santo, que, realizando o yoga (união ou comunhão com a Divindade), redimiu-se de *samsara*.

Yoguin – O praticante e aspirante da união. O *yoguin* está a caminho. O *yogui* já chegou.

Bibliografia

Abegg, Emil. *Fuentes de Psicologia Hindu,* ed. Mundonuevo, Buenos Aires.

Abhedananda, Swami. *Por que o hindu é vegetariano,* Ed. Teosófica Adyar, São Paulo.

Adrel, Alfred. *A ciência da natureza humana,* Cia. Editora Nacional, São Paulo.

Aitolf, Dr. V.. *Le Probléme de l'alcoolisme,* Ligue Nationale Contre l'Alcoolisme, Paris.

Akhilananda, Swami. *Psicologia hindu,* E Paido, Buenos Aires.

____. *Mental Health and Hindu Psychology,* Harper & Brothers, Nova York.

Alencar. F. Rodrigues. *Erva-mate,* Serviço de Informações Agrícola do Ministério da Agricultura, Rio de Janeiro.

Alfonso, Eduardo. *La Religión de la Natureza*; Editions Ercila; Santiago.

Alport, Gordon W. *The Individual and his Religions*, The Macmillan Company, Nova York.

Amaral, Afrânio de. *A soja na alimentação popular no Brasil*, Saps, Rio de Janeiro.

Anandalahari, S.. *Iniciación a la Yoga*, Ed. Olimpio, México.

Andréa, Dr. Jorge. *Novos rumos da parapsicologia*, Sabedoria, Rio de Janeiro.

Arulambalaswamy, Sri La Sri. *Suddha Dharma Mandalam*, S. D. M. Vidyalaya, Santiago.

Aurobindo, Sri. *On Yoga* (2 vols.), Sri Aurobindo Ashram, Pondicharry (Índia).

Austregésilo, Prof. A.. *A cura dos nervosos*, Ed. Guanabara, Rio de Janeiro.

Avalon, Arthur. *Serpent Power*, Ganesh & Co., Madras (Índia).

____. *Principles of Tantra*, Ganesh & Co., Madras (Índia).

Baker, Rachel. *Sigmund Freud for Everybody*, Popular Library, Nova York.

Balbach, A. *As plantas curam*, Ed. Missionária "A Verdade Presente", São Paulo.

Barbarin, Georges. *O medo, mal nº 1*, Forense, Rio de Janeiro.

Barley, Alice A.S.. *La Luz del Alma*, Ed. Kier, Buenos Aires.

Barreto, Castro. *Educação alimentar*, Saps, Rio de Janeiro.

Baruk, Henri. *La Psychiatrie Sociale*, Presses Universitaires de France, Paris.

Bastiou, Jean-Pierre. *Encontro com o yoga*, Ed. Lidador, Rio de Janeiro.

Beers, Cliford W.. *Um espírito que se achou a si mesmo*, Cia. Editora Nacional, São Paulo.

Behanan, Kovoor. *Yoga – a Scientific Evaluation*, Dover Publications, Nova York.

Beiker, Raymond de. *L'Hindouisme et la Crise du Mond Modern*, Éditions Planéte, Paris.

Belz, Rodolpho. *... E então virá o fim*, Casa Publicadora Brasileira, São Paulo.

Bernard, Theos. *Hatha Yoga*, Arrow Books, Londres.

Besant, Annie, D. L.. *Platicas Sobre el Sendero de Ocultismo* (tomo II), Ed. Fraternidade Universal, México.

Best e Taylor. *Elementos de fisiologia humana*, Ed. Renascença, São Paulo.

Bhagavad Gita (On the Basis of Psycho-philosophy & Phycho-analysis). D. B. Taraporevala Sons & Co. Ltd, Bombain.

Bíblia Sagrada. Tradução brasileira, Sociedades Bíblicas Unidas.

Blavatsky, H. P. *Theosophical Glossary*, The Theosophy Company, Los Angeles.

Blay, Antonio. *Energia Personal*, Ed. Iberia, Barcelona.

____. *Zen*, Ed. Cedel, Barcelona.

____. *Fundomento y Técnica del Hatha Yoga*, Ed. Iberia, Barcelona.

____. *La Personalidad Creadora*, Ed. Dharma, Barcelona.

____. *La Tensión Nerviosa y Mental*, Ed. Cedel, Barcelona.

____. *Yoga Integral*, Ed. Cedel, Barcelona.

____. *Raja Yoga*, Ed. Cedel, Barcelona.

____. *Desarollo de la Voluntad y de la Perseverancia*, Ed. Cedel, Barcelona.

____. *Que és el Yoga*, Ed. Cedel Barcelona.

____. *Bhakti Yoga*, Ed. Cedel, Barcelona.

____. *Maha Yoga*, Ed. Cedel, Barcelona.

____. *Dhyana Yoga*, Ed. Cedel, Barcelona.

____. *Karma Yoga*, Ed. Cedel, Barcelona.

Bristol, Claude M. e Harold Sherman. *TNT – Nossa força interior*, Ibrasa, São Paulo.

Budberg, Kurt. *A chave dos mistérios*, Rio de Janeiro.

Burtt, E. A..*The Teachings of the Compassionate Buddha*, The American Library, Nova York.

Byrd, Oliver E, Ed. D. M., M. D.. *Textbook of College Higiene*, W. B. Saunders Company, Filadélfia.

Canon, Walter B.. *A sabedoria do corpo*, Cia. Editora Nacional, São Paulo.

Capo, N.. *Mis Observaciones Clínicas Sobre el Limon, el Ajo y la Cebola*, Ed. Kier, Buenos Aires.

Caprio, Frank S. M. D.. *Ajuda-te pela auto-hipnose*, Ibrasa, São Paulo.

____. *Ajuda-te pela psiquiatria*, Ibrasa, São Paulo.

Carnegie, Dale. *Como evitar preocupações e começar a viver*, Cia. Editora Nacional, São Paulo.

Carrel, Alexis. *L'Homme, Cet Inconnu*, Le Livre de Poche, Paris.

Castanho, Dieno. *Como ter boa saúde e prolongar a mocidade*, Difusora Cultural Editora, São Paulo.

Castro, José. *Alimentación moderna y salud completa*, Ed. Kier, Buenos Aires.

César, Dr. Hermínio da Cunha. *Lenda da erva-mate sapecada*, Gráfica Olímpica, Rio.

Chaij, Fernando. *Paz na angústia*, Casa Publicadora Brasileira; Santo André (São Paulo).

Chauchard, Paul. *Phsycologie des Moeurs*, Presses Universitaires de France, Paris.

____. *La Fatigue*, Presses Universitaires de France, Paris.

____. *Médicine Psychossomatique*, Presses Universitaires de France, Paris.

____. *O domínio de si*, Ed. Loyola, São Paulo.

____. *Teilhard, testemunha do amor*, Vozes, Petrópolis.

____. *O homem em Teilhard de Chardin*, Ed. Herder, São Paulo.

Chaudhuri, Haridas. *Integral Yoga*, George Allen & Unwin, Londres.

Chaves, Túlio. *Medicina cosmo-psicossomática*, Irmãos di Giorgio, Rio de Janeiro.

Chen-Chi, Chang. *La Practica del Zen*, Ed. Central, Buenos Aires.

Chêne, P. *Regimes alimentares*, Publicações Europa-América, Lisboa.

Choisy, Maryse. *Teilhard e a Índia*, Vozes, Petrópolis.

____. *Exercices de Yoga*, Éditions du Mont-Blanc, Gênova.

____. *La Métaphysique des Yogas*, Ed. Éditions du Mont-Blanc, Gênova.

Chrisholm, G. B. *O homem sob tensão*, Ed. Cultrix, São Paulo.

Clark, Marguerite. *Fadiga, mal do século*, Record, Rio de Janeiro.

Coleman, Lester L. *Viva sem medo*, Editora Cultrix, São Paulo.

Cuviller, A. *Manual de philosophie* (2 vols.), Libraire Armand Colin, Paris.

Cuvillier, Armand. *Pequeno vocabulário da língua filosófica*, Cia. Editora Nacional, São Paulo.

Danielou, Alain. *Yoga Method of Re-integration*, University Books, Nova York.

____. *Hindu Polytheism*, Pantheon Books, Baltimore.

Das, Bhagavan. *The Science of Peace*, The Theosophical Publishing House, Madras.

Day Horvey. *El Yoga – Teoria e Práctica*, Editorial Ibéria, Barcelona.

Déchanet. *Yoga para cristãos*, Editora Herder, São Paulo.

Delay, Jean. *La Psycho-physiologie*, Presses Universitaires de France, Paris.

Devi, Indra. *Hatha Yoga: paz e saúde*, Civilização Brasileira, Rio de Janeiro.

____. *Saúde a seu alcance*, Bestseller, São Paulo.

Dhar, M. M. *Krishna the Charioteer*, Theosophical Publishing House, Londres.

Doyle, Iracy. *Introdução à medicina psicológica*, Casa do Estudante do Brasil, Rio de Janeiro.

Drever, James. *A Dictionary of Psychology*, Penguim Books, Londres.

Dunne, Desmond. *Prática de yoga*, Ediouro, Rio de Janeiro.

____. *Yoga ao alcance de todos*, Editora O Pensamento, São Paulo.

Durville, Heitor. *Magnetismo pessoal e psíquico,* Editora O Pensamento, São Paulo.

Effendi, Shoghi. *O dia prometido chegou,* Ed. Bahali, Rio de Janeiro.

Eliade, Mircéa. *Patanjali et le Yoga,* Éditions du Soleil, Paris.

Esnoul, A. M. *Ramonuja et la Mystique Vishnouite,* Editions du Soleil, Paris.

Ferreira, prof. Manuel José. *Os adoçantes artificiais e a saúde pública;* Rio de Janeiro.

Ferrer. *L'Étude et Pratique du Hatha Yoga por l'image* (4 vols.), Gerard Nizet, Paris.

Filloux, Jean-C. *L'inconscient,* Presses Universitaires de France, Paris.

Fink, David H., M. M. D. *Valorize sua personalidade,* Editora Científica, Rio de Janeiro.

____. *Domine seu sistema nervoso,* Editora Científica, Rio de Janeiro.

Fisher, Irving. *Como devemos viver,* Cia. Editora Nacional, São Paulo.

Foucault, Michel. *Dança mental e psicologia,* Biblioteca Tempo Universitário, Rio de Janeiro.

Frenche, Thomas May Franz Alexander. *Psicologia y Asma Bronquial,* Ediciones Horné S. A. E., Buenos Aires.

Fromm, Erich. *O medo à liberdade,* Editora Científica, Rio de Janeiro.

____. *Análise do homem,* Zahar Editor, Rio de Janeiro.

____. *A arte de amar,* Cultrix, São Paulo.

____. *Psicanálise e religião,* Zahar Editor, Rio de Janeiro.

Fulton, J. F. *Fisiologia do sistema nervoso,* Editora Científica, Rio de Janeiro.

Gandhi, M. K. *Key to Health*, Navajivan Publishing House, Ahmedabad, Índia.

____. *Nature Cure*, Navajivan Publishing House, Ahmedabad, Índia.

Garcia Moreno, Manuel. *Lecione Preliminares de Filosofia*, Editora Losada, Buenos Aires.

Germain, Walter, M. *O mágico poder de sua mente*, Bestseller, São Paulo, Lisboa.

Gonçalves Viana, Mário. *O moral na vida dos homens e dos grupos*.

____. *Integração da educação física no processo educativo geral*, Lisboa.

Goswami, Shyam Sundar. *Hatha Yoga*, L. N. Fowler, Londres.

Grossow, W. e outros. *Estúdios Sobre la Angustia*, Ed. Rialp S. A., Madri.

Guenons, René. *Introducción General al Estudio de las Doctrinas Hindues*, Ed. Losada, Buenos Aires.

Hammerly, Dr. Marcelo A., *Novo tratado médico da família*, Casa Publicadora Brasileira, Santo André, São Paulo.

Hamsa-Yogi, Sri. *Suddha Raja Yoga*, The Suddha Dharma Office, Mylapor, Madras (Índia).

Hart, Hornell. *Condicionamento pessoal*, Ibrasa, São Paulo.

Hatha Yoga Pradipika; Theosophical Publishing House, Adyar (Índia).

Hauser, Gayelord. *Pareça mais jovem... Viva mais tempo*, José Olympio Editora, Rio de Janeiro.

Heller, Dr. Krumm. *Do incenso à osmoterapia*, Departamento de Publicidade Rosa Cruz, Rio de Janeiro.

Hermógenes, José. *Autoperfeição com Hatha Yoga*, Nova Era, Rio de Janeiro.

____. *Canção universal,* Nova Era, Rio de Janeiro

____. *Cintilações (vols. 1 e 2),* Nova Era, Rio de Janeiro.

____. *Convite à não violência,* Nova Era, Rio de Janeiro.

____. *Deus investe em você,* Nova Era, Rio de Janeiro.

____. *O essencial da vida,* Nova Era, Rio de Janeiro.

____. *Iniciação ao yoga,* Nova Era, Rio de Janeiro.

____. *Mergulho na paz,* Nova Era, Rio de Janeiro.

____. *Saúde na terceira idade,* Nova Era, Rio de Janeiro.

____. *Saúde plena, yogaterapia,* Nova Era, Rio de Janeiro.

____. *Setas no caminho de volta,* Nova Era, Rio de Janeiro.

____. *Superação,* Nova Era, Rio de Janeiro.

____ *Viver em Deus,* Nova Era, Rio de Janeiro.

____. *Yoga, caminho para Deus,* Nova Era, Rio de Janeiro.

____. *Yoga para nervosos,* Nova Era, Rio de Janeiro.

____. *Yoga, paz com a vida,* Nova Era, Rio de Janeiro.

Hiriyanna, M. *Introducción a la Filosofia de la Índia,* Editorial Sudamericana, Buenos Aires.

Hodson, Geoffrey. *O homem na saúde e na doença,* F.E.E.U., Porto Alegre.

Hofman, David. *Renascimento da civilização,* Ed. Bahali, Rio de Janeiro.

Hubbard, Rom. *Science of Survival,* Hubbard Association of Scientologist International, Londres.

Huisman, Denis e André Vergez. *Curso moderno de filosofia,* Freitas Bastos, Rio de Janeiro.

Humphrys, Christmas. *Buddism*, Penguim Books, Londres.

Huxley, Aldous. *As portas da percepção*, Ed. Civilização Brasileira, Rio de Janeiro.

____. *Perenial Philosophy*, Fontana Books, Londres.

Iglesias, Janeiro, J. *Signos Reflejos y Reflexoterapia*, Ed. Superación, Buenos Aires.

____. *Autosuperación Mental*, Ed. Superación, Buenos Aires.

Imitação de Cristo. Edições Paulinas.

Iyengar, B. K. S. *Light on Yoga*, George Allen and Unwin, Ltd., Londres.

Jacobson, Edmund. *Sua vida em suas mãos*, Editora Fundo de Cultura, Rio de Janeiro.

James, William. *The Varieties of Religious Experience*, Mentor Book, Nova York.

Janardana, Sri. *Four Eessays on Suddha Yoga*, The Suddha Dharma Office, Madras (Índia).

Jastrow, Joseph A. *A psicanálise ao alcance de todos*, José Olympio, Rio de Janeiro.

João da Cruz, São. *Obras*, Editora Vozes, Petrópolis.

Jung, Carl G. e outros. *L'Homme et sés Symboles*, Pont Royal, Paris.

____. *O eu desconhecido*, Fundo de Cultura, Rio de Janeiro.

____. *L' Inconsciente*, Editorial Losada S.A., Buenos Aires.

____. *Tipos Psicológicos*, Editorial Sudamericana, Buenos Aires.

Kahn, Fritz. *O corpo humano* (2 vols.). Cia Editora Nacional, São Paulo.

Kanga, D. D. I. E. S. *Were Teosophy and Science Meet*, The Adiar Library, Adiar (Índia).

Kargere, Audrey. *A cor e a personalidade*, F.E.E.U., Porto Alegre.

Kastberger, Francisco. *Léxico de Filosofia Hindu*; Ed. Kier, Buenos Aires.

Kerneiz, C. *La Yoga de la Connaissance*, Éditions Jules Tallandier, Paris.

____. *Le Hatha Yoga* (12 vols.), Éditions Jules Tallander, Paris.

Kikuchi, Tomio. *Turbilhão Zen*, s. e., Belo Horizonte

____. *Inyologia*, Sion, Belo Horizonte.

Kirschner, M. J. *Yoga – Método de Rejuvenescimento para Ocidentales*, E. Hispano Europea, Barcelona.

Krapt, E. E. *Angustia, Tensión, Relajación*, Ed. Paidos, Buenos Aires.

Krishnamurti. *A cultura e o problema humano*, Ed. Cultrix, São Paulo.

____. *Diálogos sobre a vida*, Ed. Cultrix, São Paulo.

____. *Commentaries on Living* (1ª e 2ª séries), Victor Gollancz Ltd., Londres.

____. *Commentaries on Living* (3ª série). Harpar e Brothers, Nova York.

Kunkel, Dr. Fritz. *El Consejo Psicologico en los Momentos Cruciales de la Vida*, Companhia Editorial Continental, México.

L'Enseignement de Ramakrisha. Éditions Albin Michel, Paris.

La Bhagavad Gita. Sri Aurobindo, Éditions Albin Michel, Paris.

Lalande, André. *Vocabulaire Technique et Critique de la Philosophie*, Presses Universitaires de France, Paris.

Lange, Edouard. *Yoga pour Soi*, M. C. L., Paris.

Lemaitre, Solante. *Ramakrishna et la Vitalité de Phindouisme*, Éditions du Soleil, Paris.

Levine, Maurice, M. D. *Psycotherapy in Medical Practice*, The Macmillan Company, Nova York.

Mac Fadyen, Ralph J. *Veja sem óculos*, Bestseller, São Paulo.

Machado, Hebe. *Musicoterapia*, s. e., Bahia.

Mahesh Yogi, Maharish. *The Science of Being and Art of Living*, International SRM Publication, Stuttgart.

____. *Meditação profunda*, F.E.E.U., Porto Alegre.

Maltz, Maxwell. *Liberte sua personalidade*, Bestseller, São Paulo.

Marcireau, Jacques. *Medicina física*, Edições Bloch, Rio de Janeiro.

____. *Saúde perfeita pelos métodos naturais*, Edições Bloch, Rio de Janeiro.

Mason, A. Stuart. *Health Hormones*, Pelican Books, Londres.

Masui, Jacques. *Yoga, Science de L'Homme Integral*.

Meda, Farm. Sérgio Lamb e Farm. João Raymundo Brune Catanhede. *Psicotrópicos: Da necessidade de adoção de normas específicas, em âmbito internacional*, sob os auspícios do Conselho Nacional de Farmácias, Rio de Janeiro.

Merton, Thomaz. *Gandhi e a não violência*, Ed. Vozes, Petrópolis.

Mira y Lopez. *Roteiro de saúde mental*, José Olympio Editora, Rio de Janeiro.

____. *Manual de psicoterapia*, Aniceto Lopes, Buenos Aires.

____. *Quatro gigantes da alma*, José Olympio Editora, Rio de Janeiro.

Miranda, Dr. Antonio. *Nutrição e vigor*, Casa Publicadora Brasileira, Santo André (São Paulo).

Mishra, Rammurti S. M. A., M. D. *Fundamental of Yoga*, The Julian Press, Nova York.

____. *Dynamics of Yoga-Mudras and Five Sucessives Suggestions*, Yoga Society of New York.

____. *The Textbook on Yoga Psychology*, Julian Press, Nova York.

Mochanin, J. e H. Le Saux. *Eremitas de Saccidânanda*, Itatiaia, Belo Horizonte.

Monestier, André. *Teilhard e Sri Aurobindo*, Ed. Vozes Ltda., Petrópolis.

Monteiro, Pe. Alexandrino. S. I. *Exercícios de Santo Inácio de Loyola*, Ed. Vozes Ltda., Petrópolis.

Moor, Dr. Fred B. e outros. *Manuel de hidroterapia e massagem*; Casa Publicadora Brasileira (Santo André), São Paulo.

Mosseri, A. I. *A saúde pela alimentação*, Editora Bloch, Rio de Janeiro.

Mottram, V. H. *The Physical Basis of Personality*, Pelican Books, Londres.

Mower, O. Horbart. *The Crisis in Psychiatry and Religious*, D. Van Nostrand, Inc. Princeton. New Jersey, Toronto, Londres, Nova York.

Muedra, V. *Atlas de anatomia humana*, Livro Ibero-Americano, Rio de Janeiro.

Mumford, Jonna. *Psychosomatic Yoga*, Thorsons Publishers Ltd., Londres.

Muzundar, S. *Ejercicios de Yoga para el Sano y el Enfermo*, Aguillar, Madri.

Netter, Franck H.M.D. *Nervous System*, The Ciba Collection of Medical Illustrations, Nova York.

Nyotti. Sakurasawa. *Sois Todos Sanpaku*, Associação Macrobiótica, Porto Alegre.

Ogamisama. *Recetas para la Felicidad*, Tensho-Kotai-Jingu-Kyo. Tabuse (Japão).

Ohsawa, Georges. *A filosofia da medicina oriental*, Associação Macrobiótica, Porto Alegre.

____. *Macrobiótica Zen*, Editora Germinal, Rio de Janeiro.

Oursel, Masson. *A yoga*; Difusão Européia do Livro, São Paulo.

Padmananda. *Os aforismos da yoga de Patanjali*, Editora Brand, Rio de Janeiro.

____. *Yoga – ciência do homem integral*, Editora Brand, Rio de Janeiro.

Pastorino, C. Torres. *Sabedoria do Evangelho*, Sabedoria, Rio de Janeiro.

Patrian, Carlo. *Yoga*, Sperling & Kupfer, Milão.

Peale, Norman Vincent. *Mensagens para a vida diária*, Editora Cultrix, São Paulo.

____. *O valor do pensamento positivo*, Ed. Cultrix, São Paulo.

Perestrelo, Danilo. *Medicina psicossomática*, Editora Borsoi, Rio de Janeiro.

Pires, Nelson. *Clínica psicossomática*, s. e., Rio de Janeiro.

Poci. Dr. Nelson. *Psiquiatria ajuda a compreender sintomas*, *in* Ars Curandi (vol. 68).

Podolsky, Edward, M. D. *Musicterapy*, Philosophical Library, Nova York.

Pradines, Maurice. *Traité de Psychologie Genérale – le Psychisme Elémentaire*, Presses Universitaire de France, Paris.

Prado, Lourenço. *Alegria e triunfo*, Ed. O Pensamento, São Paulo.

Purinton, Edward. *A vitória do homem de ação*, Ed. Musa Ltda, São Paulo.

Radhakrishna, W. *O alimento segundo o hinduísmo*, Associação Macrobiótica, Porto Alegre.

Rahula, Walpolat *Lo Que el Buddha Enseñó*, Editora Kier, Buenos Aires.

Ramacháraca, Yogue. *Cura prática pela água*, Ed. O Pensamento, São Paulo.

____. *Hatha Yoga*, Editora O Pensamento, São Paulo.

Ramalho Cremer, Edeleweis e outros. *Valor vitamínico dos alimentos*, Saps, Rio de Janeiro.

Ramatis. *Fisiologia da alma*. Freitas Bastos, Rio de Janeiro.

Rampa, T. Lobsang. *A terceira visão*, Nova Era, Rio de Janeiro.

Roche, Produtos Químicos e Farmacêuticos. *A fisioterapia das emoções*, Rio de Janeiro.

Rohden, Huberto. *O espírito da filosofia oriental*, Freitas Bastos, Rio.

____. *Ídolos ou ideal*, Freitas Bastos, Rio de Janeiro.

Roland, Romain. *El Evangelho Universal*, Editora Kier, Buenos Aires.

Roon, Karin. *The New Way to Relax*, The World's Work, Ltd., Kingswood.

Rothenberg, Robert, E.M.D.F.A.C.S. *The New American Medical Dictionary and Health Manual*, New American Library, Nova York.

Royston Pike, E. *Encyclopedia of Religion and Religious*, Meridian Library, Nova York.

Sabatier, Auguste. *Outline of a Philosophy of Religion Based on Psychology and History*, Harper Torchobooks, Nova York.

Saheb, Maharaj. *O caminho do espírito e do som*, s. e. Rio de Janeiro.

Sanford, Agnes. *A luz divina nos cura*, União Cultural Editora, Rio de Janeiro.

Saparina. Yelena. *Cybernetics Within Us*, Peace Publishers, Moscou.

Sarabia, Adolfo. *Complejos*, Ed. Bruguera S.A., Barcelona.

Sargant, S. Stanfeld. *Basic Teachings of the Great Psychologists*, Barnes & Noble, Nova York.

Schindler, John A. *Como viver 365 dias por ano*, Cultrix, São Paulo.

Schuwartz Herman. *A arte do relax*, Forense, Rio de Janeiro.

Science and Health with Key to the Scriptures. Mary Baker Eddy, Trustees Under The Will of Mary Baker G. Eddy, Boston.

Sears, William. *Ladrão da noite*, Ed. Baha'i, Rio de Janeiro.

Shelton, Herbert M. *Le Jeune*, Editions de la Nouvelle Hygiène, Paris.

Sherrington, Sir Charles. *Man on his Nature*, Pelican Books, Londres.

Shirra Gibb, Andrew. *Buscando la Salud Mental*, Ed. Losada, Buenos Aires.

Shryock, Dr. Harold. *Avenida da saúde*, Casa Publicadora Brasileira, Santo André (São Paulo).

Sivananda, Sri Swami. *Hatha Yoga*, Ed. Kier, Buenos Aires.

____. *Pratique de la Méditation*, Éditions Albin Michel, Paris.

____. *Ciencia del Pranayama*, Ed. Kier, Buenos Aires.

____. *Conquest of Mind*; The Yoga-Vedanta Foresta Academy Press, Rishkesh, Himalayas (Índia).

____. *Sur Ways for Sucess in Life*, The Yoga-Vedanta Forest Academy Press, Rishkesh, Himalayas (Índia).

____. *All About Hinduism*, The Yoga-Vedanta Forest Academy Press, Rishkesh, Himalayas (Índia).

Sokoloff, Dr. Boris. *Doenças da civilização*, Ed. O Cruzeiro, Rio de Janeiro.

Sproul, E.E. *Maravilhas do corpo humano*, Ed. Cultrix, São Paulo.

Srimad Bhagavad Gita. Swami Swarupananda, Advaita Ashrama, Calcutá.

Stafford-Clark, David. *Psychiatry to-Day*, Pelican Books, Londres.

Suddha Raja Yoga. Sri Hamsa Yogi, Suddha Dharma Mandalam Association (Madras).

Szekel prof. Bela. *Diccionario Enciclopedico de la Psique*, Ed. Claridad, Buenos Aires.

Tagore, Rabindranath. *Obra Escojida*, Aguillar, Madri.

____. *The Religion on Man*, Uwin Books, Londres.

Taimni, I. K. *Yoga*, F.E.E.U., Porto Alegre.

The Bhagavad Gita. Annie Bésant e Bhagavan Das, The Thesophical Publishing House (Madras).

The Bhagavad Gita. Chatterji, Mohini M., The Julian Press, Nova York.

The Gheranda Samhitã. The Theosophical Publishing House, Adyar (Madras).

The Upanishads (4 vols.). Swami Nikhilananda, Phoenix House, Londres.

The Yoga Darshâna. The Theosophical Publishing House, Adyar (Madras).

Thomson, C. *El Psicoanalisis*, Fondo de Cultura Económica, México, Buenos Aires.

Thonnard, F. J. *Précis de Philosophie*, Societé de Saint Jean l'Evangéliste, Paris, Tournal, Roma.

Townshend, George. *Cristo e Baha'u'Lháh*, Ed. Baha'i, Rio de Janeiro.

Ubaldi, Pietro. *A grande síntese*, Ed. Lake, São Paulo.

____. *Ascensões humanas*, Ed. Lake, São Paulo.

____. *As noures*, Ed. Lake, São Paulo.

Underhill, Evelyn. *Mysticism*, Meridan Books, Nova York.

Uvarov, E. B. e outros. *A Dictionary of Science*, Penguim Books, Londres.

Vander, Dr. *Nervos*, Ed. Mestre Jou, São Paulo.

Varma, Mdan Mohan. *A Saint's Call to Mankind*, Theosophical Society Adyar, Madras (Índia).

Veloso, C. Seabra. *Trinta regimes alimentares*, Ed. Leitura S. A., Rio de Janeiro.

Vishnudevananda, Swami. *Yoga Ásanas*, Éditions J. Olivier, Paris.

____. *The Complete Book of Ilustrated Yoga*, The Julian Press, Nova York.

Vitaldas, Yoga. *The Yoga System of Health*, Faber and Faber, Londres.

Vivekenanda, Swani. *Filosofia Yoga*, Ed. Kier, Buenos Aires.

____. *Jnana Yoga*, Editions Albin Michel, Paris.

____. *Bhakti Yoga*, Ed. Kier, Buenos Aires.

____. *Karma Yoga*, Ed. Kier, Buenos Aires.

Walfer, W. Beran. *How to Be Happy Though Human*, Penguim Books, Londres.

Walker, Kenneth. *Human Physiology*, Pelican Books, Londres.

Way, Lewis. *Alfred Adler, an Introduction to his Psychology*, Pelican Books, Londres.

Wolfer, Jocelina. *Angústia... o mal do século*, Ediouro, Rio de Janeiro.

Wood, Ernest E. *Yoga Práctico Antiguo y Moderno*, Ed. Orion, México.

____. *Yoga*, Pelican Books, Londres.

____. *Yoga Dictionary*, Philosophical Library, Nova York.

Worsley, Allan. *Miedo y Depresión*, Ed. Morata; Madri.

____. *Vença o medo e a depressão*, Ed. Cultrix, São Paulo.

Xavier Teles, Antonio. *Introdução ao estudo de filosofia*, Ed. Ática, Rio de Janeiro.

Yogananda, Paramhansa. *Las Condiciones del Êxito*, Ed. Kier, Buenos Aires.

____. *Susurros de Eternidad*, Ed. Kier, Buenos Aires.

____. *Afirmaciones Cientificas para Curación*, Ed. Kier, Buenos Aires.

Yoga-Sâra-Sangraha of Vijnâna Bhiksu. The Theosophical Publishing House, Adyar (Madras).

Yogendra, Sri. *Yoga Physical Educations*, The Yoga Institute; Bombaim (Índia).

Yutang, Lin. *Sabedoria da China e da Índia* (2 vols.), Civilização Brasileira, Rio de Janeiro.

CONHEÇA AS OBRAS DE HERMÓGENES

Livros científicos e técnicos que promovem a saúde, o bem-estar, a longevidade e o engrandecimento pessoal:

AUTOPERFEIÇÃO COM HATHA YOGA

O QUE É YOGA

SAÚDE NA TERCEIRA IDADE

SAÚDE PLENA COM YOGATERAPIA

YOGA PARA NERVOSOS

Livros poéticos e filosóficos que sensibilizam a alma e o coração:

CANÇÃO UNIVERSAL

CINTILAÇÕES 1, CINTILAÇÕES 2

CONVITE À NÃO VIOLÊNCIA

DÊ UMA CHANCE A DEUS

DEUS INVESTE EM VOCÊ

O ESSENCIAL DA VIDA

MERGULHO NA PAZ

SABEDORIA: PREFÁCIOS DE HERMÓGENES

SETAS NO CAMINHO DE VOLTA

SUPERAÇÃO

VIVER EM DEUS

YOGA: CAMINHO PARA DEUS

YOGA: PAZ COM A VIDA

Este livro foi composto pela tipologia Palatino Linotype,
em corpo 11 e impresso em papel offwhite
no Sistema Cameron da Divisão Gráfica
para a Distribuidora Record